真情让生命复能

凌寒◎著

中国医药科技出版社

图书在版编目（CIP）数据

真情让生命复能/凌寒著. —北京：中国医药科技出版社，2014.1
ISBN 978－7－5067－6498－8

Ⅰ.①真…　Ⅱ.①凌…　Ⅲ.①肾病综合征－诊疗　Ⅳ.①R692

中国版本图书馆 CIP 数据核字（2013）第 308491 号

美术编辑　　陈君杞

版式设计　　郭小平

出版　　中国医药科技出版社

地址　　北京市海淀区文慧园北路甲 22 号

邮编　　100082

电话　　发行：010-62227427　邮购：010-62236938

网址　　www. cmstp. com

规格　　787×1092mm ¹⁄₁₆

印张　　18¼

字数　　225 千字

版次　　2014 年 1 月第 1 版

印次　　2014 年 1 月第 1 次印刷

印刷　　北京九天众诚印刷有限公司

经销　　全国各地新华书店

书号　　ISBN 978－7－5067－6498－8

定价　55.00 元

编 委 会

序

从医几十年来，我接触过成千上万、各种类型的肾病患者。人一旦生了病，除了患者本人之外，谁最着急？自然是患者身边的亲人——至亲的人，才会有至浓的爱，于是，这些源自人类最无法割舍的亲情、爱情和友情，就生发出了诸多感人至深的真情故事。

因为职业的原因，我见证过无数人世间的大情大义、大爱大德。尤其是当一个人陷入重大疾病的围圈时，被疾病所带来的灾难击倒时，更能彰显出人间真情的弥足珍贵。

遗憾的是，在和无数病人交流的过程中，当我了解一些发生在他们身上及发生在他们周围的诸多可撼天地的真情故事时，往往还十分遗憾地发现，在很多患者的从医经历中，遭遇误诊、误治者不计其数：有的是没有及时被发现，甚至一发现就是晚期了；有的患者即使是发现了，但在选择医院、选择治疗手段时，明明已经是被前人成千上万次证明了很多属于并不理想的治疗方法，他们却依然重蹈覆辙……

发生这些令人抱憾的事情，很多是与患者周围的亲人们有着密切的关系——因为太牵挂亲人的病情、太希望亲人能够早些摆脱病魔、走向康复，他们不辞劳苦、四处奔波、到处打听，"有病乱求医"的这句老话，很不幸地一次又一次成为现实。患者身边的人无不期待他们的亲人早些康复，他们不惜一切代价，为挽救亲人的生命或者让亲人恢复健康，付出时间、金钱和最珍贵的情感。然而，这样的付出，有时候对患者却会造成实质上的"伤害"——尽管他们绝无恶意，但事实却与他们的愿望背道而驰。

曾经有一位年轻的女性肾衰竭患者对我说过，她生病后，她的姐姐茶饭不思、倾其所有，陪着她四处看病。但她的姐姐因学识和受阅历所限，带着她先是在当地二级、三级医院治疗，然而当地医院治疗都不见效，又辗转国内的大城市大医院求医，其中不乏全国各地有名的三甲医院，但这个过程下来往往用的治疗方法却是大同小异，大都是只降化验指标而没有针对肾实质损害进行治疗，数月或数年后又复发、加重，并没有找到根治肾病的规律。几年下来，家里花得倾家荡产，她的病却越来越重，从最早的肾炎，发展到了肾衰竭晚期，才找到我们医院。那位年轻的女患者不能说她的姐姐对她不好，更不能说她的姐姐有什么恶意。她的姐姐自那位女患者生病之后，短短两年间，一头黑发变成了白发，脸上布满皱纹，令人人感动，都会为这样的姐姐去节赞叹。

这位女患者病情发展的事实说明，她的姐姐确确实实地在浓浓亲情的驱使下，不折不扣地"好心办了坏事"。

这样的结果让人十分遗憾！

在多年的从医生涯中，我和我的同事们曾经做过一项粗略的统计：肾病患者对治疗的最终效果普遍不很满意；而事实上，一些肾病患者经过正确的治疗，应该能够彻底康复，但最终却只有部分患者的疗效令人满意。特别是那些早、中期的肾病患者，由于未得到有效的治疗，几年后发展为肾衰竭。更有甚者，大部分肾病患者并没有搞清楚自己为何患上了肾病——这是患者能否收到满意的治疗效果的最根本问题，而正是这个问题，人们在临床上反而不关注，一味地见肾治肾。岂不知，即使是肾脏的病症有一些好转，或说表面上治好了，但由于一些"根本性的原因"没有解除，疾病极有可能还会累及其他脏器，产生其他疾病。古老的中医学强调人体自身整体性并与外环境相统一，提出了"辨证论治"的观点。中医认为，人体是一个有机的整体，在治疗局部病变时，也必须从整体出发，采取适当的措施。无论是《素问·阴阳应象大论》中说的"从阴引阳，从阳引阴，以右治左，以左治右"，还是《灵枢·终始》中说的"病在上者下取之，病在下者高取之"等等。

我在考察了多个国家后发现，我国对于肾脏疾病的治疗，还存在一些问题。部分医生存在用药泛滥的情况，本来患者不需用药，但由于没有研发出非药物治疗的方法，无奈就只有靠药物应付患者，不是吃药就是打针甚至输液，动辄还配上大剂量激素——这其实已经不是"过度医疗"的问题了。而国外的医生，他们恪守严谨的治疗规则和指南，用药既少且又严格限制。

临床上，有时不同医生得出不同的结论，这位医生看是这样，换一个大夫诊断，就可能会得出另一种结论。其实，一种肾病、一名患者的最佳治疗方案往往只有一个，不会存在第二个——无论中医还是西医，最佳治疗方案的最高境界就是其治疗原则应该是一致的，其所要达到的目的也应该是一致的——那就是让患者在具体病情的基础上，经过妥当有效的治疗，得到最好的预后。然而，目前还存在同一个患者、同一种疾病，给出多种不同的诊治方案，往往搞得肾病患者无所适从，四顾茫然。虽然，医生的出发点是好的，他们都希望自己的患者经过自己的治疗，能够早日康复。但对于一名患者，不同的医者给出的多种治疗措施和方案，往往让患者尤其是患者家属感到困惑，精神上也往往因此承受巨大压力。

关于肾脏疾病的疗效问题，往往是受医、护、患、家属、社会、环境、药物、器械以及个人价值观多方面因素制约的，这就是我在复能肾医理论中归纳的度、面、空间、方略系统。我个人认为，医者治病，如能从这个系统切入，疾病的问题可以交给身体自己去解决，而我们只需帮助身体恢复本能，找到最佳的治疗方案。

当肾病患者和他们的家属在治疗过程中遇到问题时，会直接影响他们对于医者的选择，继而影响到疗效，甚至影响到他们的情感。人与人之间的情感——无论爱情、亲情还是友情，是最能体现人这种高级灵长类动物的自然属性的，因为情感，是人类精神层面的生命本质，亘古不变。但这种生命本质中精神层面的"真善美"，一旦在某一个至亲的人陷入疾病的灾难时，往往会经历一些变化，这些变化有时与是否选对了医者，有着非常重要的关联性。

人一出生领受了父母的养育之恩；等到上学，又领受了老师的教育之恩；恋爱结婚后，我们又感受了丈夫或妻子的情爱相伴之恩；工作以后，又有领导、同事的关怀、帮助之恩；年纪大了之后，免不了

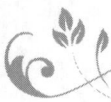

还要接受晚辈的赡养、照顾之恩——我们从这些人生历程中，获得的是无价可比的爱情和亲情。从另一个更大的视角而言，作为一名个体的社会成员，我们都生活在一个多姿多彩的社会大环境之中，都首先从这个大环境里获得了一定的生存条件和发展机会，也就是说，社会这个大环境同样是有恩于我们每个人的。

本书的作者凌寒先生，通过深入的采访和深情的叙述，记录了这些患者身上发生的一些真实故事。这些有关爱情、亲情和友情的患者故事中所蕴含的人情之美、人性之美，厚重真实，令我感动。这些陷入疾病苦难之中的不幸者，被自己周围有着爱之情怀的人，以"真情"的春晖照亮了生命的来路，从而让我们认识到：我们生活着的人间，原来是如此的温暖而美好。

反过来说，无论是书中的患者还是患者的亲友，无论是书外的读者还是医者，都要学会感恩，因为我们在这个社会的大环境里，无时无刻不在感受着来自各方面的恩情。

感恩，说明一个人对自己与他人和社会的关系有着正确的认识。在感恩的氛围中，人们对许多事情都可以平心静气；在感恩的氛围中，我们可以认真、务实地从最细小的一件事做起；在感恩的氛围中，我们可以自发地真正做到严于律己宽以待人；在感恩的氛围中，我们就会正视错误，互相帮助；在感恩的氛围中，我们将不会感到自己内心的孤独；在感恩的氛围中，我们必将让自己从人格上更加完善，在今天，能够更加从容不迫地避害趋利，应对挑战——对患者如此，对所有人也应是如此。

人生之路，坎坷曲折，不知有多少劫难和厄运在等着我们——比如生了重病。在危困时刻，亲人、朋友，甚至萍水相逢的人向你伸出温暖的双手，他们为你指点迷津。

"感恩"二字，在英语中写作"be thankful"或"thanks giving"。《现代汉语词典》的解释是：对别人所给的帮助表示感激，是对他人帮助的回报。《牛津字典》的解释是：乐于把得到好处的感激呈现出来且回馈他人。

因而，感恩的关键在于回报意识。《诗经》有云：投我以木桃，报之以琼瑶。回报，就是对哺育、培养、爱恋、教导、支持、帮助乃至救护自己的人心存感激，并通过自己十倍、百倍的付出，给他们以最真诚的回报。这样的理念，在我的复能肾医理论中归结的肾病患者应该秉持的"八大心态"中的"空杯心态"、"相信心态"、"放下心态"、"改变心态"、"感恩的心态"和"反思心态"，以及肾病患者应该恪守的"十大标准"中的"人变标准"中，都有着系统的解析和论述——这是我多年来一以贯之的一个至关重要的医疗理念。

懂得感恩，你面前的世界就会变得美好而斑斓；学会感恩，你的人生就会温暖而多情；知道感恩，你的生命就会幸福而欢悦——患者感恩亲友，是因为他们在自己遭遇危难时，给予自己倾情的付出和关爱；亲友感恩患者，是因为患者遭遇病魔的袭击后，让他们的爱心有了明确的情感折射指向；患者感恩医生，是因为医生用自己的学识，帮他们减轻或者消除了病痛；医生感恩患者，是因为他们从患者身上，找到了事业的成就感和自豪感……

因此，我们都要懂得感恩、学会感恩、知道感恩。因为感恩能够产生"人变"。所谓"人变"，就是人向着正面的、积极向上的方向变化。当你以正面积极的姿态呈现在别人面前的时候，就是在付出爱。

读者不妨认真阅读这本书，书中的每一个故事，都是和"感恩"、"回报"与"人变"相关的真情故事。同时，这本书中的故事，还能给肾病患者和家属们提供一些借鉴，使他们走出误区，少走弯路，以免被错误的治疗带入悲哀的深渊。

我相信，这本书中每一个故事的缘起和结束，都是洗礼并感动我们的灵魂的一场暖风甘雨，让我们在世事纷杂的今天，一次又一次地清晰地领略到人性的圣洁和善良。如果这本书中的故事，让大家在感动和慨叹的同时，再能给广大患者朋友带来启发和帮助，我会备感欣慰。

是为序。

郭宝叶
2013 年中秋节

目 录

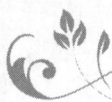

第一辑

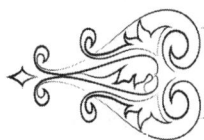

爱情晨风

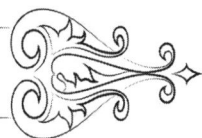

公司深陷"无间道","富二代"老板众叛亲离，只有一位平时谁也不注意的"灰姑娘"坚信公司能够度过劫难，不弃不离地陪伴着落魄老板东山再起。然而，就在他的广告策划公司终于否极泰来之际，"灰姑娘"却杳如黄鹤，失去了音讯。原来，她因拯救濒于倒闭的公司而遭遇暴雨，致使早已患上的肾病发展成了尿毒症！公司老板历经波折找到躲在老家安静地等候死亡的"灰姑娘"，一把将她拥抱在怀里，再也不肯松手……

冰清玉洁的"灰姑娘"，你是我一生守候的"欣黛瑞拉"

2011年春节前的某日早上，在山西长治市郊区一个偏远的小山村里，从北京驾车赶了十几个小时路程的"欣黛瑞拉传媒广告策划有限公司"董事长兼总经理傅浩源，终于见到了他苦苦寻找3个多月的林晓珍。一见面，傅浩源就被林晓珍惊呆了：她的脸蜡黄蜡黄的，而且肿得已经分辨不出往日的模样，昔日一向梳理得春风摆柳般的长发，也剪短了，蓬乱地堆积在头上……

傅浩源看到面前的林晓珍与昔日判若两人的样子，顿时心如刀绞！

林晓珍一见傅浩源忽然站在自己面前，先是吃了一惊，接着什么话也没说，一低头，转身就要往里屋走。傅浩源快步追过去，一把将林晓珍抱在怀里，流着泪对她说："晓珍、晓珍啊！你知道我找你找得多苦吗？你跟我走，我再也不让你离开我了。我虽然不是王子，但这辈子你就是我的'欣黛瑞拉'！我已经和山东潍坊的郭教授联系好了，回到北京，安顿一下，我们马上就去给你治病。听话啊，乖乖的。我相信，你的病是一定能治好的……"

此刻，林晓珍瘫倒在傅浩源的怀抱里，泪如雨下。大半年来所受的诘难和病痛的折磨，已经让她连说话的力气都没有了⋯⋯

公司深陷"无间道"，一夜之间身边只剩"憨丫头"

老家在山西长治市的傅浩源，父亲在当地开有一家煤矿。家产早已达十多亿元的他，是不折不扣的"富二代"。

2009 年 9 月，傅经理从北京一所经贸大学毕业后，利用这些年积攒的父母给他的一百多万元"零花钱"，在北京开了个传媒广告策划有限公司，自任董事长兼总经理，决心要自己独立，打拼出一番事业来，摆脱社会上对于他们这些"富二代"的偏见，在一直把他当成"公子哥儿"、"阔少爷"的世人面前，证明他的个人价值。

他用童话中人物的名字为公司命名，因为他从小就喜欢西方童话中"王子与灰姑娘"的故事。同时，他也觉得，在北京这个强手如林的城市，他的小公司就像那个不显眼的"灰姑娘"一样，总有一天会穿上"玻璃鞋"，通过自己的努力打拼，被客户认可的⋯⋯

公司开张后，他便忙于招聘、培训、承揽业务等工作，创业虽然艰难，但一切还算顺利。一年多下来，他的公司就在业内站稳了脚跟。

2011 年 6 月，他们为一家房地产公司新开发的一个楼盘，拍摄制作的一部仅有三分钟的广告专题片在电视台播出了。没想到，因为这三分钟的广告片，不出半月，公司居然接连摊上了三场官司：先是一名影视圈里十分厉害的导演和一名摄像师起诉他们在广告片中使用了自己的一部电影中的自然风光画面，侵犯了他们的著作权，导致他们还未上线的一部电影蒙受了巨大损失，索赔 500 万元；继而，一位如雷贯耳的国画家的女儿起诉他们在广告片中使用了她父亲的两幅名画，侵犯了她父亲的著作权，索赔 80 万元；接着，一名家喻户晓的影视明星起诉他们在广告片中使用了自己的肖像，侵犯了她的肖像权，且让她因此广告遭到了社会的误解，因而索赔各种赔偿费 200 万元！

接连接到的三张诉状，使自公司自成立以来一直顺风顺水的傅浩源，顿时陷入了绝望之中。当时，他的公司经过一年多的打拼，虽然在业内站住了脚，但也仅仅能够维持收支平衡，正处于创业阶段的"瓶颈期"，继续发展下去，就会走上逐月盈利的良性循环。不料想，就在这个节骨眼儿上，却一下子压过来这么沉重的巨石，三场官司诉讼标的加起来有780万元，要是官司打输了，即使把他的公司卖成金子价，也偿还不了……接下来，似乎只有破产关门这一条路可走了。

就在傅浩源焦头烂额地到处找律师准备应诉的当口，他租赁办公室的那家物业公司，也违反租赁合同，给了他当头一棒——租房合约还没到期，就以"消防检查不合格，需要重新装修改造"为由，要求他们在一个月内，必须搬离那栋写字楼。

这不是火上浇油吗！傅浩源被完全逼到了"心里没谱，手上没招"的境地，整天唉声叹气，不知道该怎么办好，只是像祥林嫂一样，一遍又一遍地自责，后悔那部广告片制作完成后，自己没能亲眼审查一遍，就交给了客户。

三场官司压顶，物业公司又要将他们扫地出门，全公司30多号人，绝大多数都认为公司这回绝对万劫不复了，一周没出，包括三位副总经理在内的所有员工，居然全部辞职了。似乎是一夜之间，傅浩源就由一位风光无限的"京城广告传媒界新星"，转眼变成了光杆儿司令。

6月下旬的一个周二，在外奔波了一天的傅经理，心烦意乱地回到人去楼空的公司，买来了一整箱罐装啤酒，关在自己的办公室里借酒浇愁。忽然，外面有人敲门，他懒洋洋地走过去开门一看，是平时负责整理文案的林晓珍。

林晓珍是那种长相普普通通、穿着普普通通的女孩儿，而且工作岗位又是替策划部起草和整理文案，所以，平时别说傅浩源，即使是公司其他人，谁也没有对她过多关注，而且因为林晓珍总是比别人早到公司，除了自己承担的工作之外，还特别勤快，几乎闷声不响地包揽了他们那个部门办公室的所有杂活，因此，平时公司里的同事们私下里都昵称她为"憨丫头"。

林晓珍向傅浩源说明了自己的身份，傅浩源才蓦然想起，她当初来应聘时，笔试、复试、面试都成绩平平，没有什么特别出色的地方，到他最后这一关时，就因为看到她的"籍贯"一栏，填的是"山西长治"，念在所有来应聘的求职者当中，只有这么一名长治老乡，所以才决定留下了她。

"别人都辞职了，副总经理、部门经理都走了，我的左膀右臂都折了，你怎么还不走啊？"傅经理搞明白眼前站的是谁之后，红着眼睛问她。

林晓珍夺过他仍攥在手中的啤酒罐子说："傅总，平时公司里轮不到我说什么，但今天我想提醒你几句。那么多事情还没个眉目呢，事情也许不是那么糟糕，你不能这么先自个儿趴下了。"

傅浩源夺回林晓珍手里的啤酒罐子，嘲讽她说："你是等着看我的笑话吧？呵呵……'事情也许没那么糟糕'？说得轻巧！法院的传票都送来了，律师都请不到，答辩状都没人替我们写，物业公司的搬家通知也在我桌上摆着呢！完了，公司这回是彻底完了！"

"傅总，有四个问题我搞不明白，也许，所有的问题都出在四个地方。"林晓珍似乎没在乎傅浩源说什么，盯着他的眼睛接着自己刚才的话说。

"嗯？你说说看，哪四个问题你搞不明白？"傅浩源听了林晓珍的话，停下往嘴巴里灌啤酒，漫不经心地说。

哪知道，接下来，她慢慢吞吞地说出的一番话，却让傅浩源惊出了一身冷汗！

冒雨奔波拯救公司，两情相悦时她却忽然杳如黄鹤

那天，林晓珍给陷入绝望中的傅浩源提了四个问题：一是负责文案整理的林晓珍，自始至终都没有见到那部广告片的拍摄台本；二是电视台播出那部广告片的第二天，负责拍摄、剪辑、制作那部广告片

的制作部经理，立即辞职跳槽到另一家广告公司了，而制作部经理转投的那家创办已经近十年的广告公司，曾经在广告片的服务客户——房地产公司广告业务招标时，是他们最后的竞争对手；三是在所有收到的起诉书中，代理人都是一家律师事务所的律师；四是据她这几天了解，那家广告业务竞争对手四年前曾经在公司现在所在的这座写字楼上租赁房子办公。

说完她感到奇怪的这四个问题后，傅浩源把这四方面的情况联系起来一想，顿时酒醒了一大半儿。他一把拉住林晓珍的手说："小林，你的意思是说，有人收买了我们公司的'内鬼'，然后再给我们公司下套，置我们于死地？"

林晓珍脸一红，慌忙从傅浩源手中抽出自己的手，背在身后，接着说："傅总，我只是觉得这里面一定有某些联系。不然，怎么什么事儿都赶得这么巧？"

"这么说来，这就是你不愿意离开公司的原因？"傅浩源绕过她的话，提出了另一个问题。

林晓珍眼睛盯着自己的脚尖，回避着傅浩源的目光说："傅总，如果你真的要关掉公司，我当然也就不想其他的，但是，如果你真想弄明白这里边的问题，我愿意留下来帮你，哪怕帮你接接电话、整理整理文件也行。即使我们最后的努力都失败了，我也算是心理平衡了，算是报答了当初你看在老乡的情面上把我留下来的人情吧。因为那时，我接连应聘了二十多家单位，都没找到工作，正准备回山西老家呢！"

林晓珍不卑不亢的话，让傅浩源感慨万分。他当即开始和林晓珍商量，他们该从哪个环节下手，如何搞清楚这四个谜团，并找出应对方法。

此后，林晓珍还说服傅浩源修复了他和开煤矿的父亲的关系。因为在此之前，由于傅浩源的父亲想让他这个独生儿子回家去帮他打理煤矿的管理工作，但傅浩源因为不满父亲对煤矿的家族式管理，非要独自创业，以表示他不是个"啃老族"，并在父亲面前证明自己的价值，但他的父亲却对傅浩源在北京的所作所为不屑一顾，认为所谓的广告策划，那都是"空口说白话，空手套白狼"，忽悠人的营生，哪有实实在在地搞实业心里踏实？所以，父子俩这些年一直僵持着。现在傅浩源掉进了这么大的"麻烦堆"中，光靠他和林晓珍俩人的能力，显然是应付不了的，必须得请傅浩源的父亲出面，疏通各方面的关系，再聘请个比较优秀的律师，先把应诉工作准备好，然后，再处理其他的问题。

实际上，儿子的公司出事之后，傅浩源的父亲很快就知道了。毕竟是自己的亲生儿子，再生气也不能置之不理啊？再加上傅浩源的母亲因为心疼儿子，天天催他出手去帮儿子，所以，就在傅浩源听从林晓珍的建议，正准备回山西老家求老爸帮忙时，他父亲煤矿上的法律顾问、在山西很有名气的王律师，已经悄然来到北京了。

王律师到京后，首先以公司法律顾问兼代理人的名义，向物业公司发去了一封律师函，要求物业公司提供消防管理部门关于"消防检查不合格，必须重新装修改造"的合法文件；物业公司提供不出来，王律师再发律师函，要求物业公司继续履行租赁合同，否则，将把物业公司告上法庭，诉他们假借政府部门的名义，制造违约理由，并索赔各种损失。

物业公司一看这阵势，马上退缩了，同意公司继续使用办公房间，不再提让他们搬家的事儿了。

接着，王律师认真分析了林晓珍发现的那四个疑点，又调出那部广告片，反复观看后认为，广告片的内容，有明显的故意侵权倾向，因此，如果林晓珍所说的那四个疑点有证据支持的话，那么，公司遭遇的这三场官司，就是有人故意设陷阱，让那些名人"被侵权"，然后再怂恿他们起诉，从而让傅浩源身陷巨额索赔，并最终破产！王律师认为，如果这些猜测成真，那就有不正当商业竞争的可能。但是，如何才能证明是对手公司暗中使诈，让自己的公司惹上官司的呢？

傅浩源、林晓珍和王律师三个人待在公司分析来分析去，三天过去了，也没想出应对的办法。

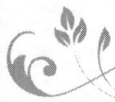

　　到了第四天头上，傅浩源和王律师来到公司继续商量对策，但一直到晚上，也没见林晓珍到公司来。之后一连三天，他们也没再见到她的影子。傅浩源和王律师都认为，她肯定也是看到公司摆脱困境无望，弃他们而去了。

　　不知道为什么，公司最后一名员工林晓珍的不辞而别，居然让傅浩源比最初那30多名员工集体辞职还痛苦。本来，他十分感激她在他最困难的时候不弃不离并敏锐地发现、提醒了自己公司陷入绝境的重要疑点，但现在，她怎么也悄然走人呢？是不是看到王律师来了之后也找不到解决问题的办法，她也彻底失望了？这天，一场大雨笼罩了北京城，觉得自己再一次受到了巨大打击的傅浩源，不顾王律师的劝阻，又喝了个酩酊大醉。

　　然而，就正在他流着眼泪一遍又一遍地感叹着世态炎凉、人情如纸的时候，林晓珍进门了。

　　"傅总，我拿到王律师需要的证据了，就是不知道能不能派上用场！"她进了门，一边抹着头发和脸庞上的雨水，一边启动了员工离去后闲置的一台电脑，随后，便把自己的手机与电脑连接起来了……

　　原来，她听王律师说，要想搞清楚对手公司是否使诈，必须有证据，她觉得那个跳了槽的制作部经理是个关键人物。于是，一连几天，她都以公司倒闭了，希望制作部经理看在老同事的面子上，给她介绍加盟对手公司为由，接近制作部经理。经过几天循序渐进的"过渡"，那名制作部经理居然彻底信任了在他眼中也就是个"憨丫头"的林晓珍。当天下起大雨时，一看林晓珍冒着雨又来找他，正好闲着的制作部经理，便跟她来到了那家公司附近的一个酒吧里，要了一个安静的卡座间。已经把林晓珍彻底视为"自己人"的制作部经理，开始认真地和林晓珍探讨怎么才能让她早些到那家对手公司上班，这样自己也算是又拉进来了一个"铁杆儿同盟者"。

　　林晓珍借机以表示感谢为由，使劲儿劝酒。结果，那名制作部经理喝醉了，借着酒劲儿，居然把当初他是怎么受对手公司老总的委派，和另两名制作部的员工一起"潜伏"进傅经理的公司，然后按照对手公司的授意，故意制作构成严重侵权的房地产广告片。电视台播出后，对手公司又是怎么出钱买通那几个名人的经纪人，继而又出钱联手雇佣律师起诉他们；随后，又买通物业管理公司的客户经理，要挟他们立刻搬家滚蛋的所有"内幕"全部托盘而出。

而对手公司之所以要置傅经理的公司于死地，就是因为傅经理他们的公司，凭着成立一年多积淀的实力，抢走了他们好几个大客户，而且，在那家房地产公司广告项目招标时，对手公司尽管倾尽全力，还是败给了傅经理的公司，这才下决心要不惜一切手段，灭了"欣黛瑞拉"。

林晓珍一边不动声色地附和着，一边暗地打开手机的录音功能，把制作部经理的话一句不拉地全录下了下来。

王律师听完了那些录音后，十分兴奋，不管怎么说，总算有了摆脱困境的第一份证据了。但王律师站在他的角度分析认为，制作部经理虽然把对手公司的阴谋和盘托出了，但这只是他的"一面之词"，在法律上属于孤证，仅凭制作部经理的这些酒后之言，依然没有胜算的把握。

淋了暴雨，浑身湿透，冻得直哆嗦的林晓珍，听了王律师的话，又拿出了一个U盘，告诉他说，那名制作部经理喝醉之后，又带着她去了自己的办公室，点开那个侵权的房地产广告片的制作文件，向她炫耀自己是如何按照对手公司的一步步指示，寻找一个个侵权素材，给傅经理公司下套的。边说，还边悄悄地告诉林晓珍，就因为做了这一把"好活儿"，对手公司奖励给了他十万元的"辛苦费"。林晓珍故意吃惊地装着不信，制作部经理居然打开自己的邮箱，把对手公司承诺兑现"辛苦费"的邮件给林晓珍看了，更重要的是，那封邮件，是对手公司的总经理亲自发来的。

制作部经理炫耀完后，因喝酒太多伏在桌子上睡着了，林晓珍不但把这段对话也录了下来，而且，想着这些文档可能有用，便把那个侵权广告的所有制作文档拷贝到了自己的 U 盘里，接着又把制作部经理的邮箱浏览了一遍，把包括对手公司"悬赏"的那封邮件，以及其他与此事相关的邮件，全部截图，拷贝到了 U 盘里！

看完这些文件，王律师哈哈大笑，望着冻得嘴唇发紫的林晓珍说："小林啊！这下好了，这下好了！你搞来的这些资料，救了公司啊！"

喝酒喝得有了几分醉意的傅浩源，得知林晓珍所做的这一切，将极有可能是反制对手公司的"撒手锏"，极有可能使公司摆脱困境、免于巨额赔偿的时候，一时间高兴得忘乎所以，一把抱住浑身湿漉漉的林晓珍狂吻起来，边吻边大喊大叫："你就是拯救我的'天使'！你就是我的'欣黛瑞拉'！我爱你，我爱你……"

林晓珍在得知她带来的这些资料，将是"欣黛瑞拉"公司的救命稻草之后，这么多天一直紧绷着的神经一松弛，竟然昏倒在了傅浩源的怀抱里。

傅浩源和王律师这才发现，林晓珍可能是淋了雨，手脚冰凉冰凉的，但额头却烫得吓人，估计她肯定是被雨淋病了，便赶紧把她送到了离公司最近的医院里，并支付了一笔钱，交代她安心在医院里养身体，之后，他们立即拿着林晓珍搞到的那些证据，去处理公司面临的危机。

哪知道，5 天后，等傅浩源抱着一束红玫瑰，去医院探望林晓珍，并准备借机向这位以前谁也瞧不上眼的"灰姑娘"真诚表达自己的爱意时，林晓珍却从医院失踪了。

邂逅名医方解谜团，踏遍京城也要找回我的"灰姑娘"

傅浩源根本就不知道，当时的林晓珍已经身染重病。在公司发生危机前后的那段时间里，林晓珍一直觉得浑身上下没有力气，每天从宿舍一出门就觉得头昏目眩，走路都觉得脚跟发软，而且晚上从不起夜的她，一夜至少醒来两次去上厕所。但一开始，她除了这些症状之外，也没有什么大的不舒服，再加上公司遭遇了"侵权门"，正处于生死存亡的关口，所以，她感念于最初傅经理的知遇之恩，也就没有在意，一门心思地想着怎么配合王律师和傅经理帮公司摆脱困境。

但那天她去找制作部经理取证时，返回公司的路上淋了雨，病情迅速加重了。被傅浩源和王律师送到医院后，不但发热，还出现了恶心、呕吐等症状。

刚一住进医院，她还以为自己是被雨淋感冒了，想着养几天，身体就恢复了。哪知道，入院后的第二天下午，一名护士拿着她的检查报告对她说，临床检查结果已经出来了，她现在血肌酐900μmol/L多，尿素氮20mmol/L多，尿酸600μmol/L，医生诊断为"尿毒症"，需要立即住院，进行血液透析。

一听这个检查结果，她当时就惊呆了。此前，她的父亲就是因为尿毒症去世的，她太清楚这种病的厉害了。她还知道，如果在大医院靠血液透析维持生命，每月要花五六千元的巨款，要想彻底摆脱血液透析，那就只有走肾脏移植这一条路，但那需要更大一笔费用。

6年前，她的父亲患了尿毒症之后，为了给他治病，家里早就负债累累了。母亲现在在家里靠着耕种三亩多责任田维持生活。她大学毕业后，孤身到北京，就是想挣些钱，替家里还账，并赡养母亲的，但现在，自己居然也患上了和父亲一样的绝症——这样的打击，一下子摧垮了林晓珍。她静静地想了一夜，觉得自己不能再留在北京了，即是死，也要回到家里，躺在母亲身边，安静地离开这个世界……

同时，林晓珍当时已经对傅浩源的身世有所了解，尤其是傅浩源那天向她毫无顾忌地表达了爱慕之情之后，自尊心极强的她，不想让别人误认为自己留在公司，是为了高攀傅浩源这个"富二代"，是为了达到嫁入豪门的目的而另有所图，因此，她在医院里接受了一次十分痛苦的血液透析治疗之后，便带上医生开的药，心灰意冷地悄悄返回公司宿舍，草草收拾了一下自己的东西，然后连夜返回山西长治老家去了……

在那5天里，傅浩源和王律师先是拿着林晓珍取到的证据，直接找到了对手公司的总经理摊了牌。经过谈判，自知理亏的对手公司答

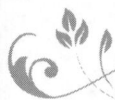

应只要傅经理不追究他们商业欺诈和不正当竞争的法律责任，他们立即安排相关各方撤诉，并承担因此带来的所有损失。同时，对手公司的总经理还在王律师的要求下，陪同傅经理，找到那家房地产公司说明了情况，并道了歉。

让傅经理始料未及的是，因为这次事件牵扯的名人太多，再加上前期对手公司为了置他们公司于死地，利用名人效应，不惜一切代价地通过媒体炒作这几场侵权纠纷，结果，随之而来的"副作用"是，那家房地产公司开发的楼盘居然也乘势大火特火，不到一周，那个地段并不占什么优势的楼盘就全部售罄了。于是，对手公司使诈的真相大白后，那家房地产公司不但把全公司开发的所有楼盘的广告策划和制作业务都签给了傅经理的公司，还在业内帮傅浩源揽了六七家大公司的业务，三四天之内与傅浩源签约的业务量，就超出了公司组建以来业务总量的三倍多！

傅浩源因祸得福，不但感激林晓珍，更觉得她是一位心细理智、遇事不慌的好助手，对她的爱慕更有了具体而又实在的内涵。傅浩源忙完这一切，把王律师送走后，觉得 5 天过去了，林晓珍淋雨后的"感冒"肯定已经恢复得差不多了，便赶紧忙里偷闲，抱着一大束红玫瑰赶到医院，一是向林晓珍坦白心迹，正式求爱；二是鉴于目前公司不但恢复了元气，而且又接了这么多订单，急需重整旗鼓、东山再起，他决定把自己兼任的总经理一职让出来，交给林晓珍，让她主持公司重新招聘人才、组建新公司的一切工作。哪知道，等他兴冲冲地赶去医院时，却被值班护士告知，他要找的这位患者，已经悄悄从医院溜走了，她们也不知道病人去了哪里，因为林晓珍既没办理出院手续，也没结算医疗费，医院还在寻找她呢。

从医生口中，傅浩源得知林晓珍患了"尿毒症"。在详细从医护人员那里了解了有关尿毒症的知识后，他更着急了，生怕林晓珍离开医院，有个什么好歹，于是，便开始满北京城寻找林晓珍。

然而，打手机关机，发短信不回，通过 QQ、飞信、微信，甚至林晓珍的微博、博客等等的渠道，傅浩源几乎穷尽了所有能够联系林晓珍的手段，也没有得到任何回应。在此之前，他只知道林晓珍和自己是老乡，老家都在山西长治，但具体在长治的什么地方？她家里都有哪些人，她在北京还有哪些亲戚朋友等等，傅浩源居然一无所知。到了这时，他真后悔公司出事后，自己只顾了天天焦虑、发愁，林晓珍不弃不离地和他并肩挽救公司于败局那么多天，自己却没想起来问问她的其他情况……傅浩源后悔不迭，一面张罗着重整公司旗鼓，招聘新员工，安排公司的日常工作，一面一有空闲，就开着车四处在北京城的各大医院寻找林晓珍。他那时认为，她既然患了这么重的病，肯定还在北京的哪个医院接受治疗，只是出于别的什么原因，才不愿意见自己吧。

时间一天一天地过去了，林晓珍仍没有半点儿消息。已经深深爱上了林晓珍的他，暗自发誓，就是踏遍北京城的每一个角落，也要找到他的"欣黛瑞拉"，然后，不惜一切代价给她治病，好好呵护她、好好爱她！

一转眼，京城街头的树叶由绿而黄、由黄而枯，2011年的冬天来了。在这段时间里，重组后的公司业务蒸蒸日上，但傅浩源却怎么也提不起精神来，因为他一直没有得到日夜牵挂于心的林晓珍的任何消息。

2011年腊月初的一天，他又到北京的一家医院肾病科寻访林晓珍的消息时，无意间，在这里结识了前来这家医院做学术交流的复能肾病医院郭教授。

那天，这家医院正在主办一个"国际肾脏病高端学术论坛"。傅浩源赶到这家医院时，正好遇到特邀参会的郭教授在做题为《肾病尿毒症国际治疗现状及误区》的专题学术报告。因为他时刻牵挂的林晓珍患的就是尿毒症，所以，就坐在下面旁听起来。

从论坛主持人的介绍中，傅浩源得知郭教授是在国内外知名教授。郭教授在报告中引用了大量经过治疗后的尿毒症病例来论证他的观点，因此，尽管郭教授在报告中使用了大量专业医学术语，傅浩源听得不是很明白，但他听了郭教授的报告后，第一次明白了尿毒症并非必须通过血液透析和肾脏移植才能加以治疗。

听完郭教授的报告之后，傅浩源挤过诸多围着郭教授请教学术问题的会议代表，递上了自己的名片。郭教授一看，他居然是一名广告策划公司的董事长，因此，颇觉意外，一场专业性很强的学术会议，怎么会有八竿子都打不着的广告界人士来听课呢？因此，就和傅浩源攀谈起来。

傅浩源一看郭教授注意到了自己，赶紧说他有十分重要的问题要请教，想请郭教授单独谈谈，问郭教授能否赏光。浑身透着儒雅之气的郭教授，看着傅浩源焦急和渴望的神色，想着这位董事长肯定有非同一般的事情要自己帮助，不然，语气不会这么恳切，于是，便向会务组请了假，随傅浩源来到了那家医院附近的一个茶馆里。

在茶馆里，傅浩源进一步详细咨询了治疗尿毒症的情况，然后说起了他和林晓珍之间的故事。郭教授被感动了，他从傅浩源口中大致了解了林晓珍的病情之后，告诉傅浩源，必须尽快找到林晓珍，让她得到正确、科学的治疗。她失踪已经半年了，在这半年中，如果她没有坚持常规治疗的话，恐怕病情早已经恶化，危及生命了。

听了郭教授的话，傅浩源更加着急了。随后，就把这半年来自己是如何跑遍京城、四处寻找林晓珍的过程，大致给郭教授讲了一遍。深谙疾病心理学的郭教授听完之后，沉吟了一下，对傅浩源说："按一般患者的心理，忽然得知自己患了尿毒症，都会误认为这是一种即使花费很多钱也难以治愈的不治之症，所以，相当多的患者都会产生一时的绝望情绪。当他们对自己的疾病绝望后，大部分患者也有一种'叶落归根'的潜意识。他们一般会回到自己的老家或者自己出生的地方去等待生命的终结。因为他们已经绝望了，对未来的生活失去了希望了，他们会万念俱灰，回到老家，平静地去'料理后事'……"末了，郭教授判断："你到小林姑娘的老家寻找过吗？我估计她早已经不在北京，很可能已经回到老家长治去了……"

傅浩源觉得郭教授分析得很有道理，但他接着发愁地说："我只知道她老家是山西长治的，具体地址，一点儿信息都没有。那么大的长治市县区，我怎么去找啊？"

郭教授看着傅浩源束手无策的样子，宽厚地笑了笑，提醒他说："这个很好办嘛，你想办法通过当地公安户籍管理部门查一下，应该能够找到她的家庭住址的。"

真是一句话点醒梦中人！郭教授的话，让傅浩源醍醐灌顶。

当天，傅浩源告别郭教授之后，立即返回公司查阅公司的人事档案，但林晓珍的档案上，只有出生年月日和身份证号码，并没有在长治老家的任何地址信息，于是，傅浩源赶紧给早已返回山西长治的王律师打了个电话，把林晓珍的身份证号发了过去，请他通过当地公安机关的关系，帮忙查询名叫"林晓珍"的、年龄为24岁的所有女性的户籍信息！

王律师认识林晓珍，所以，三天后，他就从山西长治给傅浩源打电话说："老弟，找到小林了！我已经侧面打听过了，她现在就在家里，和她母亲住在一起。"

傅浩源得知这一消息，顿时泪如泉涌，放下一切工作，让司机开上车，连夜从北京赶往山西长治，去接他日夜牵挂了半年多的"欣黛瑞拉"！

曾经沧桑才知信任无价，你就是我今生的"欣黛瑞拉"

2011年春节前，腊月十二日上午8点多，一路颠簸了十几个小时的傅浩源，终于在林晓珍的家里，见到了他日思夜想的"灰姑娘"。当他一把抱过已经被疾病折磨得面目全非的林晓珍时，心疼和愧疚的泪水瞬间如断线的珠子般顺腮而下，一滴一滴地滴落在怀抱中的林晓珍脸上……

两个人终于平静下来之后，傅浩源才从林晓珍的母亲口中得知：

当初，她从北京返家后，跑到她父亲的坟上痛哭了一场，随后，就躲在家里，谁也不见，哪儿也不去，整天把自己闷在屋子里，一心等死。后来，还是她的母亲不惜以死相逼，她才不得不在实在忍受不了时，到当地的一家医院去做一次血液透析，就这样，勉强支撑了半年时间。这半年里，她不但花掉了在北京积攒的所有工资，林晓珍的母亲为了给她筹措血液透析的钱，还拉下老脸，找遍了所有认识的人，东家三百，西家二百地给她凑着一次一次维持生命的血透费用，等傅他们赶到长治找到时，她已经水肿得不像样子，但下一次血液透析的钱，却还没着落。

听着林晓珍母亲的哭诉，傅浩源心如刀割、泪飞如雨，他攥着林晓珍的手说："傻姑娘啊！我的傻姑娘，你为啥不和我联系啊？为啥要把手机关掉，让我找你找得这么苦啊？"

当天，傅浩源就把林晓珍母女接到了长治市，在长治的一家医院做了两次血液透析，又让林晓珍休养了几天，恢复了一下体力，待她能够经受长途跋涉之苦后，马上雇了一辆救护车，带着两名医护人员，把她护送到了郭教授那里。

恰好那几天，郭教授到美国去做学术交流了，因此，当得知傅浩源找到了林晓珍，并且准备去住院治疗时，立即打电话安排该院的张医生，要求他担任林晓珍这个特殊病号的主治医生，并负责协调院里最好的专家，全面为林晓珍会诊，并认真制定医疗方案。

林晓珍入住医院后，张医生根据郭教授的安排，立即为林晓珍做了全面细致的检查，经检查发现，林晓珍入院时，病情已经发展到了"尿毒症终末期"，每天的小便量还不到 300ml。随后，张医生首先紧急进行了对症治疗，然后，就会同全院的肾病专家，对林晓珍的病情做了全面会诊，并制定了详尽的治疗方案，发给了远在美国的郭教授。

郭教授根据多年的临床经验，对林晓珍的治疗方案提出了两点具体意见后，针对林晓珍的治疗就开始了……

尽管林晓珍有她母亲陪护在侧，但傅浩源仍丢下北京公司里的业务不肯离去，他一是放心不下林晓珍的病情，二是担心自己一走，林晓珍再来个"悄然失踪"，那该怎么办？

2012 年的春节就要到来了，在除夕夜万家团圆的晚上，傅浩源抱着一束红玫瑰，单膝跪地，当着医护人员和林晓珍的母亲的面儿，把一颗钻戒戴到了林晓珍的手指上。

窗外的鞭炮声和烟花此起彼伏，傅浩源望着病床上日渐康复、脸上已经有了红晕的林晓珍说："我的爱人！你就是我今生的'欣黛瑞拉'！我正式向你请求，嫁给我吧！我一定天天陪着你，爱着你，再也不会让你受一点儿苦了！"

林晓珍泪落两腮。她接过那束鲜花，轻声对傅浩源说："哪个让你天天陪着啊？公司还有那么多事儿等着你回去处理呢。你把公司打理好，我在这里好好治病，等病好了，就回北京接着帮你……"

听了林晓珍的这句话，傅浩源这才彻底放下心来，长舒了一口气，从地上站起来，对着林晓珍的母亲鞠了一躬说："妈，我今天就跟着晓珍改口喊你妈妈了。等我们一起过了年，我就把她托付给你了。我回北京，按照她说的，把我们的公司管理好，等着你们回去……"

爱的力量能够创造许多奇迹。春节过后，在张医生等医院专家们的精心治疗下，原本已是"尿毒症终末期"的林晓珍，入院一个月后，小便增加到了每天 1000 多毫升，血液透析也由一周三次拉长到一周两次。

两个月后，在有效治疗下，林晓珍的身体状况明显好转，小便量已经恢复到正常状态，血液透析也已经延长到每周一次了。

然而，就在这个关口，林晓珍从母亲和傅浩源的一次通话中，无意中得知傅浩源的父母不同意他们的婚事。傅浩源的父母只有这一个独生儿子。他们认为，小林这姑娘挽救了儿子的公司，家里不惜一切代价给她治病是理所当然的，他们傅家，不能做那种不仁不义的事情，但要做他们的儿媳妇，这又是另一回事。他们最担心的是，她的病那么重，又是肾脏病，万一将来不能给他们生个孙子怎么办？

在这个电话之后，傅浩源的父亲还直接给林晓珍打了个电话，在电话里，他婉转地把老两口的意思说了出来。这下子，林晓珍再次遭受了巨大打击，病情也随之出现了反复。

得知林晓珍的病情恶化的消息之后，傅浩源心急火燎地从北京赶到了医院。他一进病房门，就抱着还在淌泪的林晓珍说："你忘了我们的公司是怎么开起来的吗？就是因为我和我爸的理念不一样，才决定自己创业的。在咱们俩的感情方面，你认为他能做得了我的主吗？你什么都不要想，就安心配合医生好好治病。咱都在一起经历了这么多变故了，你还信不过我吗？等你的病治好了，回到北京我就娶你！"

傅浩源这次来探望林晓珍，住了三天。这期间，经过王律师帮着从中撮合，再加上郭教授亲自给傅浩源的父亲打了个电话，告诉他林晓珍的病有了很大的好转，傅浩源的父母终于同意了他们的婚事；同时，在傅浩源的鼓励和安慰下，林晓珍的情绪也完全平静下来了，她决定不管未来是个什么结果，都一定要先配合张医生，把病治好，不然，她就对不起傅浩源的一片真情！

就这样，历经这么多的波折，半年之后，林晓珍在复能肾医理论体系的系统治疗下，已经彻底摆脱了血液透析，各项生理指标已经趋于正常，完全可以出院回北京和傅浩源团聚了！

2013 年元旦前，郭教授接到了傅浩源的一个报喜电话，他在电话里告诉郭教授说，他和林晓珍要在元旦那天举行婚礼，从此携手一生的红尘路。

郭教授听完这个喜讯，终于长舒了一口气，这段历经波折的、童话般美丽的爱情终于有了个圆满的结局，他在电话里深深祝福他们幸福美满、白头偕老！

彩云之南的花季少女忽患"慢性肾小球肾炎",初恋男友弃她而去,万念俱灰之际远走丽江古城。她想在美丽的玉龙雪山脚下效法"纳西殉情女"。终结生命之前忽生奇想"摇一摇",不料却"摇"到一位阳光帅气的"卖火柴的小破孩"。之后,一场童话般的爱情在云南展开,最终,在千里之外的"风筝之都"山东潍坊美丽绽放……

"卖火柴的小破孩",绝望中"摇"来的男友痴痴情深

2012年2月14日,情人节。这天晚上,在复能肾病医院肾炎十九病区的一间病房里,来自贵州省贵阳市的"慢性肾小球肾炎"患者叶双双,已经等了陪她在这儿治病的陈晓飞整整一天了。从早上叶双双醒来,就没有见到他的踪影。于是,在这个年轻人都渴望发生一些浪漫故事的日子里,叶双双却焦急不安地度日如年。她的主治医生周大夫在查房时安慰了她半天,叶双双也没能镇静下来,各种不好的感觉一直拥围着她,一直到夜幕降临……

"咚咚咚",有人敲门。叶双双条件反射般跳起来冲到门前时,病房的门已经被轻轻推开了。一大束红玫瑰先挤了进来,玫瑰花后面,是陈晓飞那张俊朗依旧的脸。

"小破孩!你死哪儿去啦?吓死我啦!"叶双双忽然扑过去,连花带人,一下子抱得紧紧的。

"小心,小心!'小破孩'今天真的要卖火柴啦!"叶双双把玫瑰花抱在怀里后,陈晓飞一边喊着"小心",一边变魔术似地拿出了一个棋盘大小的精致的小礼品盒。打开礼品盒上粉红色的同心结之后,叶双双看见里面躺着一张洁白的硬纸片,硬纸片上,是一根根火头朝

上竖立的火柴梗，那些竖立着的火柴，排列成了一颗心的图案，图案下面，是也用火柴排列的一行英文："I love you!"

叶双双望着那上千根火柴黏贴成的情人节礼物，顿时明白了她这位网名叫"卖火柴的小破孩"的"准男友"消失了一整天的原因。她盯着礼品盒看了半天之后，任眼睛里的泪水簌簌而下，一头猫进陈晓飞的怀里，嘴里不停地小声说："卖火柴的小破孩，你的火柴，我全买了。这辈子，只准卖给我一个人……"

然而，就在大半年之前，叶双双和陈晓飞还是素不相识的两个陌生人。是神奇的缘分，让他们在彩云之南的美丽的玉龙雪山下邂逅，从此，开始了一场跨越千里的浪漫之恋……

失足落水激出大病，男友负心绝情后肾炎女孩万念俱灰

2011 年 11 月之前，叶双双和陈晓飞还素不相识，各自生活在各自的天地里。那时，在贵州省会贵阳的一家股份制公司做着出纳工作的叶双双，正和公司的客户部经理郝炳灿热恋着。

郝炳灿很帅气、家境也很好，父母都在贵阳市的政府机关做公务员。一开始，老家在贵州省大方县的叶双双，在郝炳灿面前还很自卑。她家境不好，又来自大深山里，只不过通过自己的努力考上了财经大学后，才改变了自己的命运。但架不住郝炳灿的猛烈追求，终于还是接受了他的感情。两人交往了一年多之后，她不但随郝炳灿一起到郝家见过了未来的公公婆婆，还在一个迷人的春夜，把自己的身体完完全全地交给了郝炳灿。

郝炳灿的父母也很喜欢叶双双，因为虽出身深山老岭中的农家，但她天生丽质，不施粉黛也漂亮得很，用郝炳灿的话说，时尚杂志封面上的这星那星们，与叶双双一比，简直都该去跳楼。而且叶双双善良、勤快、敦厚、淳朴的性格，由内而外散发的知性气质，也都让郝炳灿的父母觉得，儿子给他们找到了一个好儿媳妇。

2011 年的三八节前，公司作为福利，组织单位的女员工去云南的

丽江、大理等地旅游了几天。恰好赶上叶双双身体不适，老是头晕、呕吐，双腿还水肿，所以，就没能和公司里的姐妹们一起去旅游。但那帮女同事们旅游回来后，七嘴八舌讲的丽江古城神秘的东巴文化，尤其是关于纳西玉龙雪山"殉情圣地"的传说，深深打动小叶。因为尽管叶双双表面上内向寡言，但内心深处还是很浪漫的。也许是因为她天生有一种林黛玉似的悲剧性格，在女同事们所讲的沿途旅行观感中，最让叶双双神往的，就是那充满凄美传说的玉龙雪山。她暗自里发誓，早晚有一天，自己也要去那里拜谒一次纳西青年男女心里的爱情圣山。

然而，也许，冥冥中命运真的要让叶双双成为悲剧人物吧，就在她正对玉龙雪山心向往之的时候，她和郝炳灿的爱情出现了无法逆转的裂痕。

那天是周六。以往，每个双休日，郝炳灿都要拉着不爱出门的叶双双到处去玩儿。这天，他们一起去了风景美丽的黔灵山。尽管那些天叶双双食欲不振，一吃饭就想吐，精神萎靡，小腿水肿，并不想出去，但架不住郝炳灿的央求，还是和他一起上路了。在黔灵湖畔，叶双双看到水面上漂着几片很漂亮的花瓣儿，就弯下腰、伸出手，想要捧起那些花瓣。可就在她的手刚接触到水面时，脚下一滑，竟跌进了湖里。

尽管叶双双很快就被郝炳灿和一些热心游客搭救出水了，但四月份的湖水，还是冰凉冰凉的。所以，被救出水的叶双双浑身抖抖索索，不停地打着喷嚏；更让她感到恐惧的是，一股殷红的血水，从下身顺着两腿间汩汩而下，随之，小腹部撕裂般地疼痛。

郝炳灿吓坏了，赶紧高价租了一辆车，迅速把叶双双送进了距景区最近的一家医院里。在那里，叶双双和郝炳灿得到了一个令他们目瞪口呆的诊断结果：叶双双已经怀孕两个月了，这次经冷水一激，不但孩子没保住，而且根据她疲倦厌食、近期双下肢水肿的情况来看，很可能她的肾脏也出了问题。妇科医生把叶双双流产的问题处理了一下之后，建议他们到条件更好的医院肾病科做进一步确诊。

在贵阳一家大医院肾病科做了进一步检查之后，医生告诉等在门外的郝炳灿，叶双双患了急性肾炎，再加上刚刚流产，身体状况十分糟糕，需要立即住院治疗。

叶双双在那家医院住下后，护士就开始天天给她挂吊瓶，就这样一直输了20多天的水，一开始，郝炳灿还隔三岔五地来医院探望探望叶双双，一周之后，他来医院的次数越来越少，间隔的时间也越来越长，最后，干脆不露面了。原来，他不仅在和叶双双热恋的同时，和客户部的另一名漂亮女孩保持着暧昧关系，而且，在叶双双患肾病后，考虑到以后可能成为"药篓子"，成为郝炳灿极大的负担，所以，郝炳灿的父母也改变了态度。郝炳灿的妈妈对儿子说："她曾经怀过郝家的血脉，咱不能对不起人家，把这次的住院费给她出了，以后，你们俩的事儿就算了吧。"本来就对叶双双过了新鲜劲儿的郝炳灿，有了父母的支持，便产生了和叶双双分手的念头。

对此一无所知的叶双双，经过那家医院的对症治疗之后，身上的水肿消失了，因流产而受损的身子也养得差不多了，精神好了很多，就办理了出院手续，独自回到了公司宿舍。然而，就在她出院后的第二天傍晚，她却在公司外面的一个街边花园里，无意间竟发现了此前声称到外地出差的郝炳灿，正和客户部那个女孩，旁若无人地吻在一起！

此前一直沉醉在爱情中的叶双双，顿时惊呆了。

第二天，叶双双就此事找郝炳灿质问时，没想到郝炳灿一反常态地、冷冷地跟她说："你还想怎么着啊？两次住院的钱不是给你出过了吗？你说吧，还要我赔偿你多少钱，你开个价！"

一听这话，叶双双顿时觉得浑身冰凉、天旋地转，嘴张了几下，一句话都没有说出来，就"咕咚"一声晕倒在地上了。

郝炳灿的负心，对叶双双的打击太大了。她不但万念俱灰，此前已经好转的病情，也迅速恶化了，一周没出，不但双腿又重新水肿起来，原本清秀的脸庞，也肿成了"满月脸"。那天早上，叶双双百无聊赖地起了床，刚坐到镜子前，猛一看到自己的样子，"妈呀——"怪叫了一声，"啪"地把镜子扒拉到地上，趴在床上大哭起来。同宿舍的几个女同事都知道了叶双双的遭遇，可看着她现在这样，除了劝慰，实在不知道该怎么办……

绝望之中殉情雪山，恍恍惚惚时"摇"来帅气"小破孩"

在同宿舍的同事们的反复劝慰下，叶双双总算在她们陪伴下，再次来到了医院，这次，医生经过再度检查后，告诉她，她的急性肾炎已经转成了慢性肾小球肾炎，当天的检查结果是：尿蛋白（＋＋＋），尿潜血（＋＋＋），24 小时蛋白定量为 3.81g，病情已经发展到了十分严重的地步，必须进行治疗，否则，会发展成肾衰竭、尿毒症。

实际上，叶双双在得知自己患了肾炎之后，也查阅了很多资料，越查心里越绝望，她从那些医学书籍中了解到，肾病是医学界的难题，到目前为止，据现有的医疗技术，彻底治愈是毫无办法的，最多只能应用激素类药物暂时延缓病情。而且，她通过查阅到的资料得出个结论：每一个肾脏病患者的结局都一样，就是"尿毒症"。到了这个阶段，如果不维持血液透析治疗或者做肾脏移植，就只有死路一条。

住院的费用对于叶双双当时的收入情况而言，根本就承担不起。想想大方县老家的父母守着大山，日夜劳作、含辛茹苦地供自己上了大学，自己还没来得及回报他们，却患了如此重病，而且，连以前她认为找到了终身依靠的郝炳灿也弃她而去了，叶双双的心里，越来越觉得寒凉如冰，她不知道自己的未来在哪里……

不管怎么说，这次住院，经过对症治疗后，叶双双的身体状况还算是恢复了一些，至少脸上的水肿消失了，除了脸色暗黄之外，基本上恢复了昔日的模样。

不顾医生的劝阻，叶双双坚持出院了，因为她的储蓄卡上只剩下最后的四千多块钱了。失恋的打击和疾病的折磨，已经让叶双双彻底心死了。她决定把那四千多元钱给父母汇走两千元之后，就揣上最后剩下的两千六百多块钱，一个人远走丽江，去玉龙雪山朝拜那个殉情圣地，最后，安静地在雪山的怀抱里永远地睡去，悄悄地告别这个世界……

2011 年 11 月 19 日，叶双双跟谁也没有打招呼，独自登上了由贵阳飞往丽江的飞机。到达丽江古城后，她关掉手机，把自己与世界隔绝开来，独自一人在"小桥流水人家"的古城流连了两天，心静如水地看了神秘的东巴文字、听了让人灵魂宁静的纳西古乐后，便告别古城，独自来到了她早已确定好了的最后的生命旅途——玉龙雪山脚下。

其实在丽江古城的两天内，叶双双一直在为去玉龙雪山做着准备——她通过各种渠道了解到，玉龙雪山是纳西人的情殇之山。纳西族的传统爱情观，向往的是在感情受挫或受阻时，相约相携殉情。而如今，"相约殉情"对于叶双双而言，已经成为永难实现的梦想了，但自己安静地在"情殇之山"告别这个世界，则一定要是"欢喜"的、不带任何悲伤心情的。她那时认为，在雪山的怀抱里，安静地回归自然，对她行将飘逝的灵魂而言，来自俗世的任何议论，都已经无所畏惧了……

在一片没有人迹的茂密森林中已经枯黄的草甸子上，在蓝天白云之下，叶双双平静地打开了随身携带的睡袋，服下了在医院里偷偷积攒下来的四十多片安定片。躺在睡袋里，露出脸庞，远眺了几眼圣洁的雪山，叶双双哭了，两行泪水如小溪流一般顺腮而下。她就要告别这个世界了，有小鸟的鸣叫陪伴和林隙间投下的阳光照耀着，叶双双恍惚间觉得自己的灵魂，已经和雪山融合在一起……

朦朦胧胧中，叶双双听见有一个小女孩在喊"妈妈"。她忽然从如梦如幻的状态中清醒了一些，蓦然想起了远在大山深处的父母。她觉得自己就这样离去，对于父母而言，太自私、也太残忍了。至少，要让他们知道辛辛苦苦养育成人的女儿，殉身在什么地方吧？然后，一切的后事，都交给圣洁的雪山之神吧，即使这个世界马上就要毁灭，也与自己无关了。

叶双双在恍惚中开启了手机，却发现就在她离开贵阳的几天之间，公司里的同事已经发了好几条寻找她的短信。但现在，这一切都对她而言又有什么意义呢？叶双双没有理会那些短信，她在手机屏幕上点了一下，却无意中点开了她刚装上不久的"微信"软件，这款软件新增加了一个功能"摇一摇"。叶双双突然想搞个恶作剧，捉弄一下这个待她不公的世界。于是，她点开了"摇一摇"的功能，"摇"过之后，却看见屏幕上跳出了一个名叫"卖火柴的小破孩"的名字，而且就在距她1000米之内的范围里。

想报复这个世界的叶双双，点击了"小破孩"，又点开会话功能，迷迷瞪瞪地对着手机说："小破孩，你真的是卖火柴的吗？你的火柴，能让我取取暖吗？"

哪想到，不大一会儿，手机里就传过来一个很好听的男孩的声音："喂！你叫双双？多好听的名字。真的很冷吗？你在哪儿？"

"我啊……我在路上呢，去天堂的路上。你知道去天堂的路上有多美吗？这里有高高的'殉情树'，有金黄色的芳草，还有很多小鸟在……在……陪伴着我……叶双双的声音越来越小了……"

"小破孩"听到这里，顿时着急了："喂喂喂，你干吗啊？你在哪里，在哪里！"

叶双双却再也不想和这个"小破孩"搭话了，她恶作剧的目的已经达到了，就开始给家里的父母打电话，然而，她还没把家里的电话接通，药力已经发作了，举着手机的手软软地垂了下来……

当她再度醒来的时候，已经是第二天的上午了。她睁开眼睛后，发现自己竟躺在了病房里。眼前，坐着一个和自己年龄差不多大的小伙子。

"额滴神啊！你可醒过来了！"那个小伙子一看叶双双睁开了眼睛，立即高喊了一声，转身出门去找医生了。

是这个真名叫陈晓飞的"背包驴友"把叶双双弄到医院抢救的。

陈晓飞那些天正在对"摇一摇"着迷。昨天他喝水时，不小心把水壶里的水撒到了手机上，攥着手机甩水时，突发奇想，想看看微信的"摇一摇"功能是不是可以在附近找到和他一样的"背包族"。结果，"摇"过之后，还真有人在微信上和他打招呼。点开就听到了叶双双那句"你的火柴，能让我取取暖吗"的问话，再跟这个女孩搭话时，她接下来的一句话，让已经在玉龙雪山待了一天，知道那里有个"殉情谷"、殉情谷的草甸子上有棵"殉情树"的陈晓飞顿时着急起来。担心这个女孩出了什么事儿的陈晓飞，立即循声往他曾经看到过"殉情树"的方向寻找。一个多小时后，他终于找到了已经昏迷在睡袋里的叶双双，便赶紧把她背起来，然后租了一辆车，把她送到了最近的医院里。

陈晓飞是喜欢背着包、一个人到处自助游的"背包驴友"。他是河南郑州一家医学院校刚刚毕业的学生，这次是趁着毕业后还没找到工作的这一段时间，从郑州到向往已久的丽江来独自"驴行"的，没想到，却无意间把叶双双从殉情之路上给"摇"了回来。

后来，陈晓飞一直坚持认为是神奇的缘分和圣洁的纳西爱情圣山，把叶双双送到自己面前的，因此，特别相信缘分的他，一下子就喜欢上了让人怜惜、楚楚可人的叶双双。在丽江那家医院把叶双双抢救过来、又陪着她休养了几天之后，用叶双双的话说，这个"小破孩"就"死皮赖脸地黏上了"。

我让蚂蚁"诉"真情，千万里辗转庇护柔弱女孩脱苦海

陈晓飞是个十分阳光的小伙子，尤其是他诙谐、机灵的性格，似乎是美丽的玉龙雪山赐给叶双双的"保护神"。自从救下叶双双之后，他便取消了原定的由丽江古城继续赶去神秘的香格里拉的行程，终日陪在叶双双身边——因为，他居然对叶双双一见倾心，觉得叶双双就是他前世的爱人，冥冥中让自己在她最紧要的关头出现了。

然而，虽然被陈晓飞救回来了，但叶双双因疾病和失恋带来的阴

影，一时半会儿还不能消失，所以，尽管在丽江陈晓飞陪着她又逗留了几天，但无论陈晓飞他怎么逗她、取悦她，叶双双仍整天阴沉着脸，陈晓飞滔滔不绝地说十句话，她不回一句话。但不管怎么说，在陈晓飞的陪伴下，她内心的阴霾已在逐渐消散……

然而，从贵阳到丽江，来来回回折腾了这些天，再加上心情一直很阴郁，还没想好下一步该怎么办，叶双双的肾炎症状又出现了。大学学的西医临床专业的陈晓飞实际上早就看出来叶双双患有肾病了。两个人在丽江待到第八天头上时，陈晓飞发现叶双双的脸和腿又开始水肿了，便不再跟叶双双戏谑，转而认真地和她聊治病的事儿："双双，怕不怕我？要不怕我的话，下一步，我要把你'绑架'到另一个神奇的地方——风筝之都，你看咋样？"说是认真说话，但一张口，那种"没正经"的"语风"一不小心，又带出来了。

"那么远，去那里干什么？"叶双双头都没抬地问。

"我是学医的。你目前的症状，根本逃不过俺的火眼金睛！嘿嘿……虽然你不告诉我，我也知道，你有肾病，而且很严重！如果再不治的话，不用再吃安定片，你也会去天堂！所以你必须听我的，跟我走！"陈晓飞说到这里，真的严肃起来。

至于为什么要去那里，他告诉叶双双，他还在大二的时候，去旁听过一场肾脏病的学术会议上的专家报告，在那些做学术报告的专家中，复能肾病医院郭教授所做的学术报告，至今让他印象颇深。郭教授用大量的临床病例和数据，阐述了他创立的治疗理念，其核心技术——整体与肾区局部透药疗法，让陈晓飞印象颇深。他相信，叶双双的肾病，一定能在那里取得很好的治疗效果。

连贵阳的大医院都对自己的疾病只能治标、无法治本，远在山东一个地级市的医院，能治好自己的病？对医学知识一无所知的叶双双，对陈晓飞的话半信半疑。但陈晓飞却不由分说预定了联程机票。两天后，他们就走进了复能肾病医院的大门……

恰好那几天经常奔忙于国内外进行学术交流的郭教授在医院里，

没有外出。陈晓飞找到郭教授，说自己两年前听过他的学术报告，尽管自己是学西医的，但对以中西医结合为基础的"复能肾医"理论体系有深刻的认识。郭教授十分欣慰，立即安排肾炎十九病区的周大夫担任叶双双的主治医生，全面负责叶双双的诊治工作。

随后，陈晓飞拿出自己的一张储蓄卡，不顾叶双双阻拦，为她办理了入院手续，接着，周医生根据郭教授的意见，立即对叶飞飞的病情做了全面检查，结果发现，当时叶双双的尿潜血（＋＋＋），尿蛋白（＋＋＋），ECT 示双肾肾小球滤过率 85ml/min，24 小时蛋白定量为 3.78g，不但再一次确认了叶双双在贵阳那家医院的诊断结果，而且，还发现病情正在持续恶化发展中。

紧接着，周医生经过辨证分析，为叶双双制定了一套详尽的治疗方案，采用整体与肾区局部透药疗法治疗，其目的是使中药更快更准地渗透到肾脏内部，使肾脏更好地吸收药物，将肾脏内的破坏性物质排出。周医生还给陈晓飞和叶双双介绍说，这种治疗方法不但可以避免口服药物带来的副作用，而且还可以免去叶双双此前恐惧的使用激素类药物的副作用。学医的陈晓飞看过叶双双的检查报告，又听了周医生的详细解释后，觉得这个方案是最适合身体状况十分糟糕的叶双双。于是，治疗就有条不紊地展开了……

萍水相逢的陈晓飞为何对自己如此关爱？在住院治疗开始后，有一天，一肚子问号的叶双双终于绷不住了，问陈晓飞为什么取了个"卖火柴的小破孩"的网名。他告诉她，因为自己小时候被安徒生童话《卖火柴的小女孩》中的那个命运悲惨的女孩子感动过，而且又特别喜欢一组卡通漫画中那个穿着一个小裤衩、头上总有个大包的"小破孩"，所以，就起了个"卖火柴的小破孩"的网名，连微信的名字、QQ 的名字，也都是"卖火柴的小破孩"。

"可是，我比安徒生童话中那个'卖火柴的小女孩'的命还苦……"已经明显地感觉到陈晓飞爱慕她的叶双双，听了这话，下意识地说。"你放心双双，我就是被雪山之神派来救你这个'小女孩'的，以后，你不用'卖火柴'啦，这差事，俺替你干啦!"陈晓飞听了这话，又跟叶双双逗乐子。然而，叶双双却低下头，再也不吭声了。

陈晓飞的父亲在郑州开着一家规模很大的婚庆公司，而且他就这一个宝贝儿子，所以，夫妻俩对陈晓飞几乎有求必应。为了给叶双双治病，陈晓飞谎称自己在潍坊复能肾病医院实习，同时也对著名的潍坊杨家埠年画很感兴趣，需要一大笔钱，想购买一些年画印版收藏。他的父亲二话没说，就按照儿子的"开价"，汇来了15万元。他们哪里知道，陈晓飞这是为了给叶双双治病准备的"储备金"呢?

陈晓飞和父母的通话，无意中让叶双双听到了。她觉得自己欠陈晓飞的已经够多的了，必须得跟他"摊牌"，让他"知难而退"。于是，在开始治疗后的一个下午，在医院的那个大花园里，叶双双把自己的家境以及此前和郝炳灿的往事，包括她曾经为郝炳灿流过产的详细过程，一五一十地给陈晓飞"坦白交代"了。末了，叶双双落寞地说:"我知道你的意思。但是，我现在……我已经不是一个……我真的配不上你! 马上快要过春节了，明天，你就走吧，别再为我费心了。"

哪知道，陈晓飞面色平静地听完这话，一脸真诚地告诉叶双双:"过去的都已经过去了。谁还没个前情后事? 我喜欢的是现在的你。过去你发生了什么事，我根本没当回事儿。我坚信，时间久了，你会爱上我的!"

叶双双听了这话，忽然火了:"你现在不当回事儿，能保证以后不当回事儿? 想让我爱上你?"她说到这里时，眼睛瞄到了地上爬来爬去的几只蚂蚁，于是接着说，"想让我爱你，除非蚂蚁会说人话!"说完，站起身来，撇下陈晓飞，转身走了。

然而，陈晓飞盯着地上的蚂蚁看了一阵，狡黠地笑了笑，转身尾随着叶双双回了病房。

当晚，陈晓飞拎了一袋子白糖，找到叶双双的主治医生周大夫，嘀嘀咕咕了半天，周大夫连连点头:"哈哈……你这孩子，鬼点子太多了!"

第二天，叶双双做完当天治疗后，陈晓飞一脸严肃地告诉她说："双双，我爱你，你也爱我吧。蚂蚁开口说人话啦，不信，你跟我去看看。"

一脸迷茫的叶双双跟着陈晓飞来到那个大花园里，看到无数的蚂蚁排列成了"双双我爱你"五个字。原来，昨晚陈晓飞连夜请周医生借来了一个小炒锅，在锅里把白糖熬成了糖稀，在地上写了这几个字，于是，那些蚂蚁们"循味而来"，越黏越多，结果，无数的蚂蚁，就组成了"双双我爱你"这几个字！

叶双双看到那句蚂蚁"说"的话之后，顿时脸色通红，渐渐地，眼睛里溢满了泪水。她呆呆地看了陈晓飞一阵后，嘴唇动了动，却什么话也没说出来……

一转眼，2012年的春节就要来到了，已经入院一个多月的叶双双的病情也渐渐有了变化，自身感觉好转，体力增强，腰部酸痛的感觉已经完全消失了，水肿也减轻了很多，尿量也增加了，尿液越来越浑浊……这都是疾病明显好转的迹象。尽管经过那次"蚂蚁说话"事件后，叶双双已经不再赶陈晓飞走了，但仍坚持要陈晓飞回郑州跟父母一起过春节。她向他保证，自己一定听他的话，安心在这里继续治病。但不管叶双双怎么说，他都不为所动，最终，还是对父母撒了个谎，自己留在潍坊，陪着叶双双在异乡过了一个陈晓飞称之为"最暖和的年"。

春节过后，随着周医生不断根据病情变化、调整治疗方案，叶双双的病情持续好转，到了2012年2月10日，经复查发现，叶双双的尿潜血（＋-），尿蛋白转阴，24小时蛋白定量为0.34g，这样的结果让陈晓飞和叶双双喜出望外，因为这已经离正常值十分接近了。

几天后，就是西方的情人节了。到了2月14日那天，一大早起来，叶双双就没见到陈晓飞，打手机关机，发信息不回，这让叶双双焦虑了一天。她哪里知道，一大早，陈晓飞就去买了一把镊子、一大堆火柴和几袋子"立时得"速黏胶水，故意躲起来，去一根一根地黏火柴，制作他那个特殊的情人节求爱礼品盒了……

"情人节"过后，已经决定要嫁给陈晓飞的叶双双，把自己的微信名字改成了"买火柴的小丫丫"——"小丫"，是"小破孩"系列卡通漫画里穿着个红肚兜的小女孩的名字。

2013年春节前，正在日本就"中日国际肾病尿毒症研究交流基地"做学术交流的郭教授，接到了陈晓飞从郑州打来的电话。

陈晓飞在电话中告诉郭教授：病愈出院半年多的叶双双，已经辞掉了贵阳的工作，到郑州和她团聚了。他们将在除夕这天，由父亲的婚庆公司给他们主办一场盛大的婚礼……

云南小伙远离家乡外出打工，"表白日"忽然邂逅同乡女孩的美好爱情；陶醉在爱情中的小帅哥竟然被 IgA 肾病击倒，陪伴他赶赴山东就医的女孩突然离开了他，收到"密码"后绝望小伙泣不成声……

哥哥你记住，那三个数字就是我们的"爱情密码"

5 月 20 日，是崇尚时尚的年轻人之间流行的"表白日"，因为"520"谐音"我爱你"，所以，无论是网络上还是现实中，很多真心相爱的少男少女们，都要借这个日子，向心上人"表白"爱情、袒露心迹。

2013 年 5 月 20 日这天一大早，在复能肾病医院肾炎 16 病区住院的 24 岁云南小伙子方玉坤被手机振铃惊醒了。他打开手机一看，是曾经悄然从他身边离开的女朋友李秀凤发来的一条短信，短信的内容只有三个阿拉伯数字："520"！

方玉坤刚一看到这三个数码，顿时激动起来！"520"——"我爱你"！就是一年前的 5 月 20 日，他和李秀凤在远离家乡云南的江苏常熟，开始了那场童话般美丽的爱情的……

那个表白日，寂寞女孩终于袒露美丽爱情

2012 年春节过后，家在云南楚雄元谋县的方玉坤，带着同村的九个伙伴儿，到江苏省常熟市的一个箱包厂打工。在此之前，方玉坤曾经在这家箱包厂干了一年多，春节前放假回老家时，厂子里的一名负责生产的经理，委托方玉坤趁着春节回家期间，帮他们招些流水线上作业的工人回来。这两年到处闹"用工荒"，方玉坤看着生产经理着

急的样子，就满口答应了。

那九名同村的伙伴儿是方玉坤带出家门、来到异乡的，而且在此之前，他们中的好几个人，根本就没有离开过家门。所以，初到常熟，一切跟工厂里接洽安顿的事情，大家都委托方玉坤帮忙。方玉坤大包大揽、热心地为他们跑前跑后忙活了好几天，让一起跟他出来打工的九名老乡很感动，尤其是一位名叫李秀凤的同村女孩儿，从小就只去过几次县城的她，更是在异乡感受到这位老大哥的热心与细心。

比方玉坤小两岁的李秀凤，有着大山里长大的女孩儿的敦厚、淳朴，勤快和善良，但也有初出远门不谙世事的单纯和木讷。而且，她还是九名老乡中，唯一的一名女孩儿。因此，方玉坤就对她特别关照。刚在厂子里安顿好后没几天，车间里带工的小组长忽然来找方玉坤说，李秀凤两天都没上工了，不知道怎么回事儿。方玉坤一听这话，赶紧去了李秀凤所住的女工宿舍，敲开门一看，偌大的宿舍里，只有李秀凤一个人躺在床上，脸色苍白，精神萎靡不振。

方玉坤以为李秀凤生了什么大病，赶紧问她哪儿不舒服。在方玉坤的再三追问下，李秀凤才红着脸说出了这两天没上工的"小秘密"——原来，李秀凤从上初中时起，就有痛经的毛病，一来例假，便腹痛难忍，浑身酸痛，疲倦，什么也干不了，别说到车间里工作了，就是躺在床上，也痛苦得受不了，再加上第一次出远门，那会儿，她正流着泪，想念妈妈、想念家乡呢。

方玉坤乍一听这话，也没了主意。其他的病还好说，这女孩子家的病，他根本就没听说过，于是，只好安慰了半天李秀凤，转身出去了。

第二天，方玉坤又来了，只见他左手拎着一袋子红糖，右手还拎着两副中药，叮嘱李秀凤，这几天除了一早一晚按时煎药、服药外，还要冲红糖水喝，坚持一段时间，她的老病根就有可能去除了。

李秀凤后来才知道，方玉坤当天就请了假，找到常熟一家医院的一位老中医，把李秀凤的病情说了一遍，那位老中医很有把握地给开

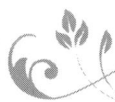

了方子，说，先服两剂药、喝几天红糖水试试，如果李秀凤下个月再来例假时还痛经，再去找他。

方玉坤放下红糖和中药转身离去后，正陷在思念家乡、思念亲人的孤寂中的李秀凤，顿时觉得周身温暖。她望着方玉坤的宽厚背影，顿时觉得心里踏实多了……

按照老中医的嘱咐喝完两副中药、又把那袋子红糖冲水喝完之后，折磨了李秀凤多年的"女儿病"居然真的好了。这下子，李秀凤觉得方玉坤不但是个好大哥，还是个知冷知热的好男人，渐渐地从心底里对方玉坤产生了一种异样的感觉，确信方玉坤就是她可以托付终身的人。

都说"女追男，隔层纸，男追女，隔座山"，但自打有了心事之后，这种微妙的感情，对性格内向的李秀凤来说，却成了大问题。她的"坤哥"究竟能不能看上自己呢？如果自己先开口表白，万一被方玉坤拒绝了咋办？再说了，听说春节期间方玉坤相亲相了好几个，要是他已经有了心上人，那自己该有多尴尬啊！这样的心事在李秀凤的心里一直埋了三四个月，终于在一个很浪漫的日子里，被她咬咬牙捅破了。

2012年5月19日晚上下工后，李秀凤和已经熟稔了的几个女工友去厂子附近的一个网吧里上网玩儿。路上，一名女工友说明天是5月20日，是"爱情表白日"，她要看看自己的男朋友究竟会怎么向自己表白呢。对这样的"新潮事情"一无所知的李秀凤，忍不住问及了为什么5月20日是"爱情表白日"的问题，惹得一帮女孩子们哄堂大笑，笑完之后，就给她一五一十地"普及"了这个浪漫日子的含义，并告诉她"520"就是"我爱你"的意思……

姐妹们的话让李秀凤在夜幕中羞红了脸——她想起了自己暗藏已久的那桩心事……

当天夜里从网吧回到宿舍后，李秀凤一宿未眠，到了次日——5月20日清晨，她终于咬了咬牙，躲在被窝里给方玉坤发了一条短信。

那条短信只有三个寄托着李秀凤心事的阿拉伯数字——"520"……

沉醉热恋中，一场小感冒怎么会带来缠身恶疾

收到李秀凤的那个寓意"我爱你"的短信时，方玉坤正忙着刷牙洗脸，准备吃了早饭去上工。听见手机响，他匆匆地瞄了一眼，看只是几个数字，也就没怎么在意，赶紧穿好衣服，奔职工食堂去了。

在食堂里，方玉坤与李秀凤见面了。怀揣着心事的李秀凤一看到方玉坤，就羞红着脸，想往一旁躲，哪知道，却被方玉坤喊住了，并且在嘈杂的食堂里声音很大地问她："一大早的，你给我发了一条短信就520三个数字，有什么事儿吗？"

这一问不要紧，食堂里哄然响起了一阵笑声，很多人还跟方玉坤和李秀凤起哄，不知道谁开了个头，爱凑热闹的工友们一阵接一阵地齐声喊："520——520——"直把方玉坤喊得一头雾水，把李秀凤喊得恨不得找个地缝钻进去……

终于得知"520"是什么含义的方玉坤，顿时觉得自己太鲁莽了，不但让李秀凤在众多工友面前出了糗，人家对自己都恋得这么深了，他作为一个男人，居然还那么"木头"，所以，就赶紧在当天晚上下班后，找李秀凤赔不是。

并肩走在晚风沉醉的异乡小路上，方玉坤张了几次嘴，却没能把道歉的话说出口，而李秀凤也一直在肚子里生着方玉坤的气，只顾低着头慢慢地走路，更是紧闭嘴巴，不说一句话。

在月光下，方玉坤默默地看着身边这位小自己两岁的同乡小妹，一时间竟然觉得她比电视里的仙女还要美丽。他仔细想了想这么多天的相处，才蓦然发现，其实自己也早在心里喜欢上了这个小妹妹，只是，以前他没发现，现在被李秀凤的一条短信捅破了而已。实在想不出咋说第一句话的方玉坤，忽然有了主意，他故意放慢了脚步，慢慢地拉在后头……

不一会儿，正低着头走路的李秀凤的手机忽然响了，她一看，是

方玉坤发来的一条短信，短信的内容也只有三个数字——"520"！

两位年轻人就这样通过这三个简简单单的阿拉伯数字，揭开了情感的面纱，从那以后，便在远离家乡的地方，开始了他们的甜蜜爱情……

那层薄薄的"窗户纸"被捅破之后，方玉坤不但把李秀凤呵护得更周到了，李秀凤也很快进入了"准妻子"的角色，不但包揽了给方玉坤洗衣服之类的所有活计，还经过认真算计之后，不再允许方玉坤去职工食堂吃饭——她算了一笔账，职工食堂的饭，不但口味不好、营养搭配不好，而且还多花钱，于是自己买来了锅碗瓢勺和一个煤球炉，在征得厂里同意后，俩人开起了"小灶"，一日三餐变着花样给方玉坤做好吃的，搞得同来的另几个老乡，天天羡慕得嘴角淌哈喇子。方玉坤却是一下子掉进了"幸福小窝"，每天神清气爽、精神百倍地上工、下工，业绩也直线上升，很快，就被厂子里提拔为质检员，脱离了流水线上的艰苦工作。看着自己的心上人越来越有出息，李秀凤心里说不出有多高兴，把方玉坤照顾得更周到了。与此同时，两个人还分别把"私订终身"的事儿，各自打电话告诉了家里的父母，两家的老人也十分满意这门婚事，就等着 2013 年的春节他们放假回家后，按照当地的风俗，热热闹闹地给他们举办一场婚礼……

然而，灾难总是在人们最幸福的时候骤然降临。

2012 年 7 月下旬的一个星期二，已经当了质检员的方玉坤，被厂里派到当地的一个客户那里，去交涉一批刚出厂的旅行包的质量问题。方玉坤拿着各种出厂检验手续，证明那批货并非他们加工制作上的问题，而是客户在运输过程中，因粗暴装卸，导致一部分旅行箱包破损、继而出现的问题。交涉完后，方玉坤急匆匆返回厂里，在路上遇到了一场急雨。淋了雨的方玉坤当天晚上就发起了高热，这下子把李秀凤急坏了，她赶紧按照小时候跟妈妈学会的治疗感冒的土办法，用生姜、大葱熬了两碗红糖水，看着方玉坤喝下去，然后捂着被子发汗，这才放心地回到了自己的女工宿舍。李秀凤的关心和体贴，再度让小方的男工友们羡慕了大半夜……

然而，第二天，方玉坤的"感冒"并没见好转，上厕所时，他吃惊地发现尿液竟变成了红褐色。以为自己"内火太大"的方玉坤，没有告诉任何人，只是悄悄地跑到厂医务室，买了一些治疗感冒的"白加黑"之类的西药，服了下去。两三天后，他觉得自己的"感冒"症状似乎好多了，暗自庆幸，便重新开始了正常工作。却没想到，一周之后，他上厕所时竟发现尿液又变成了红褐色，而且再怎么吃药也不见效果。这一次，方玉坤有些着急了，瞒着李秀凤独自去了离工厂最近的一家医院检查。医生在听方玉坤叙述了自己的症状之后，开了一张检查单，建议他去做尿常规检测，结果是："尿蛋白（＋＋＋），尿潜血（＋＋＋）"。医生看到这个检查结果后，进一步要求他做肾穿刺检查。一听这话，方玉坤有点儿着急了，连声问："医生，为什么要做这个检查啊？我有问题了吗？"

那位医生面无表情地对方玉坤说："有什么问题，现在还不好说，做了这个穿刺检查就知道了。"

惴惴不安中，肾穿刺的检查结果出来了——方玉坤患了 IgA 肾病（局灶节段硬化性肾炎）。

对医学知识一无所知的方玉坤，拿着检查结果，赶紧向医生咨询，那位医生告诉他说，IgA 肾病就是自身免疫性肾病，大量以 IgA 为主的免疫复合物在肾小球系膜区沉积，引起肾脏损伤的疾病。其临床表现为：反复发作性肉眼血尿或镜下血尿，可伴有不同程度蛋白尿，部分患者可以出现严重高血压或者肾功能不全。最让方玉坤感到恐惧的是，目前，这种疾病他们医院还无特殊有效的治疗方法，只能对症治疗，以减慢病情的进展……

方玉坤后来回忆说，他不知道那天是怎么回到箱包厂的。一路上，他被这场突如其来的打击，搞得昏昏沉沉的。他实在想不明白，原本结结实实的身体，怎么会因为一场小感冒，就引出了这样一种连医生都没有办法治疗的恶疾呢？更为重要的是，他不知道该如何向深爱着

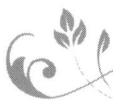

自己的李秀凤说这个事情。他甚至担心，如果李秀凤得知自己患了这样要命的病，还会不会像以前那样，跟自己好下去。

就这样胡思乱想着挺了 3 天，方玉坤的血尿越来越严重了，实在瞒不下去了，方玉坤终于把那张检查单递到了李秀凤手里，然后，低着头，等着恋人的"发落"……

实际上，方玉坤私下里去医院的事儿，李秀凤早已经知道了。而且，那两天她也看出来方玉坤的神色不对，只是想着，方玉坤不跟自己讲他的病情，肯定有苦衷，她坚信，总有一天，方玉坤会坦诚相告的。

终于搞明白了自己痴爱着的这个汉子患的是什么病之后，一向内向和木讷的李秀凤，居然表现得比方玉坤还要果敢，她立即找到厂里请了长假，不由分说拽上方玉坤，住进了给方玉坤确诊疾病的常熟那家医院。然而，方玉坤在常熟那家医院住下来后，医生的治疗措施只是给他"每天服用一次甲泼尼龙片"，半个多月后，方玉坤的病情非但没见什么好转，从厂里支出的两人半年的工资却快要花完了。李秀凤怀疑医生的诊断有误，四处打听到上海一家大医院有一位全国知名的大专家治疗肾病很厉害，于是，便说服方玉坤办理了出院手续，赶去了上海的那家大医院。

在由常熟赶往上海的路上，他俩都在心里默默祈祷：但愿常熟的那家医院是误诊，但愿他们所说的方玉坤的 IgA 肾病，是虚惊一场……

辗转多地，病情好转后忽然遭遇"情变"折磨

在排了三天的队之后，终于挂上了李秀凤坚持的花 200 元的那个专家号。那位全国知名的肾病专家再度为方玉坤做过检查后，其诊断结果击碎了他们残存的最后一点希冀——常熟那家医院的诊断结果是正确的，方玉坤的确患了 IgA 肾病。

随后，那位老专家要求方玉坤住院治疗，并给方玉坤开了激素类

药物，要方玉坤每天用甲泼尼龙和环孢素；同时给予抗凝、补钙等对症处理。住了一个多月的院之后，再次复查的结果是：尿蛋白（＋＋），尿潜血（＋＋）。也就是说，经过治疗，小方的病没有太大的起色，而且，由于病情的折磨和精神的颓废，方玉坤的健康状况急转直下，身体已经十分虚弱了……

连国内一流的大专家都找了，病情却没见有什么起色，难道自己这辈子就真的完了？真的像医生所说的那样"没有特殊有效的治疗方法"了吗？当时的方玉坤觉得自己一下子陷入了绝望的深渊，三天两头夜里做噩梦，梦见他心爱的姑娘李秀凤离开了自己。这样的梦境越多，他就越失望、越恐惧。

那段时间，李秀凤尽管天天陪护着方玉坤，但却隔三岔五地溜出医院，而且一出去就是大半夜，有时候直到凌晨一两点才会回到病房。李秀凤不说她究竟去干什么了，满腹狐疑的方玉坤也不好问。直到三四天后，李秀凤忽然告诉方玉坤说："坤哥，我今天不能陪你了。你自己照顾好自己，等我回来啊。"说完，就开始往她随身挎着的小坤包里装东西，看样子是要出远门。

情绪十分低落的方玉坤也没有多问，眼睁睁地看着李秀凤消失在病房门外……

两天过去了，就在方玉坤精神快要崩溃的时候，李秀凤一脸疲倦地出现在病房里。一看到去而复返的恋人，方玉坤的眼睛里顿时湿漉漉的。直到李秀凤歇息了一阵子，这才给担心她一去不回的方玉坤揭开了谜底——原来，李秀凤不相信这个世界上就没有医生能治好方玉坤的病了，那几天她天天深夜才归，是跑到医院附近的网吧里，在网上查询全国各地治疗 IgA 肾病的信息去了，经过反复对比，她觉得可以尝试一下复能肾病医院郭教授创立的"复能肾医"理论指导下的"复能肾医系列疗法"，而且，她还从网上了解到离上海不远的无锡，就有一位经治疗好转已经 8 年多的患者，于是在要到其地址后，便悄悄赶去无锡，按图索骥地"摸底调查"去了……

在此之前，李秀凤可是从来没有出过远门啊！如今，为了给自己治病，她不仅承担起了陪护自己的重任，还这么心细、不辞辛苦地四处奔波，为自己选择下一步就医的医院。得知详情的方玉坤心里五味杂陈——那个初出家门、懵懵懂懂的小丫头，似乎几天时间，就变成了撑起自己生命天空的强者。

李秀凤不但赶到无锡探访了那名患者，还通过那名患者与主治医生刘大夫联系上了，并通过电话，把方玉坤的大致病情告诉了刘医生，又详细咨询了治疗方面的一些重要问题，这才长舒了一口气，觉得又看到了希望。

李秀凤不顾劳顿，兴冲冲地把这些情况告诉给正陷在绝望中的方玉坤后，给予了方玉坤极大的希望。他也觉得，既然无锡那位和自己一样的患者，能经过治疗，使这种疾病彻底稳定，那自己的身体本来就壮实得像头牛，如果到那家医院去治疗，肯定恢复得比无锡那名患者还要好。

打定主意后，方玉坤办理了出院手续，离开了上海那家他已经住了一个多月的大医院，在李秀凤的陪伴下，赶去了潍坊……

哪知道，等他们赶到医院时，两个人的父母却已经在医院等着他们了，他们早他俩一天，从云南元谋老家赶来了。

原来，在方玉坤、李秀凤决定转往潍坊之前，两人已经分别把方玉坤罹患肾病的详细情况告诉家人了。本来，他们是希望等方玉坤的病情有了好转之后，再给家里人透露这个消息的，但在常熟、上海那两家医院分别住了一段时间后，两个人从厂里预支的工资基本上花完了，去潍坊之前，他们又从一起到常熟打工的另几位老乡那里，凑了两万多元钱，担心到了潍坊之后治疗费仍有问题的李秀凤，这才决定提前把方玉坤患病的消息告诉家里人。她认为，方玉坤是自己痴爱的、将要托付终身的男人，无论遇到什么困难，也要把他的病治好。另外，到无锡"摸底探访"，尤其是跟刘医生通过电话后，李秀凤对方玉坤的病情充满了信心，所以，她和方玉坤商量了一下，这才分别跟家里人详细说明了方玉坤的病情和最近这一段时间的治疗情况，以及下一步的打算。

哪想到，双方老人的到来，为他们的爱情带来了巨大的危机。

方玉坤的家境原本比李秀凤家好得多，不然，李秀凤的父母也不会让他们这个独生女儿外出打工挣钱养家。当初李秀凤跟家里说，她已经和方玉坤"私订终身"时，李秀凤的父母还很是高兴了一阵子，觉得女儿有眼光，给他们挑选了一个聪明、帅气，又有本事挣钱养家的好女婿，觉得自己后半辈子也跟着女儿有了依靠了，哪知道，方玉坤会因为一场小感冒忽然患上这个吓人的疾病啊！这下子，李秀凤的父母变卦了，他们暗自决定，先不动声色地随方玉坤的父母赶到潍坊，然后，再想办法让女儿对方玉坤这个"药罐子"彻底死心，另择佳婿。

而方玉坤的父母一听说儿子患了肾病，更是着急上火，得知儿子要去治病后，恨不得一步跑到潍坊，看看儿子究竟是怎么了。于是，便带上家里所有的现金，又找亲戚朋友借了一圈儿，凑了十万元钱，和小李的父母一起，从云南元谋，来到了潍坊。

2012 年 9 月 6 日下午，等四位老人站在医院门口，见到方玉坤和李秀凤时，他们看到，原本身体壮硕的方玉坤，面色蜡黄，眼睛肿得就剩一条缝了。从出租车上下车时，如果不是李秀凤在旁边搀着，他似乎连走路的力气也没有了。

"儿呀——"方玉坤的父母呼唤了一声大半年没见过的儿子，奔了过去，搀住了方玉坤，像不认识他那样上上下下地打量着；而李秀凤的父母则立即把女儿拽到了一旁，不冷不热地说："人家爹娘都来了，你就别跟着瞎操心了。"随后，被父母拉到一旁的李秀凤，就看到方玉坤一步三喘，上两三个台阶就要停下来喘口气，艰难地被搀扶着走进了医院大楼……

方玉坤被安排在肾炎 16 病区。当天，他的主治医生刘大夫就安排这位远道而来的患者做了相关检查。据方玉坤的病历记载，方玉坤入院时，面部、双腿水肿，小便褐红，入院各项检查显示：尿蛋白（＋＋＋），尿潜血（＋＋＋），肾小球滤过率为 93ml/min。根据方玉坤的各项检查结果，刘医生经过详细诊断，为方玉坤制定了整体与肾区局部透药疗法，入院后的第三天，就开始了系统治疗……

然而，自从陪着方玉坤赶到潍坊后，李秀凤就被自己的父母彻底"隔离"了。他们一步不落地跟着女儿，反反复复地央求李秀凤立即跟他们返回云南老家，决不允许女儿再陪着方玉坤这个病秧子耗下去。原本对父母十分孝敬的李秀凤，这次居然决绝地和父母杠上了，无论他们怎么劝说、要挟，甚至威逼，都不肯退让一步，坚决要和自己看上的男人在一起，陪着他治病。李秀凤的母亲一看实在没有别的办法劝女儿"回心转意"了，最后居然"扑通"一声，给女儿跪下了，涕泪齐下地哭着跟李秀凤说："女儿啊！爹娘就你这一个孩子，你跟了这个得了'捉病'的娃子，以后我们老了，还能指望谁啊——"说完，大哭了起来。

李秀凤这下子慌了，也没辙了。最后，她终于妥协了一步，跟父母提要求说，自己在潍坊待上几天，看看这家医院的治疗效果再说，如果真的像爹娘说的那样，"没救了"，那她立即就和他们返回云南老家。两位老人听了这话，才不再苦苦相逼，不得已，只好在医院附近的一个小旅馆里暂时住了下来，等着女儿最终"绝望"，然后，乖乖地跟他们返回云南。同时，也允许女儿和方玉坤见面了……

然而，李秀凤的父母哪里知道，这是女儿给他们施的"缓兵之计"。

刘医生根据方玉坤的病情，采取了"整体与肾区局部透药疗法"，每天实施两次，每次进行 40 分钟左右。刘医生给他们介绍了这种治疗方式可以使药物成分不断透入肾区，持续降解排出肾脏中蓄积的免疫复合物，促进血液循环。同时，刘医生还反复强调，"复能肾医疗法"不仅是就肾治肾，更看重的是全身免疫调节，因为只有将全身免疫力调整正常，肾区局部的治疗效果，才会更显著。

在刘医生等医护人员的悉心治疗下，令所有人惊喜的情况出现了：他明显感觉到身体有劲了，上下楼不再喘息，脸上、腿上的水肿也有所减轻，并且尿液的颜色也越来越混浊，开始有絮状物；又过了一个多星期，方玉坤的双腿水肿消失，以前令他痛楚不已的腰痛症状也减轻了，全身的其他状况也得到了一定缓解，尿里排出的混浊物也越来越多，每天早上观察留尿瓶，发现底部的沉积物越来越厚。

——这是疾病开始明显好转的典型迹象，李秀凤得知这些情况后，趁着病房里没有其他人，忽然抱着方玉坤亲吻了一阵，随后伏在他耳朵上说："坤哥，这家医院不但救了你的命，还救了咱以后的日子啊！"

由于李秀凤以及双方父母一直把李秀凤受到父母威逼退婚的事儿瞒着方玉坤，他根本不知道李秀凤那段时间承受了多大的压力，所以，当李秀凤说出这句话时，方玉坤一脸茫然，莫名其妙。正在他发呆的时候，李秀凤又轻轻地吻了他一下，再次伏在他耳边说："坤哥，不管以后发生什么事情，你一定要挺住！要好好配合医生，治好你的病！"随后，就深情地盯着方玉坤看了一阵子，头也不回地走出了病房。

李秀凤贸然说出的这句话，更让方玉坤摸不着头脑。但他看到，李秀凤转身而去时，眼睛里淌下了泪水……

第二天一大早，方玉坤忽然从爹娘口中得知，李秀凤已经连夜和她的父母返回云南去了。骤然听到这个消息的方玉坤，有点儿不相信自己的耳朵……

迷雾终拨开，就让那"爱之密码"相伴终生

在方玉坤的再三追问下，他的父母这才终于把李秀凤的父母从云南赶来山东的真实目的，以及这些天来李秀凤承受的压力原原本本地告诉了方玉坤。末了，方玉坤的母亲抹着泪对他说："娃啊，那闺女，已经对得起你啦。得了这样的病，都是命啊！小李是个好姑娘，可惜咱家没有那样的福分啊！"

方玉坤得知这二十多天来发生的一切后，呆若木鸡。

突然蒙受如此重大打击的方玉坤，病情顿时出现了反复，而且整天茶饭不思，并开始拒绝治疗。方玉坤的父母十分焦急，一直后悔不该这么早就把详细情况告诉儿子，无奈之下，只好求助医生，帮他们的儿子解开心结。主治医生刘大夫得知方玉坤遭遇"情变"的突发情况后，不但自己苦口婆心地规劝方玉坤，还动员十六病区的护士们一起想办法宽慰方玉坤。然而，所有人的规劝都收效甚微，方玉坤的脸上依然阴云密布，整日一言不发，就像个木偶那样，任由父母和医护人员摆布……

李秀凤悄然离开潍坊的第五天上午，刘大夫查房正好查到了方玉坤的病房，正在给他做例行检查时，方玉坤的手机忽然响了。他打开后只瞄了一眼，顿时泪如雨下，随后，就像个孩子那样，"呜呜呜呜"地哭了起来。这让不明就里的刘医生看得一头雾水。

方玉坤的手机收到了一条短信，是李秀凤发来的——"520，1314"——"我爱你，一生一世！"

刘医生看到了短信的内容并得知是李秀凤发来的之后，也同样如释重负，她接着对方玉坤说："这下子你放心了吧。人家小李这几天肯定是遇到了什么麻烦，不能跟你联系。不然，也不会用'密码'跟你表白心迹啊！你得理解人家，更不能颓废，不然，如果影响到治疗，你以后见了小李，咋跟人家交代呢？"

方玉坤赶紧给李秀凤回了一条内容差不多的短信："5120，1314"——"我也爱你，一生一世！"然而，却再也没能等来李秀凤的回复。

但是，自从收到李秀凤发来的那组"爱情密码"后，方玉坤的心情大变，不但主动配合刘医生的治疗，而且，还积极主动地根据治疗要求，在刘医生的悉心安排下，调整饮食，锻炼身体，很快，病情再度出现了巨大的转机，其复查结果显示：尿蛋白（＋－），尿潜血（＋－），24小时尿蛋白定量为0.41g，24小时尿量为1500ml。

当时，鉴于方玉坤思念李秀凤心切，而且他一直不知道李秀凤离他而去后，究竟发生了什么情况，所以，刘医生综合分析了他的各方面情况后，同意他出院回老家去看看，但是，由于方玉坤的各项病理生理指标还不稳定，需要继续巩固治疗，出院回家以后千万不能松懈，一定要坚持治疗，并详细交代了相关事项。就这样，方玉坤带着治疗仪器和药物，带着早日见到心上人的急切心情，在父母的陪伴下，踏上了返回云南元谋老家的归途……

2013 年 5 月 12 日，没有任何人陪伴，方玉坤再度出现在了复能肾病医院——他这次是来复查病情的。这次复查的结果显示，他的各项指标都在向着好的方向转变。24 小时尿蛋白定量为 0.23g，24 小时尿量为 1800ml。

方玉坤还告诉刘医生，他原来每晚起夜两三次，现在改善多了，每天都觉得精神特别好，就像回到了以前没生病时的精神状态；同时方玉坤还告诉刘医生，经过他在家里按照刘医生通过电话的"远程医嘱"指导，自己在家就像在医院的时候一样，不但按照刘医生的嘱咐，制订了"饮食标准"和"休息标准"，更一天不落地坚持上午、下午各进行一次治疗，而且他全身的免疫力得到大幅度的提升，以前动不动就感冒的情况，也消失了，整个人由里到外都感觉神清气爽的……

听完方玉坤一脸兴奋的介绍，刘大夫忽然想起这位老病友还有个关于他们的"爱情秘密"没解开呢。以前在电话里指导他治疗，因为涉及病人的隐私，不好意思问，现在既然见面了，刘医生就觉得时机成熟了，打算再关心一下自己的患者的"隐私问题"。哪知道，还没等刘医生提及这个"个人问题"，方玉坤详细汇报完自己在家里的治疗情况后，就自己揭开了谜底……

原来，当初李秀凤被父母从潍坊"押解"回云南时，一路上担心女儿再和方玉坤的感情"死灰复燃"，所以，把她的手机也给没收了，而且，还看得死死的，不允许女儿再和方玉坤联系。回到元谋家里后，李秀凤趁着父母不注意，终于逮住一个空档，给方玉坤发了那个让他重新振作起来的"爱情密码",这才让方玉坤明白,自己心爱的姑娘,并没有变心……

后来,方玉坤出院回到元谋家里后,尽管李秀凤的父母看得很严,但还是让他们"钻了个空子",终于相聚了。那次见面,李秀凤告诉方玉坤,"520"以后就是他们的"爱之密码",反正父母也搞不明白那些阿拉伯数字是什么意思,他们就用这种方式表达思念之情,而且,那天他们还相约,一生一世,都让这三个普普通通的数字相伴,于是,两个人分别把手机里存储的对方的名字,一起改成了"520"……

立下这个约定后,李秀凤又到他们的爱情萌生地——常熟那家箱包厂打工去了。她说她要用自己的劳动,挣更多的钱,为心爱的男人治病,并叮嘱方玉坤一定好好养病,等他的病好了,就回来和他举行婚礼……

方玉坤还告诉刘医生说,随着方玉坤在家里自行治疗的疗效日渐明显,他逐渐地和正常人没什么两样了,再加上李秀凤一直坚持不懈地和她的父母"作斗争",李秀凤的父母终于答应不再干涉他们俩的婚事了。讲完这些,方玉坤一脸感激地对刘医生说:"小李说的对啊,复能肾医疗法不但救了我的命,还救了我们以后的日子……"

2013年5月20日一大早,复查完病情准备出院的方玉坤,再度收到了远在江苏常熟那家箱包厂打工的李秀凤发来的"爱情密码"。他兴奋地拿着手机去找刘大夫让她看,并告诉刘大夫说:"我明天就准备回常熟,那家厂子早就邀请我继续去工作了,还当质检员。我一定打扮得漂漂亮亮的,去见我的'她'……"

她是一个85后研究生，外表柔弱但内心坚强。他只是她所在学校的一名保安，外表坚强但内心柔弱。一次意外的邂逅，让他们连接起爱情的幸福结。踌躇满志时他却在身患尿毒症之后万念俱灰、蓦然消失；她为寻回恋人踏遍中原、千里辗转，不离不弃，最终在风筝之都重新升起了理想的旗帜……

为了梦想，千万里追寻着你

2013年5月19日傍晚，在山西运城一个建于20世纪90年代的普通小区深处，一个年轻的女子送走学生，轻轻关上被藤萝缠绕的栅栏，转身回到屋里，一边换鞋一边望着书房问："忙什么呢？"

"到今天，我就整整生病2年了。我想了一天，决定给郭教授写封感谢信。"一个清瘦的小伙子转过身来，面对房间门口笑着说。

女子走过去，拉过一把椅子，说："丈夫有了事，妻子服其劳。来，你说，我帮你打字。"

丈夫答应着，和妻子换了位置，坐下后，盯着电脑屏幕说："尊敬的郭教授，我是山西运城的赵刚……"

听着丈夫不急不缓的声音，妻子两只手熟练地敲打着键盘，思绪却回到了几年前。

冤家路窄，硕士女孩爱上一个乱放冰激凌的家伙

赵刚的妻子名叫谢培培，他俩虽然都是山西人，但第一次见面却是在北京。2010年夏天，谢培培从山西到北京读研究生还不到一年，但却已经找了两份兼职，做家教的同时还做图书翻译，薪水虽然不多，

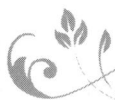

但养活自己足够了，不需要父母寄生活费。

虽说还没到盛夏，但北京那年特别热，再加上学生骄纵任性，谢培培每次去做家教回来，都格外疲惫，一上公交车就开始迷迷糊糊地打盹儿，那个周末也一样。谢培培忙了一天，精疲力竭地上了去学校的公交车、刷了卡，恍惚间，看到旁边两个座位正好靠过道的椅子上放了包、靠窗的椅子空着，便侧身进去坐下了。正想靠在车窗迷瞪一会儿，突然，她感觉座位上一阵冰凉，顿时像弹簧一样跳了起来，转身一看，椅子上居然放着一只冰淇淋！而且是一只包装完整的冰淇淋，只不过，此时已经被她坐扁了。

谢培培不敢想象自己纯白的棉布裙子已经变成了什么样子，窘迫得嘴唇哆嗦着。谢培培正不知所措时，一个大块头小伙子冲过来，大叫着："对不起、对不起，我把包放那儿到车门口刷卡了，冰淇淋放包上的，怎么就掉在您座位上了？"面对满车人复杂的目光，谢培培没等他话音落下，"啪"地一巴掌就打了过去了，然后泪流满面地抢在车门关闭之前下了车，站在街头哭了一阵后，就近随便买了条裙子换上，别别扭扭地回了学校。

第二个周末正好是月底，谢培培刚领了两份打工的薪水，便在周一的下午，趁着没课去银行存钱。排队的人很多，她一边抱着手机看电影，一边慢慢地随着队伍往前挪。过了一会儿，谢培培隐隐约约地听到一个有些耳熟的声音，但一时又实在想不起来是谁，便回头看过去——这一回头，她看到了身后那个正在打电话的人，才猛然想起：这不就是那个乱放冰淇淋的家伙吗？！

"真应了那句老话，不是冤家不聚头啊。你跟踪我？"等小伙子打完电话，谢培培没好气地问。

见谢培培一脸怒气地盯着自己，小伙子也愣住了。短暂的四目相对之后，他很快也想起了这姑娘是谁，随即慌乱地揣起手机，对谢培培说："这个这个……不好意思，我上次真不是故意的……今天我也不是专门跟踪你，我来银行，是给我妈妈汇钱的——我在这个学校当保安，我叫赵刚。"

"当保安？你骗谁啊？我就是这个学校的学生，我怎么从来没见过你？"谢培培脱口问道。

"我……我在南门。"赵刚无辜地说。

谢培培"哦"了一声，将信将疑地转过身：南门外面是学校老师的宿舍，没什么事儿，一般的学生都很少去那边。想到这儿，谢培培不再搭理他，转身继续边看电影边慢慢往前挪。

从第一个月领到工资开始，谢培培就把到手的钱分成了3份：补贴生活、存个"日积月累"理财、再存点儿活期，给爸爸妈妈买礼物、应付同学间的你来我往的开销。到银行，一般都是往自己的储蓄卡上存现金的——她打的那两份工，薪水都用现金发放。

谢培培每个月虽然赚的钱不多，她还是处理得有条有理、乐在其中。因为她的"理财"方法，是当了半辈子会计的妈妈教会她的。从她上大学那年开始，妈妈常挂在嘴边的一句话就是："嫁女儿，最好的嫁妆，就是教会她理财过日子。"可让妈妈失望的是，谢培培自大三那个暑假把交往3年的男友和闺蜜捉奸在床、心灰意冷之后，就一门心思学她的对外英语，再不去想谈恋爱的事儿，偶尔迫不得已被周围热心的同学、朋友逼着去相亲，也完全是应付了事，最多见两次面儿就没了下文。

那天，谢培培在银行排着队把事儿全办完，出了银行在街边站了好一阵儿，纠结着是该回学校去吃晚饭还是就在附近找个小饭店吃了再回去。好不容易下定决心，正要上人行天桥到街对面去吃刀削面，赵刚却从银行出来了，看见谢培培后，忽然跟她搭话："听你的口音，也是山西人？"

谢培培停下脚步，回头说："是，怎么了？山西人就该被你阴魂不散地捉弄啊？"

"不是那意思，我也是山西人……这也到点儿了，我请老乡吃顿饭，给你道歉好吗？就去对面那家。"赵刚指着谢培培正要去的那家

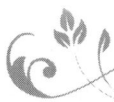

"正宗山西刀削面"说。

"谁要你请?"谢培培一扭头，自顾自走了。

两人一前一后进了餐馆。谢培培刚落座，就看见赵刚在她对面坐下了，正要斥责他，老板娘过来，先问谢培培要吃什么，高声报给厨师后，老板娘很熟悉似地又问赵刚："8月初报名就截止了，没忘记吧?"

谢培培有意无意地在旁边听他们聊了半天才明白，赵刚因为家里穷，高中毕业就去了一家小煤窑打工，挣钱还清了因为父亲生病和去世欠的十几万外债之后，去年年底只身来到北京，想圆自己的大学梦。这家面馆的老板是他同村的老乡，帮忙介绍他到餐馆对面的大学当了保安，以便生活学习两不误。

这番话彻底改变了谢培培对赵刚的印象，她心里一软，居然对赵刚说："考前有什么问题，特别是英语，我帮你。"

谢培培只是随口一说，却没有想到，赵刚目前遇到的最大问题正是英语。他一听谢培培这样说，顿时兴奋起来："那这碗面就让我请客吧，算是正式拜师。"谢培培想了想，一碗面也就是几块钱的事儿，就答应了。两人边吃边聊，很是投缘：赵刚笑着讲了他高中毕业这些年的经历，说不但还了债还锻炼了身体，越讲越得意，一脸"乌蒙磅礴走泥丸"的豪迈；谢培培讲读书的快乐，讲自己当年如何考大学、如何考研，一脸"书中自有黄金屋"的豪情。

就这样，进门前还完全陌生的两个人，出门时已是老乡兼"师徒"了。

接下来的几个月里，谢培培只要有时间就会和赵刚联系，帮他补课。多数时候，两人都待在赵刚的小出租屋里看原声大片，一边看，一边跟着电影角色说的台词，学习陌生的单词和语法，偶尔也会交流一下对影片故事的看法。

有了谢培培的帮助，赵刚的进步非常快，偶尔还能帮谢培培翻译资料，再加上其他几门功课原本就没有什么问题，两人都觉得这年的成考，赵刚完全可以通过了。

两个快快乐乐的年轻人哪里想到，到了当年 9 月底，当赵刚把一切准备就绪、准备赴考时，他却在岗位上被一名醉驾者撞伤了。虽然对方承担了全部责任，但赵刚当年的考试计划却泡汤了。

事故发生后，赵刚躺在医院异常郁闷。谢培培去医院看望他时，发现了这个问题，就鼓励他不要放弃……

随着赵刚的伤势渐渐恢复，爱情也悄悄地轻叩着两位年轻人的心门——慢慢地，谢培培和赵刚之间的感情发生了变化。等赵刚出院时，两人已经确定了恋爱关系，并约定：明年谢培培毕业参加工作、赵刚过了成人自考这一关，两人就结婚，然后在北京待到赵刚毕业，便一起回山西老家定居，办一个双语幼儿园，再养个孩子。

毫无征兆，突然消失的小保安欠我一个说法

"哪怕是再去下煤窑，我也不会让你受委屈！"后来谢培培回忆说，正是赵刚的这句话，深深打动此前已对爱情心灰意冷的她。想到赵刚在父亲去世后为了还债所做的一切以及还债后还能对未来满怀信心，再对比自己的前男友，谢培培从心里觉得这个男人和学校里、社会上那些不靠谱的男人完全不同。她相信这个男人虽然学历不高，但却有担当，完全可以托付终身。所以，她不仅满怀激情地工作、完成论文，更是满怀激情地辅导赵刚学习、和赵刚恋爱。

不过，谢培培的这些想法赵刚却不完全了解，更谈不上完全理解。

按理说，与谢培培确定了恋爱关系，赵刚应该高兴才是，但却没想到，赵刚不但没有高兴，心里反而有了压力。的确，他很喜欢谢培培，从第一次和她一起吃刀削面时就喜欢上她了，心里还无数次想过要是能和谢培培在一起就好了。但梦想真的变成了现实，他却变得焦躁不安。毕竟谢培培是城市长大的研究生，自己只是从小煤窑出来的小保安，现在，她的同学们和他的同事已经在背后指指点点了，要是她的家人知道了，又会出现情况呢？谢培培还会和自己好吗？患得患

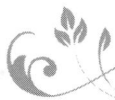

失的心理让赵刚惴惴不安的同时，更加珍惜谢培培，但内心的自卑，却时刻警醒着他，促使他在班上下了岗，就回到宿舍拼命学习，并暗自下定决心：不仅要考上大学，还要读研，争取和谢培培一起办他们的双语幼儿园，圆他们共同的梦想。

两人就这样涩涩地相爱着，直到2011年5月的一天。

那天，谢培培算着赵刚该轮休，便打算去他的小出租屋和他一起看个新片。临出门，她给赵刚打电话，关机。她以为对方手机正好没电，干脆兴冲冲地背上笔记本去找赵刚。可到了门口，敲了半天门，却没见动静；再打电话，依然关机。出了什么事儿？谢培培正在门外愣神儿，隔壁的小伙子听到动静探头出来说："他昨天退房走了。"

谢培培傻傻地问："为什么？"

小伙子大概没想到谢培培会这么问，愣住了，半晌才挠着头说："你是他女朋友都不知道，我只是他的邻居，怎么可能知道啊？"

谢培培也觉得自己太唐突了，抱歉地朝对方笑了笑，转身又往学校跑。隐隐地，她有些担心：无缘无故地搬家了并不可怕，只要还在学校当保安，估计就没有什么大事儿。可当她气喘吁吁地找到保安队长时，对方却很明确地告诉她："赵刚昨天就辞职了。"

"为什么？"这一次，谢培培几近绝望。

队长说："他告诉我家里有急事儿。我还劝他请假，可他说回去十有八九走不开，就不拖泥带水了，便办了辞职手续。"

好歹知道了赵刚的去处，谢培培心里一块石头算是暂时落了地。但静下心来仔细一想，一块更沉重的石头又压在了她的心上：就算是家里有急事，也没必要瞒着自己啊？

走在喧闹的校园里，谢培培委屈得泪流满面。她接连不断地给赵刚发短信，可每条短信都如泥牛入海，没有回音。她实在想不明白，几天前两人见面还好好的，几天后，这人怎么就突然毫无征兆地消失了呢？那样有情有义的一个人，怎么能做出如此无情无义的事儿？他周围到底发生了什么事情？或者，是自己漏掉了什么重要信息此前没注意？

谢培培想着想着，突然想到了"正宗山西刀削面"的老板：是他介绍赵刚来学校当保安的，他应该知道赵刚去哪里了吧？想到这儿，她转身出了校门，尽量克制着没有奔跑，疾步去了她和赵刚常去的那家"山西刀削面"饭馆。可不管谢培培怎么央求，老板还是一口咬定他不知道赵刚去哪里了，只说赵刚已经离开了北京，临走嘱咐他，如果谢培培来问，就请她忘记他。

"忘记他？"听到这句话，谢培培顿时呆若木鸡！这个结果，是谢培培无论如何也没想到的，她趴在餐桌上嚎啕大哭，边哭边问老板："我做错什么了，他这么对我"。老板也不知道如何安慰她，急得在餐馆里走来走去。老板娘心软，给谢培培端来一杯水，陪在一旁，不停地说着安慰的话。

谢培培哭了一阵，抬起头，抹着泪问老板娘："你们是一个村的，总该知道他家在哪里吧？"

老板娘吓了一跳，站起来说："姑娘，你不至于要找到赵刚家去吧？他只是和你谈恋爱，又没欠你钱，找上门去怕不太好呢。"

"他是没欠我钱，可他欠我个说法！"谢培培拖着哭腔说，"我就是要去问清楚，他凭什么这么对我？我做错什么了，让他连大学都不考就离开了？"

老板娘无助地看了看老板。

"既然话都说到这个份上了，我就把他家的地址给你吧。"饭馆老板想了想，走到吧台，把一张菜单翻过来，在上面写了一行字，轻轻放到了谢培培面前。

寻遍中原，痴情女推理推出男友已经患绝症

当时，谢培培的硕士学业已经快毕业了，原本就没有什么太忙事儿，手上正翻译的书稿也不急着交，于是，谢培培只是向做家教的学生家长请了假，就收拾收拾行李，按照餐馆老板给的地址，找到了赵

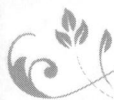

刚的家。

尽管一路上谢培培想过无数个见面的场景，但真的走到赵刚家时，谢培培依然说不出有多惊愕。

赵刚不在家，家里只有他的母亲、弟弟、弟媳妇，还有弟媳妇怀里正在吃奶的孩子。满腹怨气的谢培培一时间就像被麦芒戳破的气球，面对一脸沧桑的老人，竟完全不知道自己该说什么。

"你找谁？"赵刚的弟媳妇抱着孩子走到谢培培面前，一脸茫然地问。

"我……请问赵刚在家吗？"谢培培迟疑着反问道。

"大哥不在家，没有回来。"弟媳妇说。

"那他在哪里？他往家里打过电话吗？"

没等谢培培把话说完，赵刚的弟弟一把将媳妇拉到身后，一脸警惕地盯着谢培培问："你是谁？打听我哥做什么？"

"我……我是他同学，我们约好今年一起考大学的，突然和他联系不上了，我来问问他还考不考。"情急之中，谢培培胡乱找了个借口。

妈妈也许觉得小儿子和儿媳有些过分，远远地看着谢培培说："他不能考大学了，他病了，在太原看病呢。姑娘，你回去吧。"

"他病了？什么病？"谢培培无论如何也没想到，看起来那么健壮的赵刚是因为生病才离开北京、离开学校的，瞬间觉得浑身冰凉、手脚发软，跟跄几步跑到赵妈妈面前，浑身颤抖着连声问，"他得了什么病？住在太原哪家医院？"

赵妈妈是过来人，一看谢培培的样子就知道她和大儿子的关系非同一般，赶紧招呼小儿子给谢培培搬个凳子。等谢培培坐下了，赵妈妈才对她说，赵刚患的是糖尿病，具体在哪家医院她也不知道，"从北京回来，在家住了两天就走了，去太原了，打电话回来只说在太原看病，没有说在哪家医院。我们没有他的电话号码，有事儿都是他打电话回来。"

谢培培听赵妈妈这样说，坐不住了，起身就要去太原。临走，她又问赵妈妈要了家里的电话号码。

在太原站下车后，谢培培做的第一件事儿就是找了一家网吧，查找太原所有能治疗糖尿病的医院，然后把地址黏贴下来，用U盘拷贝到自己的笔记本电脑里。循着这些地址，她一家接着一家医院去找赵刚。可半个月过去，她找遍了太原所有能治糖尿病的医院，却没能找到自己想要找的人。

难道赵妈妈在骗自己？

踏遍太原也找不到赵刚，小谢决定给赵妈妈打个电话，再认真核实一下他究竟去了哪里。

拨通电话后，没等谢培培开口，赵妈妈就急切地说："姑娘啊，我这儿也正着急呢，上次你走时忘了留你的电话，跟你说不上话儿。赵刚现在已经不在太原了，他早几天就去郑州了……郑州哪里？我也不知道啊……好的，好的，下次他打电话回来，我就告诉他，一个叫谢培培的姑娘在找他，让他把具体地址留下。"

放下电话，谢培培直接去火车站，买了太原到郑州的硬座车票。她想，不管赵刚是不是真的生病了，节约着用钱总没有错儿。到了郑州，和初到太原的时候一样，她也是先去网吧查郑州所有能治糖尿病的医院，然后一家一家地跑。由于舍不得打车，每次从这家医院到那家医院，谢培培都去挤公交，晚上，就在医院过道里凑合着到天亮，借着医院的卫生间洗漱一下，在街边草草吃点儿东西，就往下一家医院赶。然而，几乎把查到的医院找完了，赵刚仍然杳无音讯。

是他故意躲着自己么？盛夏的郑州街头，谢培培放声大哭。正哭着的时候，她的手机响了。会是他吗？他知道自己从北京到太原再到郑州，一路都在找他，实在不忍心，终于主动联系自己了吗？谢培培激动得手都在发抖，摸了半天才把手机掏出来。可一看屏幕，却是妈妈打来的！

"女儿啊，你在哪里？怎么这么久不跟妈妈联系？最近还好吗？"妈妈知道女儿一向懂事儿，并没有想到这一年多来，女儿已经悄悄地恋爱了，而且爱得这么苦。

妈妈轻快的声音像一缕阳光，温暖着小谢，看着眼前来来往往的人流，镇定地说："妈妈，我很好，最近跟导师在外地实习，就没和您联系。您和爸爸都好吗？"

和妈妈聊了一会儿，关上手机，谢培培的心情已经很平静了。她认真地把这些年自己的学习和爱情梳理了一遍、把赵刚和身边认识的男同学、包括自己曾经的恋人比较了一番，仍然坚持认为，赵刚是自己无论付出多大的代价，都值得追寻一生的男人。平静下来后，谢培培理智地拨通了赵妈妈的电话，告诉她自己在郑州没能找到赵刚，问她有没有赵刚的最新消息。赵妈妈在电话那头有气无力地说，自上次打电话说要去郑州后，赵刚一直没有再打电话回来，并再次答应，只要赵刚再打电话来，她放下话筒就会告诉谢培培。

在这次电话里，不动声色地听着赵妈妈说话的谢培培，隐隐约约地判断出，赵刚患的病，根本就不是他以前对家人说的"糖尿病"，而极有可能是"尿毒症"！因为赵妈妈尽管对医学知识根本不懂，但她在电话里说的"眼肿得剩条缝儿"、"脚肿得穿不上鞋"、"做透析"等，让谢培培的心悬得越来越高。

在静静地听着赵妈妈的絮叨时，谢培培凭着自己的生活积淀已经完全判断出：赵刚是为了怕家里人担心，才谎称自己得了"糖尿病"的，他一直不回家，也是怕妈妈知道了自己身患绝症后，替他担心。

谢培培听完了赵妈妈的话，只是"哦"了一声，挂掉了手机。

赵刚在莫名消失前的一段时间里，精神不是太好，显得有气无力的，而且，还时常有意无意地开玩笑说自己越来越胖了，怎么人却越来越怂了，连走路都懒得动了？

谢培培找了一家网吧，上网查阅了关于"肾功能衰竭"、"尿毒症"的相关知识后，越来越确信自己的判断是正确的。同时，谢培培也被自己的推断惊到了——尿毒症，那可是绝症、是不治之症啊！

谢培培木然地从网吧出来，漫无目的地往车站走。她边走边想：

赵刚如果真的患了尿毒症，那他绝对离不开医院，因为这种病每周必须做血液透析。而且，刚才赵妈妈的电话里，也透露出了赵刚正在做透析的信息，只不过赵妈妈根本不知道"透析"这俩字儿，对他的儿子意味着什么而已。谢培培认为，赵刚既然没在郑州，也许在洛阳或者开封，也有可能是去了新乡。但走这条线路，谢培培并不抱多大的希望，所以，一路上她都在通过各种渠道打听，全国还有哪些医院能治赵刚的病。她希望在找到赵刚的同时，也能找到一家能给赵刚带来希望的医院。

果然，谢培培在洛阳、开封虽然都没找到赵刚，但却打听到了一家治疗肾病口碑非常好的医院——复能肾病医院；而且，就在她出了开封城，准备再去新乡寻找赵刚的时候，接到了赵妈妈的电话："赵刚在西安××医院……"

赵妈妈说的，仍是一家肾病医院。这个消息，不但进一步证实了谢培培的判断，同时也让踏遍中原的谢培培，充满了希望和期待……

咱去潍坊，在风筝之都升起理想的旗帜

古城西安，是多少年轻情侣们神往的浪漫之都，但对赵刚和谢培培来说，却是心酸之地。谢培培坐着火车，赶到西安时，天上电闪雷鸣、地上狂风大作，很多旅客都选择待在车站，等暴风雨过后再走，但谢培培没有。她一下车就冲进了风雨里，叫了一辆出租车。西安果然是文明古都，出租车司机非常有爱心，看到谢培培的样子，就知道她有急事儿，载着她小心翼翼地穿过城门，驶进了古城……

当谢培培浑身湿透站在赵刚面前时候，他顿时惊呆了。

眼前的赵刚，蓬头垢面、面色水肿灰暗。见到他的第一眼，谢培培就证实了自己一路上还心存侥幸的判断。然而，一路上不知道流了多少泪的谢培培，此时却显得格外坚强，她没有问赵刚为什么不辞而别，也没有问赵刚为什么不联系自己，第一句话就是："为什么告诉你妈妈要留在西安，不再回家了？"

已经明显消瘦的赵刚呆呆地看着忽然出现的女朋友，面无表情地低声说："我从一个城市到另一个城市，从一家医院到另一家医院，钱花完了，可结果呢，除了透析就是换肾，而且三天就要透析一次啊！我已经绝望了。这里多美啊，留在这里也不错……"

谢培培没等他把话说完，就抹着发梢上的雨水吼道："你知道你妈妈听到你这样说心里是什么滋味儿吗？你可以为了父亲去小煤窑挣钱摆脱贫困，为什么就不能为了母亲振作起来摆脱疾病？你不要想钱的事情，这些年我存了一些，还可以找我爸爸妈妈借一些，你妈妈和弟弟也在老家找亲戚帮忙，你现在只需要坚定信心，配合治疗！"

"算了吧，我现在就算没有走遍大半个中国，也算走遍大半个中原吧？不是我自暴自弃，换肾的代价实在是太大了……"赵刚何尝不想活下去？可他更清楚，换肾的后果是他们这种家庭完全无法承担的。

谢培培继续说："我这一路，也不只是在找你，还在给你找医院。我已经打听好了，山东一家医院能治你的病……"

早已对自己失去信心的赵刚冷冷地说："那么多医院都对尿毒症束手无策，山东那家医院能有什么办法？万一他们是骗人的怎么办？我不能连累我娘和兄弟，我不能去山东。你回去吧，不要管我，让我有尊严地过完这最后一段时间。"

谢培培随即反驳他："妥协谈何尊严？面对疾病，勇敢治疗才会有尊严。至于钱，先用我的，如果有效，我的钱实在不够，再用你们家的，这样就不会连累你娘和你兄弟了。"

赵刚仍执拗地说："不，我更不能连累你。"

谢培培急了，猛地拽起赵刚，盯着他的眼睛劈头盖脸地发泄着："我告诉你，你已经连累我了。知道我找你找得有多辛苦吗？知道我发现你不辞而别后有多着急吗？知道我这些天是怎么担心你的吗？你还说没连累我，还跟我谈自尊，你也不想想，一个连自己女朋友都信不过的男人，还谈什么自尊。听我的话好吗？咱明天就去那家医院。如果那里真的治不好你的病，我答应，我再陪你来西安，和你一起留在这里，好不好……"

看着女朋友不顾满身的雨水，仍心急如焚地劝说自己，赵刚的精神盔甲彻底粉碎了。他站在医院的走廊上，泪如泉涌……

谢培培带着赵刚来到复能肾病医院的时候，医院正在举办半月一次的医患交流会，主持会议的一位学者看上去那么儒雅慈祥。谢培培早已在网上查过医院的资料，知道他就是医院郭院长，便在会议结束后找到郭院长，把赵刚的病情给郭院长讲了一下，在介绍赵刚的病情时，郭院长不但大致了解了他俩的故事，还知道这个患者，是谢培培不辍不悔地跑了好几个城市，才追回来的。郭院长被他们忠贞的爱情感动不已，也为他们目前的窘境扼腕叹息，立即打电话叫来一名医生，十分周到地安排赵刚入院治疗。

赵刚开始接受治疗了，谢培培比赵刚还高兴。她整天陪着赵刚，和护士一起，督促赵刚严格执行医院为每个患者制定的"十大标准八大心态"。在复能肾医治疗系统的作用下，赵刚的病情眼看着一天一天地在好转，半年后肌酐就降到 $402\mu mol/L$，看到这样的化验结果，谢培培激动得双手发抖。

医院的治疗效果，也让原本已对未来彻底绝望的赵刚又燃起了新的希望。郭院长在医院里遇到了正在散步的这对小恋人，详细询问了赵刚的治疗情况后，又得知了他和谢培培曾经的美好理想，十分肯定地鼓励赵刚说："只要你好好配合医生治疗，以后完全可以像正常人那样生活；至于你们以前上大学、办双语幼儿园等等的理想，还是可以实现的。千万不要因为生了病，就万念俱灰啊。"

两个人听了郭院长的话，顿时兴奋不已，当天就决定：等赵刚的病治得差不多时，他们就结婚，然后把以前的计划付诸实施……

就这样，原本认为自己已经彻底完了的赵刚，又在郭院长和谢培培的激励下，重新向未来扬起了理想的风帆！

病情出现转归后，根据郭教授的建议，谢培培带着赵刚，带着医院准备的继续下一步治疗的药物和仪器，直接回了山西运城她的家。

此前，他俩的事儿，她一直瞒着家里。两个人到了谢家后的当天晚上，谢培培把自己和赵刚的事情，一五一十地向父母"坦白交代"了。谢妈妈和谢爸爸万万没有想到女儿这段时间居然经历了这么多的磨难，他们听着听着，泪流满面。他们心疼女儿，也愧疚没能多关心关心女儿。尽管从没想过要找这样一个女婿，但听女儿讲赵刚的故事，看女儿如此深情而又执拗地爱着赵刚，心里已经很清楚他们无法被拆散了，只得遵从了女儿的意愿，同意他们在一起。

赵刚在谢家得到精心照料的同时，也按照郭教授临走时的嘱咐，按时用药治疗着，隔十天半个月，就打电话到医院里汇报一下自己的治疗情况，然后再根据医生的建议，调整一下治疗方案，慢慢地，赵刚的精神越来越好。一年后，他第二次去复查时，肾小球滤过率从刚来的 10ml/min 升到了 26ml/min，肌酐已经降到了 300μmol/L。

这一次谢培培陪着赵刚来到医院后，才知道郭院长去北京开会了，没在医院，但接到谢培培的感谢短信后，他特地打长途电话回来，给赵刚减免了部分费用。检查期间，护士见赵刚的头发有些长，还从家里拿来梳子和剪子，为赵刚理了发。谢培培指着镜子里的赵刚开玩笑说："我发现你现在变得好白啊，一点都不像当年那个才从离开小煤窑到北京打工的小保安啦。"

两人复查后回到运城，迎接他们的除了一场盛大的婚礼，还有谢家爸爸妈妈特地在小区里为他们买的一套一层公寓楼！

当天晚上，在洞房里，赵刚紧紧握着谢培培的手，满眼泪花地说："是哪个神仙，把你送到了我身边，成为照耀我生命的太阳。如果没有你，我也许早就是个废人了……"

谢培培打落赵刚的手，嗔怪他："你哪是废人啊？你多厉害啊，你是'飞人'！因为你会跑啊。有本事你再跑几个城市，看我还去找你不去了！"

结婚后，在居委会的帮助下，谢培培办齐了一切手续，把他们的新房重新归置了一番，建起了在小区非常受欢迎的双语幼儿园。

　　赵刚就是在双语幼儿园开业之前，决定给郭教授写感谢信的。因为他认为如果不是复能肾医疗法，如果不是郭教授，别说爱情，也许，自己的生命都早已不复存在了。

　　所以，在双语幼儿园开业那天，谢培培问他"还想不想考大学"时，眼看着当年的理想就要实现的赵刚，拉着媳妇的手说："对我而言，这场病就是一所最好的大学，我一定会毕业的！"

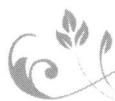

"有些事情，在相遇时就已注定。"哪怕我的身影已远远离去，他却一直停留在原地。时光在不知不觉地流逝，而那个痴痴情深的男人，独守一颗三生石，把昔日的我，深深地埋藏在内心最深的角落。直到有一天，他得知身患绝症的我已经历经磨难，在生与死的边缘徘徊时，忽然如驾着五彩祥云飞临的天神，将我拯救出万念俱灰的阿鼻地狱……

——摘自本文主人公的日记

等你在红尘，凄风苦雨中缀在你胸前一颗三生石

2013 年 8 月的那个热浪袭人的下午，记者在复能肾病医院东院区二楼医生办公室见到今年 32 岁的、前来复查病情的褚丽琴时，她人还没进屋，爽朗的笑声就从门外传了进来。如果不是她的主治大夫张医生事先介绍，记者根本不相信出现在眼前的褚丽琴，是一位罹患肾衰竭已经有 5 年、已被权威医院判了"死刑"的病人。

由于张大夫事先和她沟通过，因此，她走进办公室后，稍微平静了一下情绪、饮下一杯清冽的矿泉水之后，便开始讲述。

窗外，八月的阳光照耀在身着淡蓝色连衣裙、气质高雅而洒脱的褚丽琴身上。她优雅地展了展裙裾，思绪，便很快回转到了大学时那段青葱岁月里……

豆蔻年华时，你捧着一颗三生石执拗地站在我面前

19 岁那年，家在山东省济南市历城区的褚丽琴和程国鼎，一起考入了济南市最好的一所大学，褚丽琴读经济管理，程国鼎读生命科学。

他们到新学校报到后，发现各自的生活，又掀开了新的一页。

褚丽琴的父亲和程国鼎的父亲都在同一个单位工作，他们从小在一个家属院长大，从小学到高中，尽管他们无数次地一起上学、放学，但年长褚丽琴一岁的程国鼎，却从未主动和褚丽琴说过一句话。在她的印象中，程国鼎自小就是一块"木头"，"木"得有时候她有什么事儿要麻烦他帮忙，总是喊两三声，才能听见他迟疑着，懵懵懂懂地"嗯"一声。

大学生活多姿多彩而又紧张活泼。历经三年漫长而又疲累的高中求学生涯之后，乍一进大学校门，她和同龄人一样忽然有了一种被解放的感觉，不再有各科老师催命般的复习重点、高考重点之类的唠叨，不再有一模、二模之类的临阵磨枪。很多事情，在她眼里也变得可爱起来。

大学要求住校，即使家在济南的学生也不例外。家在一个家属院的褚丽琴和程国鼎都按照学校的要求，分别住进了男女宿舍。以前两人放学、上学时，时而还能见上一面，但自从考入大学后，她就很少能再见到程国鼎了。用褚丽琴后来的话说："本来，我们从小一起长大，再加上他很'木'，我就一直视他为好朋友、大哥哥，除了在大学校园里或者在家属院里偶然见面，互相打个招呼外，几乎没有什么交往。再说了，上大学后，又不在一个系，见面的次数少，所以，他在大学期间的学习、生活等各方面的情况，我几乎一无所知。"

然而，这种"一无所知"的情况，就在褚丽琴大学快毕业时，被一块石头改变了。

褚丽琴说她"晚熟"。所谓"晚熟"，就是指在爱情方面"开化晚"。周围的同伴，在进入大二之后，纷纷开始谈恋爱，晚上在女生宿舍里，同伴们也往往会七嘴八舌地交流"心得"、传播"新闻"，"谁谁看上谁啦"、"谁谁和谁去约会啦"、"谁谁给谁买了个什么爱情信物"之类的话题，是那些年轻姑娘们"晚聊"的主要内容。不知道什么原因，褚丽琴却对此不感兴趣。这让同宿舍的同伴儿们很奇怪，甚

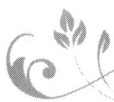

至怀疑她是不是早在高中阶段，就已经定情哪个家伙了，还捉住她"会审"了几次，终于发现她还是"一块未融化的冰"之后，这才像发现外星人那样，把褚丽琴视为同宿舍的"异类"。褚丽琴对此却十分坦然，该干什么还干什么，直到大四快毕业的那个晚上……

马上要开毕业典礼了，毕业典礼之后，大家就会天各一方。很多同学都在忙着收拾东西，喝"散伙酒"、吃"分别饭"。褚丽琴同宿舍的四个姐们儿，也说说笑笑地跑到学校附近的一个餐馆，饕餮了一顿，还未过瘾，又跑到一家歌厅，一口气唱到夜里一点多，才想起来回学校。

几个人说着伤感的话，发着"苟富贵、勿相忘"的誓，摇摇晃晃地走进校门，在一条通往宿舍的必经的小路上，程国鼎忽然出现，拦住了她们。

昏黄的路灯灯光下，程国鼎还是像以前那样"木"。他拦住褚丽琴，手里捧着一块用红线穿着的心形的石头，上来就径直走到褚丽琴面前说："要毕业了，送你一个礼物。"

褚丽琴愣了，其他三个室友也愣了，但愣过之后，三位室友哈哈大笑。

"看不出来啊，你这个不开化的'外星人'，原来早就情有所属了。"

"藏得够深的，不行！明天得让这家伙请客！"

"哎，这位大哥是谁啊，够帅！简直是帅哥一枚，早冒出来啊，说不定本姑娘一犯花痴，早就把你抢走啦。"

"还是人家丽琴，这叫什么？大智若愚！就是怕你乱伸'咸猪手'，才雪藏到现在，曝光爱情的。"

三位室友你一言我一语地戏弄着他俩。褚丽琴还好些，毕竟和这些疯丫头朝夕相处三年多了，知道这些同伴们开起玩笑来，没边没沿的，满嘴跑骆驼。但原本就木讷寡言的程国鼎似乎是受不了了，愣冲冲地又把那块石头往褚丽琴面前举了举："送你块石头，要不要？要的话，就接住。"

"这是求爱啊，还是要挟啊?!"一名室友有点儿好笑，一把从程国鼎手里抢过来，"我看看，什么宝贝？哇，三生石！好浪漫啊！"

程国鼎一看他要送给褚丽琴的"三生石"，被别人抢走了，追过来，一把夺回去："不是给你的。拿来！"抢过石头之后，又举到了她面前。

忽然遭遇"马路求爱"的褚丽琴，那时却觉得自己在同伴面前没被尊重，真的是被程国鼎要挟了，丢了大面子了。所以，面对程国鼎咄咄逼人的样子，又加上刚喝了些酒，就心一横，冷冷地说："你谁啊？我不认识你，爱送谁送谁。"

说完，撇下仍捧着"三生石"的程国鼎和等着看热闹的三位室友，扭头走了。

三位室友一愣，也觉得没趣，就笑笑闹闹地去追褚丽琴了。

夜色中，只剩程国鼎还像木雕般地捧着那颗"三生石"，站在夜风中……

后来褚丽琴才知道，那晚，程国鼎为了等候晚归的褚丽琴，在那条必经的小路旁，守候了五个多小时。

后来褚丽琴也听说了，"三生石"是寓意着什么意思，而程国鼎为了给褚丽琴选择一个求爱的信物，专门去了一趟孔子故里曲阜城北的九仙山，往返三天，才求得了那块灵石。

褚丽琴后来曾经懊悔过一阵子，觉得自己那晚对程国鼎太过分了。但因为当时大家都忙忙碌碌地处理着毕业前的事物，所以，这种愧疚，直到褚丽琴忙完毕业的事儿闲下来，越来越清晰时，她已经得不到程国鼎的任何消息了……

错点鸳鸯谱，接踵而来的三场劫难让我的生活凄风苦雨

毕业后，读经济管理专业的褚丽琴在父母的帮助下，顺利地进入了一家外企工作，一年多后，她就凭着大学时优秀的学业和聪慧细腻

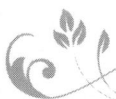

的性格，升任了公司监理部副经理。

在这家公司工作期间，潇洒帅气的企划部经理黄晓东，很快对褚丽琴由好感到仰慕、由仰慕到爱慕，迅速展开了追求。

黄晓东与此前的程国鼎属于截然不同的两种人。他的求爱方式奔放而又富有激情。很快，几乎没有什么感情阅历的褚丽琴，就被黄晓东那种能够融化一切坚冰的激情燃烧了。在褚丽琴升任公司监理部副经理的第二年，他们就步入了婚姻的殿堂……

婚后的黄晓东，对小他两岁的褚丽琴百般疼爱，呵护有加。陶醉在幸福的漩涡里，在做好自己本职工作的同时，一心一意地过起了婚后的家庭生活。三年前程国鼎那次捧着一颗三生石"马路求爱"的往事，一开始，她还当作"婚前趣闻"讲给黄晓东听，每次黄晓东听完，就取笑她"不解风情"，错过了一个痴情汉子，但他说这些话时，脸上明显地透出一股醋意。褚丽琴敏感地察觉到这一点后，渐渐地就不再提这件"趣闻"了。

一年多后，褚丽琴生下了一个漂亮可爱的女儿。这让褚丽琴的幸福生活，有了更加实质性的内容。她在三个月的产假期间，尽心尽意地照顾着女儿，每天看着孩子、做好晚饭，等候仍在公司奔忙的丈夫下班回家……

如果不是那场突如其来的变故，也许，褚丽琴的日子就这样美满安逸、波澜不惊地过下去了。

在褚丽琴的产假即将结束时，她把母亲从家里请来帮着照看孩子，就在自己准备返回单位上班时的那天下午，她忽然接到了一个电话。在电话里，公司总经理声音沉痛地告诉了她一个噩耗：黄晓东在去青岛处理一项业务、返回济南的途中，出了车祸，已经遇难了，人已经拉到了医院的太平间！

褚丽琴电话还没接完，就"咕咚"一声晕倒在地，吓得她的母亲哭喊着，赶紧拨打了120急救电话。

一直到办完丈夫的丧事，褚丽琴仍不相信丈夫就这么突然撇下她们母女俩，离开了自己。褚丽琴天天以泪洗面，觉得自己的生活彻底改变了颜色，沉浸在悲痛之中，无法自拔，连工作也干不成了。

就在这个时候，一个名姓廖的朋友，走进了她的生活。廖同金是褚丽琴在公司业务中认识的一个朋友，在一家塑胶化工厂当业务经理。在丈夫没有出事之前，和廖同金接触过很多次的褚丽琴，对他的印象还算可以：他长得高大帅气，衣着十分讲究，不但见多识广，而且口才特别好，整天一副豁达潇洒、不拘小节的样子，在一般的女孩心里，应该是很有男人魅力的。

廖同金作为他们夫妻的朋友，也参加了丈夫的追悼会。本来，正陷入丧夫之痛中的褚丽琴，还对廖同金没有什么太深的印象，但丈夫去世后大半年后的一天，在家里一直帮着照料女儿的母亲，忽然劝起了褚丽琴："闺女啊，你还不到 30 岁，日子不能就这样过下去啊。晓东虽然对你很好，但人死不能复生，他也不会看着你就这样苦苦地一个人过下去啊。这个家，没有男人撑不下去啊……"

后来褚丽琴才知道，原来，就在她整天窝在家里、以泪洗面的时候，廖同金经常接近褚丽琴的母亲。这个貌似不拘小节的男人，居然很多次都"凑巧"在超市遇到前去购物的老太太，而且，对于婴儿应该喝什么样的奶粉好，吃什么样的零食能补充营养，用什么样的尿不湿对孩子的皮肤没刺激等，说得头头是道。一来二去，就让褚丽琴的母亲对他有了好感。到后来，他干脆经常把一些婴儿用品买好，送到褚丽琴家的楼下，再给褚丽琴的母亲打电话，让她下来取。一开始，褚丽琴的母亲还很不好意思，但廖同金却总是拍着胸脯说："我是他们夫妻的好朋友，做这点事儿，是应该的。"一来二去，褚丽琴的母亲就不好拒绝了，渐渐地，也就对廖同金有了好感。但是，每次褚丽琴的母亲接过东西，心里过意不去，请廖同金上楼坐坐时，廖同金总是摆摆手说："不了不了，单位还有事儿。"然后，就开着车走了。

褚丽琴的母亲对廖同金有了非常好的印象，觉得这个小伙子心细、讲义气、会疼人，再遇到廖同金时，便有一搭没一搭问起了他的家庭

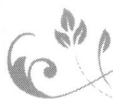

情况。这才知道，廖同金两年多前和妻子离婚了，现在单身一人，还没有找对象。

这下子，褚丽琴的母亲天天看着女儿沮丧落寞的样子，便先动心了，希望女儿能和廖同金多接触接触。为了促成此事，每次再去超市，她都拽上褚丽琴，为女儿和廖同金见面创造机会。

褚丽琴得知廖同金私下里为自己家操了这么多心之后，一开始心里还觉得过意不去，但廖同金仍一如既往地关心、打点褚丽琴家里的柴米油盐之类的琐事，渐渐地，褚丽琴心里就升出了诸多的感激，再加上母亲一直极力劝说，于是，在丈夫遇难后的第二年年底，廖同金看看火候已到，拿出一枚钻戒向她求爱时，褚丽琴就接受了这个当时感觉还可以的男人。

2008 年的五一节，费尽心机的廖同金终于如愿以偿，迎娶了褚丽琴。

褚丽琴再婚后，她的母亲为了让女儿好好过自己的小日子，把她和黄经理的女儿接回自己家里，抚养起来了。

与褚丽琴结婚后的廖同金，很快就像变了一个人，以前的彬彬有礼、心细如发不见了，他在家里很快变成了一个饭来张口、衣来伸手的"皇上"，而且更让褚丽琴不能忍受的是，廖同金还是个酒鬼：每天早上两瓶啤酒，中午两瓶啤酒、半瓶白酒，晚上半瓶白酒、两瓶啤酒。天天如此，雷打不动。每天晚上喝完酒，就抱着褚丽琴，没完没了地折腾。

一开始，褚丽琴对一天到晚满身酒气的廖同金还劝几句，但廖同金不但依然如故，说得他烦了，就劈头盖脸地辱骂褚丽琴，甚至动不动还想扬起手揍她。十分要面子的褚丽琴这才知道，廖同金人前人后是两个样子，他每天出了家门，都是伪装。他的前任妻子，就是忍受不了他这副德性，才和他离婚的。而且，让褚丽琴万万没有想到的是，两人再婚前，廖同金所做的一切，都是精心设计好的。他不但早已垂涎褚丽琴的美貌，更重要的是惦记着她家的家产——褚丽琴的娘家，原在旧城改造时，补偿了三套房子，而褚丽琴的父母，只有褚丽琴这一个独生女儿；同时，褚丽琴和黄晓东结婚前，还购置了一套一百多平方米的新居。

廖同金的这些"以婚图财"的最终目的，是在褚丽琴再度遭遇劫难后才明白过来的。

2009年春天的一段时间里，再婚后不到一年的褚丽琴，在发现廖同金在婚前婚后的巨大变化后，心情越来越不好，但性格比较内向的她，一直把心中的不快压抑着，没有向任何人说，包括她的母亲。她当时抱着一种"认命了"的心态，准备就这样跟廖同金过一辈子。

2009年4月底的一天早上，褚丽琴醒来后无意中发现自己双眼睑水肿，也没当回事儿，匆匆忙忙收拾了一下，去公司上班了。从那以后的一个多月了，渐渐出现双腿肿胀的症状，而且她在工作时还经常感到头晕目眩。恰好公司每年的春夏之交，都会进行一次全员体检。就是在这次体检中，褚丽琴被诊断为肾功能衰竭，需要立即停止工作，住院治疗。

褚丽琴在公司的电脑上，查阅了一下有关肾功能衰竭的相关知识后，才知道自己患上这种病意味着什么，当天晚上回到家里，便把这个消息告诉了廖同金，哪知道，廖同金听说褚丽琴患了这样一种重病之后，居然无动于衷，当天晚上不但照样酗酒，喝了酒仍不顾褚丽琴的激烈反抗，强行过夫妻生活，而且，比以往折磨得更厉害。

刚刚得知自己患了重病，试图从廖同金这里得到安慰的褚丽琴，望着躺在一旁睡得死猪一样的廖同金，心里凉透了。她抱着膝盖，一直流泪到天明。天亮之后，自己收拾收拾东西，去了离家最近的一家医院。

哪知道，廖同金却认为妻子不过是两条腿肿了点儿、血压高了点儿，算不了什么大病，住到医院不回家，这是在躲避他，居然追到医院，要求褚丽琴立即出院回家。她不同意，他就在医院大吵大闹。褚丽琴的主治医生得知廖同金是褚丽琴的丈夫后，一脸严肃地把她的病情解释给廖同金，并告诉他，褚丽琴的病情如果不及时治疗，再没有一个轻松愉快的心情的话，继续发展下去，肾脏很可能会彻底废掉，那样的话，如果做不了肾脏移植，就有可能丢掉性命。谁知道，医生的这些话，廖同金根本不听。反而认为医生是为了赚病人的钱，把小病说成大病，故意忽悠他的。主治医生一看廖同金如此不可理喻，气得转身走了。同时，自从两人结婚后，原本对廖同金十分信任的褚丽琴，还把两人的工资、两套闲置房子每个季度的租金等的收入，全都交给廖同金保管，自己平时身上就装点儿零用钱。因此，住了医院之后，褚丽琴就得找廖同金要钱支付医疗费。让褚丽琴更没有想到的是，廖同金从褚丽琴第一次住院，很勉强地拿出五千元钱交了住院押金之后，就再也不肯出一分钱了。

医生依照"消肿、利尿"的治疗理念，继续给褚丽琴治疗着。但此时，褚丽琴能够动用的钱已经用光了，她住院的两个多月内，廖同金根本没在医院露过面儿，无奈，褚丽琴只好从医院回家找他去了。哪知道，一打开家里的屋门，她就惊呆——廖同金和一个妖冶的女人，正全身赤裸着滚在床上！更让褚丽琴无法忍受的是，廖同金发现褚丽琴忽然回家后，只是愣了一下，就扭过头去，继续当着她的面儿和那个女人打情骂俏了。

褚丽琴一阵眩晕，差点儿栽倒。她觉得自己蒙受了极大的耻辱，疯了似地把那个女人打走，拎起剪刀，把被罩、床单和枕套等，连剪带撕，全扯成了布条，边扯边冲廖同金吼："你滚！别脏了我的家，滚出去！"

"你的家？别忘了，我俩是夫妻。这个家是属于我俩的……哦，包括你名下的几套房子，都有我的一半儿。"廖同金嘿嘿笑着，若无其事地坐在那里，又喝起了啤酒。气愤之极的褚丽琴，抬手把手里的剪刀朝廖同金扔过去。廖同金脑袋一歪，躲过剪刀后，皮笑肉不笑地对褚丽琴说："你也不想想，你赖到医院里不出来，没法陪我了，我不得找个女人跟你换班儿啊？再说了，你以为像我这样优秀的男人，真的会看上你这个带了个'拖油瓶'的寡妇啊？你要不是有那么多房子的身价，倒贴我一百万，我也不会看你一眼……"

廖同金上下嘴唇一张一合地说出的这些刀子一样的话，彻底刺伤了褚丽琴。此时，她已经彻底明白了当初廖同金之所以费尽心机地追求自己的险恶用心。褚丽琴脸色铁青，嘴唇哆嗦着，再也说不出一句话了，跟个傻子似的，趔趔趄趄地走出了家门……

当天，褚丽琴在母亲家里大哭了一场，把刚刚发生的事情吞吞吐吐地告诉了母亲。褚丽琴的母亲气得浑身哆嗦，流着泪、愧疚地对女儿说："都怪娘，被那个龟孙哄住了，是娘把你推进了火坑啊！"

两年之内，接连遭遇丧夫、生病、后夫负情三场劫难打击的褚丽琴，在母亲家里守着女儿平静了几天情绪之后，觉得不管如何，为了女儿，她也要先把病治好。于是，褚丽琴从母亲那里拿了两万元钱，又住进了医院。

与此同时，绝对无法忍受如此屈辱的褚丽琴，向廖同金提出离婚，但廖同金死活不同意；无奈，褚丽琴请了一名律师，把廖同金告上了法庭。然而，在法庭上，廖同金不仅对褚丽琴指责的"以婚诈财、婚后外遇"等离婚理由一概否认，还痛哭流涕地表示自己是多么爱慕、多么疼惜褚丽琴。而且，当他看到褚丽琴与自己离婚的决心已定，又提出要把属于褚丽琴的四套房子按照婚内财产分割。褚丽琴的律师当庭反对，认为其中三套房子，属于褚丽琴和廖同金的婚前财产，褚丽琴与亡夫共同购置的那套房子，也应该由褚丽琴和她的女儿共同继承，更不能与廖同金作为婚内财产分割。鉴于两个人在婚前财产方面有太多的纠纷，法庭没有当庭宣判。

没有料到廖同金会如此无耻和无赖的褚丽琴，心情坏到了极点。这样的遭遇，也让她的病情迅速加重了。再次住进医院后的褚丽琴，病情急转直下，任凭医生怎么努力，仍无法遏制病情的发展。到了2009年8月份，住院治疗了四个多月的褚丽琴的水肿进一步延及全身，还出现了尿少、胸闷、憋气等症状；经复查化验发现，她的尿蛋

白（＋＋＋＋），血尿素氮 18mmol/L，血肌酐为 800μmol/L，B 超显示
"腹腔积液"、胸片显示"胸腔积液"，这样的诊断结果，已经确认褚
丽琴系"慢性肾衰竭（尿毒症期）"无疑了。药物治疗不见效，那就
只剩血液透析一条路可走了。而且，病情如果继续发展下去，褚丽琴
的生命，很可能只剩下两三年的时间了……

就在褚丽琴万念俱灰时，当年那个曾经捧着"三生石"守候在路
边等她的程国鼎，又出现在了褚丽琴的生命路途中，并用自己执着而
又深沉的爱恋，温暖了她被命运撞击得伤痕累累的生命……

万念俱灰后，忽然降临的你用灵石缀成我今生的传奇

程国鼎是在一次高中同学聚会时得知褚丽琴发生婚变的，那次聚
会，褚丽琴并未参加。

大学毕业将近六年了，程国鼎虽然从褚丽琴的生活中消失了，但
木讷、内向的男人一旦认准什么事儿，很难回头。那次在校园里，程
国鼎托着那块三生石"马路求爱"被褚丽琴一笑而拒之后，程国鼎对
于褚丽琴的爱恋，却一直悄悄压在了心底。读生命科学专业的他，珍
藏起那块石头，远去了青岛一家生物医药研究公司，做了一名研究海
洋生物制药技术的研究员。在公司的几年间，尽管也有不少的女孩子
向他示爱，但每次程国鼎总是暗地把那些女孩和自己心目中的褚丽琴
相比，比来比去他终于发现，自己无论如何也放不下褚丽琴。因此，
这么多年过去了，他一直孤家寡人地过着日子，没有成家。

在参加那次高中同学聚会之前，程国鼎已经得知了褚丽琴生病的
消息，但当时他认为，褚丽琴的前夫虽说因故去世了，但她毕竟又成
了家，而且还有前夫留下的女儿，自己再着急、再担心，也只能远远
地看着，不能去打扰她的家庭生活。

尽管程国鼎抱着不打扰褚丽琴再婚生活的心态，但他无法控制自
己不去惦念和思念褚丽琴。他从各方面打听清楚了褚丽琴的病情，开
始四处查找治疗肾衰竭的医院和专家。满心牵挂着褚丽琴病情的程国

鼎，这时候才发现，五六年的光阴流逝过去了，但他对她的爱恋并未随着时间的流逝而消失，反而在他心中的分量越来越重……

从事生物制药研究的程国鼎，要了解治疗肾病的专家和医院并不是什么难事儿。他觉得郭教授的"复能肾医"理论，对于褚丽琴的病情，十分对症。就在程国鼎准备想办法把这个消息告诉褚丽琴时，他接到了济南那帮高中同学聚会的通知。

在那次同学聚会上，程国鼎从大家你一言、我一语的叙述中，得知褚丽琴再婚后，摊上了一个无德无形的丈夫，"惨得都快活不下去"时，再也无法平静下去了。

同学聚会结束后，程国鼎没有立即返回青岛。他打电话向公司请了几天假，随后捧着一束鲜花，去了医院。

一直住在医院里的褚丽琴，忽然看到程国鼎捧着一束鲜花进了病房，先是吃了一惊，继而有些激动，接下来，脸色就黯淡下来了。程国鼎把手里的那束花放在床头柜上，还没开口说话，她的情绪忽然失控了，指着程国鼎的鼻子大吼："你来干什么？是来看我的笑话吗？也是来羞辱我的吧？你走，我不需要任何人可怜我！"

程国鼎好像已经有了心理准备，丝毫没有觉得尴尬。他笑了笑，等褚丽琴的情绪稍稍平静了一下之后，才开口说道："你生病的事儿我知道很久了，但你打官司的事儿，我刚知道。我来看你，只是想告诉你一个消息：我查到了一家医院，他们那里也许能治疗你的病，我建议你到那里去试试……"

当天，程国鼎只在褚丽琴的病房里停留了不到十分钟，就离开了。临离开病房时，他回过头来，深情地凝视了褚丽琴一眼，幽幽地说："有些事情，在相遇时就已经注定。你不要绝望，一定要安心治病。我能等你六年，就能等你一辈子！"

这几句话，像重锤一样，砸在褚丽琴的心坎上，她愣愣地望着程国鼎的身影从病房门外消失后，忽然掩面大哭……

程国鼎找到主治医生了解清楚褚丽琴的病情后，立即从济南坐车去了那家医院。恰好，郭教授当时刚从美国回来，正好在院里。程国鼎拜访了郭教授，拿着一叠褚丽琴的检查报告，询问她的病是否适应郭教授的"复能肾医"理论的治疗模式。

郭教授认真分析了褚丽琴的病理资料后，和学习生命科学专业的程国鼎谈起了"复能肾医"理论的治疗原则，在谈到患者的治疗心理时，郭教授详细介绍了肾病患者在治疗时应该秉持的"八大心态"和"十大标准"。

和郭教授聊了一个多小时的程国鼎，有了醍醐灌顶的感觉。他在医院待了三天。这三天中，程国鼎详细考察了医院的技术力量、软硬件建设、内外环境，甚至医院的患者食堂等等，他发现在医院住院治疗的那些来自全国各地的各种肾病患者，几乎每个人都对疾病的治疗前景信心满满，这让程国鼎认识到了患者自身的改变与配合对于病情的恢复是多么重要。而在很多医院里，医生一般只针对患者的临床症状对症下药，很少有把心理疏导以及饮食、陪护、环境等标准的执行作为治疗过程的重要内容，结合进整个治疗过程的；而"八大心态"和"十大标准"作为复能治疗体系的一部分，对于扭转患者的不良心理状态和生活方式，为患者树立信心，尽最大限度配合医生治疗，将会起到了积极的促进作用。

程国鼎在全面考察之后，返回了青岛。他当时已经下定了决心，要想办法帮助她从不良情绪的阴影中走出来，对未来树起信心。因此，他把手头的工作交接了一下，向单位请了长假，半个多月后，又从青岛赶去了济南。临出门前，他把一直珍藏着的、当年被她拒收的那块"三生石"，揣进了怀里……

程国鼎在济南、潍坊和青岛三个城市奔波的二十余天中，褚丽琴和廖同金的离婚案经过庭外调解，裁决书也下来了。廖同金在得到 7 万元的"婚内财产"后，褚丽琴终于获得了自由身。

程国鼎再次见到褚丽琴时，她的情绪已经好多了，至少不再那么痛苦，眼睛里透出的，仍是深深的忧伤和痛楚。

程国鼎并没有贸然直接去医院见褚丽琴，他先去见了褚丽琴的母亲。因为褚丽琴和程国鼎从小在一个家属院长大，褚丽琴的母亲对程国鼎并不陌生，反而很喜欢这个文文静静、很少说话的小伙子。程国鼎把他了解到的情况详细介绍给褚丽琴的母亲之后，对老太太说："我想带她去治病。阿姨，请你帮我说服她。"

已经因为"乱点鸳鸯谱"而让女儿"跳进火坑"的老太太，一开始还对他的忽然到来怀有戒心，但看到程国鼎看褚丽琴的小女儿的那种慈爱的眼神儿，已经是过来人的她，慢慢相信眼前这个从小在眼皮子底下长大的小伙子，是个可以真正托付女儿后半辈子的男人。

当程国鼎抱着小女儿，和自己的母亲一起出现在病房里时，已经得到消息的褚丽琴仍疑虑重重……

在母亲的劝说下，终于同意和程国鼎一起去那家医院治疗的褚丽琴，一开始确实对消失了六年后忽然现身的程国鼎有戒心，当他说"把孩子带上吧，她咋能离开妈妈呢"这句话时，她的鼻子顿时酸了。

褚丽琴的母亲不放心，也跟着他们上路了，已经接到程国鼎的电话的郭教授，专门抽出近两个小时的时间，接待了褚丽琴这个饱经沧桑的患者。郭教授在向褚丽琴介绍他的"八大心态"理论时，谈到的"空杯心态"、"相信心态"以及"放下心态"等等，还有他制定的肾病患者在治疗时的"十大标准"中最为重要的"人变标准"。郭教授认为：人的"意念、思想、观念"的变化是导致疾病的根源，要想病情发生变化，首先人要发生变化，即"人变"。所谓"人变"就是要富有正面积极向上的能量。郭教授经过多年观察发现：绝大多数肾病患者性格要强，力求完美，凡事总要做到最好，因而在生活中，心里面被烦恼、悲观、郁闷、焦虑、气愤、失望等负性情绪充斥。长此以往，必将导致机体免疫力下降，从而百病皆生。因此，只有人变，病才会变。

在解释"八大心态"中的"放下心态"时，郭教授说："人患了疾病之后，应该追求的是当下如何活得更好。我们对生命不再要求那么苛刻，这个时候才会走向重生。所以希望我们的患者朋友把我们心中挂念的事情统统都要放下，放下名利，放下负担、放下一切，只有轻装上阵我们才能取得好的结果。只有真正做到放下了，才会获得重生，奇迹才会发生。"

在解析"八大心态"中的"改变心态"时，郭教授说："生活中有些因素改变不了，但可以改变自己的心态。因为人一生会经历很多磨难，没有人能够永远快乐、幸福地度过每一天，但是磨难让我们成熟，经历磨难后，我们会更加幸福……"

郭教授的一番话，让褚丽琴像"菩提顿悟"那样，心里的块垒搬掉了不少。郭院长为了保障褚丽琴这个特殊病人的治疗效果，专门把她交代给了对"复能肾医理论体系"领会得比较全面的张医生，由他作为褚丽琴的主治大夫。张医生随即给褚丽琴做入院检查，结果显示，她的病程虽短，但由于生病后精神受到了太大的打击，当时已经有了严重的胸水、腹水，尿蛋白（＋＋＋＋），血脂非常高，血压也很高，双肾 ECT 显示肾功能重度受损，病情已经十分严重。

随后，她就住进医院的肾衰病区，开始了治疗。褚丽琴的母亲看到女儿在郭教授的开导下，心情开朗了很多，真的像郭教授所说的那样"放下负担、放下一切，轻装上阵"了，这才放心地带着小外孙女离开了潍坊。临走时，老太太满怀信任唤着程国鼎的乳名对他说："小鼎啊，你和小琴是从小一起长大的。这闺女，命太苦了，我就把她托付给你啦。"

程国鼎望着老太太期待的眼神儿，一脸郑重地点了点头："阿姨，您放心。我一定好好照顾她，她住多久的医院，我就陪她多久。"说完，又慈爱地抚了抚她的女儿的头发："妮妮，再见喽——"

褚丽琴站在不远处看着这一切，心里暖洋洋的……

入院后的第四天，在郭教授的主持下，张医生等全院的专家针对褚丽琴的病情进行了专家会诊，为她制定了详细的治疗方案。而且，昼夜陪护在她身边的程国鼎，又和她一起，认真学习和领会了郭宝叶教授创立的肾病治疗"八大心态"、"十大标准"的辅助治疗理念，并随时配合张医生，提醒和监督着她。于是，正式治疗开始后，她的心境也渐渐地从昔日的阴霾中挣脱出来了……

精神上的包袱卸下来了，医院的有效治疗、程国鼎无微不至的照顾很快出现了让褚丽琴激动不已的效果：褚丽琴不但胸闷、憋气、浑身水肿等的症状消失了。

复查报告出来的当天晚上，褚丽琴凝视着因陪护自己日渐消瘦、面容憔悴的程国鼎，忽然鼻子酸了，接着忘情地问："我是个嫁过两次的女人了，值得你这样吗？"

正在为褚丽琴张罗晚饭的程国鼎，贸然听到她这样问，愣了一下，忽然笑了，接着盯着褚丽琴的眼睛，一字一顿地说："我不是给你说过吗？有些事情，在相遇时就已经注定。我能等你六年，就能等你一辈子！"

褚丽琴的泪水哗地下来了，边哭边嗔怪地撒娇说："你这个'木头'，你真傻，真傻！你早干嘛了啊？"

程国鼎放下手里的饭盒，走过去，轻轻地把褚丽琴揽在怀里，从脖子上摘下一块打了眼、用红线穿着的石头，故作委屈地说："我六年多前在马路边上冒着酷暑，等了一下午，捧着这块三生石想送给某人，可是被某人拒绝了，没办法，只好先替她戴着，结果，一替就是六年多，我委屈大了我。"

褚丽琴一看程国鼎手里捧的，的确是当年那块三生石，抚摸着那块已经被磨得油光发亮的三生石，哭得更厉害了："你一直带在身边的？你真是个木头啊！"

"好了好了，不哭了、不哭了……咱现在让它物归其主好不好？"程国鼎边说，边把那块三生石很小心地戴到了褚丽琴的脖子上。她一脸幸福地抚摸着那块小小的心形石头，闭着眼睛，靠在了程国鼎的身上，顿时觉得天地间的万事万物都消失了，世界上只有程国鼎那有力的心跳声，在陪伴着自己……

　　第二天，褚丽琴在她的住院日记中写道："有些事情，在相遇时就已注定。哪怕我的身影已远远离去，他却一直停留在原地。时光在不知不觉地流逝，而那个痴痴情深的男人，独守一颗三生石，把昔日的我，深深地埋藏在内心最深的角落。直到有一天，他得知身患绝症的我已经在生与死的边缘徘徊时，忽然如驾着五彩祥云飞临的天神，将我拯救出万念俱灰的阿鼻地狱……"

　　褚丽琴在复能肾病医院治疗了三个多月，她在复能肾医整体与肾区局部透药疗法的有效治疗下，所有的病理化验结果逐渐好转。在这三个多月中，程国鼎一刻也没有离开过，尽心尽意地照料了她三个多月，快出院时，程国鼎买了一对订婚戒指，找到郭教授，想请他主持两人的订婚仪式。郭教授欣然同意了，还连连说"荣幸，我太荣幸了"！

　　然而，程国鼎却说："该说荣幸的，是我俩。我很荣幸地结识了郭教授您，她很荣幸地得到了贵院的治疗。"又开玩笑说："我们的感情，是在'八大心态'、'十大标准'的要求下，建立起来的……"

　　郭教授听了这话，欣慰地笑了。

　　2009 年 12 月，按照郭教授的嘱咐，程国鼎和褚丽琴带着"透药"所需的药回家继续自行巩固治疗了。

　　2010 年元旦，两个人举行了一场十分隆重的婚礼。在那场婚礼上，婚礼司仪了解到他们曲折浪漫的恋爱故事之后，举着那颗穿着红线的三生石，以十分诗意的语言说："带着这块三生石上铭刻的约定，他们在青梅竹马的年华相逢；冗长的岁月，曾经凄风苦雨、曾经风刀霜剑。他们历尽沧桑，终于凝结出美好的今天。不要恨晚，更不要遗憾，让这块三生石见证这段'缘定前生、今世和来生'的传说！让这块三生石见证他们：相濡以沫，不离不弃，相依相伴，天荒地老！"

　　在所有到场来宾的掌声中，穿着洁白婚纱、挽着丈夫的褚丽琴，泪流满面……

北京、华盛顿、潍坊，一个留居美国的法学博士的生命和爱情，在这三个城市之间生长、绽放，枯萎和宁静；就在绝症上身、相恋十年的妻子忽然亡故时，被命运凌迟得遍体鳞伤的他，在鸢都潍坊，不但治疗了身体上的疾病，也让千疮百孔的灵魂，找到了栖息的故乡……

把灵魂安放在潍坊，太平洋隔不断我凄美的爱情过往

2013年6月的一天，复能肾病医院的郭院长，收到了一封发自美国华盛顿的电子邮件。在这封电子邮件中，一位中文名字叫"鲍京生"，英文名字叫"Arthur bao（亚瑟·鲍）"的法学博士对郭教授说："……我到过世界上很多地方，可是没有一个城市像潍坊那样带给我希望，给予我力量，拯救我绝望的身心。我不但在这里恢复了健康，您和您的同事还帮我抚平了内心的伤痛。潍坊对我而言，是一座犹如母亲怀抱般温暖的城市，因为潍坊给了我躯体和精神再度振奋的信念，给了我后半生的未来。我视潍坊为我继北京、华盛顿之后的第三个故乡——安放灵魂的故乡……"

看完这封邮件，郭院长回忆起了这位长于中国、居于美国的尿毒症患者，在30多年的生命历程中，所经历的一段凄美坎坷的往事……

就算是总统，那个臭小子也休想娶走我的女儿

鲍京生出生于北京，他的母亲是一名外事商务工作者，因此，从上初中开始，他就有机会接触各种各样的外宾。就在鲍京生上高二的那年，他在随母亲一起参加的一次私人Party上，认识了来自美国加利福尼亚州的Katherine（凯瑟琳）。

　　凯瑟琳是个中美混血姑娘。她的祖父是 20 世纪 40 年代第二次世界大战结束后移居美国洛杉矶的。她的父亲娶了个美国妻子，因此，凯瑟琳从小就接受了良好的中美文化教育，不但能说一口流利的汉语，还对父亲的祖国——中国，十分向往。那次，凯瑟琳是随父亲到中国参加一次商务活动的，顺便也到神往已久的北京旅游一次。

　　当时，正在读高二的鲍京生，已经是一个一米八高的英俊小伙子了，而且他性格开朗，口才很好。在私人 Party 结束后的自助宴会上，他无意中和凯瑟琳坐在了一张餐桌上。跟着母亲学会了诸多西方礼仪的鲍京生，一看对面走来了一位漂亮姑娘，立即站起来，很绅士地把椅子拉开，照顾凯瑟琳坐下，又用英语问她："小姐，请问您需要用些什么，很愿意为您效劳。"

　　凯瑟琳很随和地坐了下来，两个人就这样攀谈起来了。哪知道，就是这次偶然的邂逅，"一见钟情"的故事，就在他们两人中间发生了。等两个人悄悄脱团，鲍京生带着凯瑟琳游遍故宫、长城、颐和园、天坛、香山等所有凯瑟琳感兴趣的北京名胜之后，爱情的小树，就已经在这两个年轻人的心中枝繁叶茂了。

　　凯瑟琳那次随父亲李思晋在北京待了二十多天。在这二十多天中，鲍京生找了个借口，在学校里请了长假，天天不离凯瑟琳左右，等到凯瑟琳的父亲的行程结束，凯瑟琳即将随着父亲返回美国时，鲍京生和凯瑟琳的感情，已经发展到了难舍难分的地步。

　　"亚瑟，亲爱的，我在洛杉矶等你来娶我。"在首都机场临分别时，凯瑟琳唤着她为鲍京生取的英文名字，含着泪，对鲍京生说。

　　在凯瑟琳的身影消失在安检通道的尽头之后，鲍京生已经下定了决心，努力学习，考取加利福尼亚州的大学，到那里与凯瑟琳团聚。

　　两年多后，原本英语底子就不错的鲍京生，如愿以偿地获得了到美国加州斯坦福大学法律学院留学的资格。在母亲的资助下，他乘上了飞往美国的班机。

　　得到消息到机场迎接鲍京生的凯瑟琳，一见到日思夜想的恋人，立即像只燕子那样，飞进了鲍京生的怀抱，抱着他亲吻了很久，还不舍得松手。

然而，等凯瑟琳回到洛杉矶的家中，把她和鲍京生的恋情告诉给父母时，母亲倒没什么，她的父亲因观念的原因，极力反对女儿和鲍京生相恋。他的理由是："那小子连上学都要靠父母资助，能有什么出息？在美国，像他这样二十来岁的小伙子，早就该自立了。你要是嫁给他的话，以后靠什么在美国生活下去？"

生性倔强的鲍京生得知李父拒婚的理由后，向凯瑟琳发誓，他一定要靠自己的努力，在美国拼搏出一片属于自己的天地，让凯瑟琳的父母接受他。

此后，鲍京生拼命学习，课余时间就四处打工。几年后，他不仅陆续读取了斯坦福大学的本科、硕士、博士学位，还获得了留居美国的绿卡。

鲍京生的博士学位选修的是商业法律，因为学业优异，他获得了斯坦福大学的全额奖学金。当鲍京生把博士毕业证书拿给凯萨琳时，两个相恋了近 10 年的年轻人，想着这次李父肯定应该接受鲍京生了，因为斯坦福大学法学院在美国法学院排名中一直位于前列。美国最高法院的 9 个大法官，有 6 位大法官都是从斯坦福大学的法学院毕业的。

当时，鲍京生已经 31 岁了，小他两岁的凯瑟琳也 29 岁了，两个人早已过了谈婚论嫁的年龄。哪知道，等鲍京生和凯瑟琳带着鲍京生的博士毕业证书和博士毕业论文找到凯瑟琳的父亲商量结婚的事情时，李父却冷冷地说："斯坦福大学商学院出了 6 位最高法院的大法官，并不意味着你小子也能成为大法官。要想娶我的女儿，等你成了法官再提这事儿吧。"

后来鲍京生和凯瑟琳才知道，自小受中国传统文化影响很深的李父，实际上早已把女儿"许配"给了他在商业上的一位伙伴的儿子，而那位小伙子，是一个庞大商业集团的法定继承人。李父希望女儿嫁入豪门，以对自己将来的事业发展有所帮助。

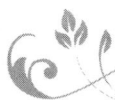

但是，在美国，如果父母干涉儿女的婚事，一旦传出去，是一件很不光彩的事情，因此，李父尽管有着自己的"小算盘"，但十来年过去，他始终没有把自己拒婚的真正原因告诉鲍京生和凯瑟琳；而那位对凯瑟琳同样一往情深的富豪的儿子，也一直未结婚，在痴情地等待着凯瑟琳。

眼看着李父又给他们的爱情设置了一道高高的门槛儿，鲍京生咬了咬牙，返回了学校，把他的心事告诉了自己的博士生导师。他的导师十分欣赏聪慧、勤奋的鲍京生，立即把他推荐到了美国首都华盛顿的一个法律事务所去工作。因为他的导师认为，鲍京生具备成为一名优秀法官的潜质，要想有所作为，就得到华盛顿去就业。

鲍京生到华盛顿就业后，凯瑟琳又找父亲谈了一次。为了有情人能成眷属，凯瑟琳这次甚至搬出了美国有关人权方面的法律，很严肃地对父亲说，自己早已是成年人了，有权决定自己的婚姻选择。如果他再干涉自己的婚姻自由，她将会把父亲告上法庭。

李父一听这话，当即火了。他拍着桌子吼道："法律？你跟我谈法律？是那小子给你出的主意吧？那小子读了法学博士，自以为跟我摆摆法律，就能让我屈服吗？我实话告诉你，别说是他是一个小小的法律事务所职员，就算是总统，也休想娶走我的女儿！你如果非要嫁给他也行，那我们也按照法律规定来。我要去公证一下，我要剥夺你继承我和你母亲所有遗产的权利！"

凯瑟琳哭着在电话里把她和父亲的冲突告诉了鲍京生。鲍京生安慰她说，是否继承遗产倒是小事，他一定能够在美国拼出能够让凯瑟琳衣食无忧的未来，但人伦亲情是人世间最珍贵的感情，千万别因为父亲不同意他们的婚事，而和父母闹僵了。以鲍京生当时的社会地位和个人成就，在李父眼里，的确和天使般美丽的凯瑟琳不般配，这一点，他有自知之明。鲍京生请凯瑟琳再等他几年，他一定会努力工作，拼搏出一番让李父刮目相看的成就来。到那个时候，他相信李父一定会接受他的。

哪知道，就在鲍京生到了华盛顿的那家法律事务所工作了不到一年，他的身体就出现了大问题。

2007 年春天的一段时间，刚进入那家法律事务所的鲍京生，正在拼命工作时，渐渐觉得全身乏力、不思饮食，并且脸色越来越难看，由以前的红光满面，变得灰黄暗淡。按道理，他应该消瘦下来的，但他却发现自己"胖"了起来——他身上出现了水肿问题。

一开始，鲍京生觉得可能与他的工作习惯有关，因为他每天在美国的各大州以及美国、加拿大等国家的城市里飞来飞去，饮食没有一点儿规律，加上工作十分繁忙，有时候大半天都喝不上一口水、吃不上一口饭。这样的症状持续了半年多，直到 2007 年 9 月份，正在加拿大首都渥太华出差的鲍京生，忽然觉得上腹部疼痛起来。

当时，他是去处理一件跨国商务纠纷的，别说美国和加拿大的法律，就是美国每个州的法律条款，也有很大差异。因此，整日埋头研究美加两国相关法律规定的鲍京生，一开始还以为是肠胃出了问题，疼得实在是难以忍受，才到渥太华的一家医院就诊，结果，医生首先给他做了彩超，彩超显示鲍京生"肝内胆管结石"，抽血化验结果是血肌酐 $900\mu mol/L$ 多，尿素氮 $20mmol/L$，尿酸 $600\mu mol/L$，最终的诊断结果是，鲍京生已经因为严重的肾功能衰竭，出现了"尿毒症"症状。

说好双双走天涯，为什么你会以这种方式弃我而去

在渥太华那家医院对症治疗了几天后，鲍京生觉得自己可以支撑得住了，就从加拿大飞回了美国华盛顿。

到了华盛顿之后，鲍京生又到当地一家医院复查了一下，华盛顿的医院再次确诊为"尿毒症"。

深知"尿毒症"这三个字意味着什么的鲍京生，顿时绝望了。因为在那之前，鲍京生节衣缩食，只顾了求学，还没有购买商业医疗保险。而且，由于他是受导师个人推荐到那家法律事务所工作的，还没

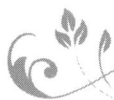

有正式入职，那家法律事务所尚未给他办理社会医保。这意味着，鲍京生以后所有的治疗费用，都要自己负担。而在美国，医保之外的私人就医的医疗费，简直就是天价，别说是鲍京生这样经济状况的人，就是一般的中产家庭，也难以承受。

在中国国内的母亲早年和父亲离婚了，她一个人把鲍京生拉扯大，而且，当时母亲已经年逾六十，靠着退休金生活。因此，鲍京生不想把自己得了绝症的消息告诉母亲，免得她为自己担忧害怕。于是，鲍京生就在最初的恐惧过后，开始冷静下来寻思自己如何面对现实，面对绝症。

在洛杉矶这边，和父亲闹翻了的凯萨琳，一气之下辞掉了在一家软件开发公司的工作，没有和鲍京生打招呼，带着她个人的全部积蓄，只身一人赶到华盛顿和鲍京生团聚。哪知道，已经和鲍京生分别半年多的凯瑟琳，这一次见到她的心上人，居然是在医院里。

凯萨琳从医生那里了解到鲍京生的病情之后，看着已经被疾病折磨得面目全非的鲍京生，哭着呼唤着自己给鲍京生取的英文名字抱怨他说："亚瑟，我亲爱的亚瑟！我是你的爱人，是你最亲最近的爱人。你都病成这样了，为什么不告诉我啊！为什么啊？"

已经彻底冷静下来的鲍京生，却等凯萨琳情绪稳定后，理智地告诉凯萨琳，他知道自己患的是绝症，他已经在华盛顿的好几家大医院咨询过了，根据他当时的病情，在美国这个现代医疗技术最先进的国家，能够延续他的生命的办法也只有两个——终生做血液透析，或者做肾脏移植。因此，尽管自己深爱着凯瑟琳，但他已经无法给予凯瑟琳应有的幸福生活了，他不能再耽误凯瑟琳的幸福。鲍京生希望凯瑟琳面对现实，冷静下来，忘掉自己，回到父母身边去。

凯萨琳听了鲍京生满脸忧伤地说出的这些话之后，当即就火了："上帝啊！你怎么能在这个时候把我赶走？你是个混蛋，你是个混蛋！我们苦苦相爱了十多年，你这几句话就要把我打发走？就要把我们这十多年的爱情埋葬掉？天啊，你太让我失望了。"

凯萨琳发了一通脾气之后，又满眼含泪地问："我亲爱的亚瑟，你还记得我当时给你取'亚瑟'这个名字的意思吗？"

"亚瑟王。罗马帝国瓦解之后，率领圆桌骑士团统一了不列颠群岛的亚瑟王……"鲍京生声音很小地回答凯萨琳说。

凯萨琳扑到鲍京生怀里，抚摸着他灰黄的脸颊说："我亲爱的亚瑟。在我心里，你就是一名骑士，就是我心中的王，我要不惜一切代价，给你治病，陪你到老。"

听着凯萨琳的话，鲍京生抚摸着怀抱中爱人的头发，泪如泉涌。

第二天，凯萨琳就把自己这些年来全部的积蓄四十六万多美元，全部转存到了鲍京生的个人银行账户上，以供鲍京生治病用。然后，又对鲍京生说："亚瑟，我要嫁给我的王，我要和我的骑士结婚，我决定了，谁也别想阻拦！"

鲍京生听了凯萨琳的话，吃了一惊。他想了一下，接着支支吾吾地说："我……我也盼着能有一天看到你穿上婚纱，在亲人的祝福中，和我一起举行婚礼。可是，我现在还不能离开医院，还在接受治疗……等我的病稳定了，我们再举行婚礼好不好？"

凯萨琳不容置疑地说："我问过医生了，你现在只需要每周做两次血液透析，就可以了。其他时间，可以不住在医院里。只要坚持透析，你的身体，就没有什么问题。亲爱的亚瑟，你不要搪塞我。我知道你想的什么。"

于是，在凯瑟琳的坚持下，两个人于2007年9月16日，在华盛顿的一个教堂里，早已皈依基督教的鲍京生，和凯萨琳举行了一个只有牧师送上祝福的婚礼。

那一刻，经历了十多年"爱情马拉松"的凯萨琳和鲍京生，浑身颤抖，泪如泉涌……

举行完那场没有一个亲友在场、只有他们两个人的婚礼之后，凯萨琳安下心来，开始守候着鲍京生，给他治病。

这期间，鲍京生把他们的婚纱照从网上发给了远在国内的母亲，

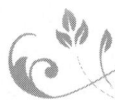

只是告诉他自己已经在美国成亲了，仍然没有给他说自己患了绝症的消息。由于拍摄婚纱照时，鲍京生经过了化妆师的化妆，因此，鲍京生的母亲看到儿子的结婚照片后，只顾了高兴，并没有注意到他面部水肿的症状。

与此同时，凯萨琳也把自己已经和鲍京生举行了婚礼的消息，通报给了远在洛杉矶的父母，闭口不谈鲍京生已经患了重病。李父在得到女儿终于嫁给了鲍京生的消息后，长叹了一口气，在电话里对女儿说："女大不由爹。你们好好过日子吧。有什么难处，就给爹说……"

李思晋这些话，尽管透出了诸多无奈，但凯瑟琳知道他已经默许了自己和鲍京生既成事实的婚姻了。凯瑟琳把这个消息告诉了鲍京生。鲍京生想了想对妻子说："你们家虽然移居美国七十多年了，但我知道，你爸爸受你爷爷的影响，还是有着很强的中国传统观念的。不管怎么说，我已经是你们家的女婿了。等我病情恢复一些，看不出病容了，我得去洛杉矶给岳父岳母当面赔罪……"

凯瑟琳听了鲍京生的话，十分兴奋，心里也得到了极大的安慰。她对鲍京生说，只要能治好他的病，即使受再多的罪，她也无怨无悔。

除了更加尽心地照顾鲍京生之外，凯瑟琳还通过网络等各种渠道，查询着全美国甚至欧美等所有现代医疗技术比较发达的国家的医院，治疗肾功能衰竭的医疗资讯，只要找到了她认为有价值的医疗信息，她就先带着鲍京生的各种检查单，飞过去咨询一番。在以后的两年多时间内，凯瑟琳几乎跑遍了除夏威夷和阿拉斯加之外的美国的 50 个州，以及欧洲的英国、法国、德国等发达国家的诸多医院，然而，这些秉持西医理论治疗肾脏疾病的各国、各州的专家们，在看过鲍京生的检查资料后，给予凯瑟琳的答复大多如出一辙：以目前鲍京生的病情，只有血液透析和肾脏移植两条路可走。

每次凯瑟琳把寻访名医后得到的答复说给鲍京生时，鲍京生都一脸的平静。他劝妻子不要再徒劳地四处奔波了，但凯萨琳一旦得知哪里有了治疗肾功能衰竭的新技术、新方法时，仍然立即买了机票就走……

就这段由凯瑟琳支撑着的求医过程，后来鲍京生说："我也曾崇拜过西医，相信西医代表了世界上最先进的医疗科学技术，但当我亲身经历了常规西医治疗对我的无情宣判时，我本能地对一些既定的治疗产生了怀疑……"

于是，对西医产生了怀疑的鲍京生，试探着对再一次无功而返的凯瑟琳说："要不，我回国内找中医试试看，兴许会有一线希望……"

没有一点儿思想准备的凯萨琳，听了丈夫的话，沉吟了一番后，眼神坚定地对鲍京生说："亚瑟，我亲爱的。我知道汉语中有个词语，叫'海角天涯'，是比喻很远很远的地方，就是天的尽头，海的边沿。我是你的妻子，不管你决定去哪里，我都会在你身边陪着你，我要和你双双走天涯……"

主意拿定后，凯瑟琳又陪着鲍京生开始办理返回中国的签证手续。然而，就在他们的回国手续办下来、鲍京生也给远在北京的母亲打了电话，说了他将带着她的美国儿媳回到北京时，一个几乎陷鲍京生于万劫不复境地的巨大打击，差点儿摧毁了他原本脆弱的生命——凯瑟琳在晚上出去给鲍京生买夜宵时，被一名醉驾司机开车撞飞了，人还没拉进医院，就永远离开了她爱恋着的"骑士"、爱恋着的"王"、爱恋着的这个世上的一切！

鲍京生看到被一条白单子从头到脚蒙得严严实实的凯瑟琳，被护士从抢救室里推出来时，顿时觉得天旋地转，一下子晕倒在了地上，什么都不知道了……

经过医护人员的抢救，鲍京生苏醒来后，一脸呆滞地反反复复念叨这一句话："说好的，我们说好的，你会和我双双走天涯，你怎么会以这种方式离开我啊！我们说好的，不管我去哪里，你都会跟陪着我，你问什么要弃我而去啊！你这是为什么啊……"

飞越太平洋，我终于在风筝之都找到灵魂栖息的故乡

征得凯瑟琳父母的同意，鲍京生怀抱着凯萨琳的骨灰，来到了加利福尼亚州，在加州美国西海岸，亲手把凯萨琳的骨灰、混着白色的菊花瓣，撒进了水天一色的太平洋里。从美国西海岸，一直向东，越过浩瀚的太平洋，对岸就是中国。鲍京生相信，凯萨琳的在天之灵，一定会跟着自己，从这片地球上最宽阔的海洋上，魂归中国。

安顿完妻子的后事，又在洛杉矶巩固治疗了一下病情，跪在凯萨琳的父母面前请过罪之后，2010 年 4 月，鲍京生独自登上了飞往中国北京的飞机，飞越浩瀚的太平洋，从美国回到了中国。

回到国内后，尽管有母亲的宽慰和慈爱，但依然沉浸在丧妻之痛中的鲍京生，身体状况越来越糟糕。他除了在北京的医院里进行每周两次的血液透析，维持残生之外，已经万念俱灰，准备就这样聊度余生。

儿子回国后，此前对儿子患了重病的事情一无所知的母亲，才终于了解到了这些年发生在儿子身上的一切坎坷往事。儿是娘的连心肉。看着儿子日渐颓废的样子，老太太心如刀绞，决心想办法让儿子振作起来，直面疾病。同时，她也开始通过各种关系，到处咨询哪家医院治疗肾功能衰竭的效果比较好。

2010 年 10 月，鲍京生的母亲从北京一家大医院的一位肾病专家那里得知，复能肾病医院的院长郭教授，创立了一种叫"复能肾医"的治疗方法。据那位专家介绍，这种新的治疗方式，以"内病外治"的方式，辅以其他的对症疗法，以"整体与肾区局部透药疗法"为主，对于肾功能衰竭，有一定的疗效。

鲍京生的母亲从那位专家手里，找到了郭教授的联系方式。爱子心切的她，冒昧地给郭教授打了个电话，在电话里，详细把儿子的病情给郭教授叙述了一遍，又把儿子在欧美诸多发达国家的从医经历详细介绍给了郭教授。郭教授在电话里耐心听完了鲍京生的母亲介绍的

情况后，建议她带着患者，到医院检查一下，再确定具体的治疗方案。听到这个消息，鲍京生的母亲决定带儿子找郭教授试一下。

然而，老太太把自己了解到的情况给鲍京生说了之后，鲍京生却不为所动。他那时绝望地认为，自己已经在欧美最发达国家的医院里诊治了这么久，他们已经众口一词地判定自己只有血液透析和肾脏移植这两条路可以活命了，那家听都没听说过的医院，能有什么神奇的办法，让自己的绝症"妙手回春"。但最终，鲍京生经不住爱子心切的母亲固执的坚持，抱着"就当去散散心"的心态，来到了那家医院。

在鲍京生没有入住医院之前，郭教授已经从鲍京生的母亲口中，得知了鲍京生生病前后的种种命运际遇了。他认为，要想使鲍京生的疾病得到有效的治疗，必须先治疗他的"心病"，让他从丧妻之痛和对疾病的绝望心态中挣脱出来，否则，即使再好的治疗措施、再对症的治疗方案，对于鲍京生而言，也很可能收效甚微。于是，在鲍京生入住他们医院的几天后的一个晚上，已经对鲍京生初步了解的郭教授，找到鲍京生，和他做了一番长谈。

那是一个月朗星稀的夜晚，郭教授带了一幅潍坊独有的杨家埠木版年画，年画的内容是"石猴跳出五行山"。他走进鲍京生的病房，故作轻松地对鲍京生说："老弟，你是从美国来的大博士，算是我们潍坊的客人。我选了一幅潍坊的木版年画，送给你做个留念吧。"

随后，郭教授建议他们出去走走，就把鲍京生约到了距离医院不远的白浪河边，貌似漫不经心地和他聊了起来。在微风轻抚的夜色中，鲍京生不仅向郭教授坦陈了他和凯瑟琳长达十年的凄美恋情，还向郭教授坦陈了他在美国、加拿大等地的治疗过程，讲完这些后，鲍京生流泪了，他坦率地对郭教授说："我过去的遭遇，恐怕就是一个身体健康的人也承受不了。男儿有泪不轻弹，只是未到伤心处啊。所以，当我一个人面壁独坐时，有时莫名其妙泪水就滚了下来了……这不是因为丧妻之痛和毫无希望的治疗让我变得软弱和多愁善感，而是这段时间，我总是控制不住自己的思想，我总在想，我苦苦打拼这些年，就是为了追寻爱情，但现在，我挚爱的人离我而去了，那么，我后半生活着的意义，还剩下了什么？我一想起这些，就觉得十分茫然……"

得知鲍京生内心的苦楚之后，郭教授婉转地给他传递着正能量："我比你年长一些，就不称你博士了，我就称呼你老弟吧。老弟啊，你知道我为什么单单选了那幅年画送给你吗？你想想啊，孙悟空为什么会在五行山下被压了五百年而不得翻身？还不是因为那座山上压了一道如来佛的六字真言的帖子吗？其实你想过没有，你现在就是被自己心里的一道无形的帖子镇住了、压死了，所以，才对治病、对未来失去了信心。我能感受到你内心的苦楚，毕竟，你和你太太相恋了十多年，终于走到一起了，她却忽遇车祸，离开了你。但这人生中的很多事，我们毕竟无处逃避，毕竟还得面对现实啊。你心中压着的那个'帖子'，也许你自己都没意识到，但它的确无形地存在着，而且压得你像五行山下的孙悟空一样，无处逃遁、动弹不得。所以，你现在必须战胜自我，没有'唐三藏'帮你揭去'帖子'，只有靠你自己了。你必须鼓起勇气，面对现实，好好活着，继续往前走，这才能对得起因为爱你，才失去生命的凯萨琳。人这一辈子很长，我们会遇到一个又一个的沟沟坎坎，但只要不自弃，不沉沦，就没有什么事情能把你击倒。一个男人，不怕外来的苦难的打击，只要内心足够强大，没有什么困难可以把他击垮。所以，我们最重要的心理障碍，往往是怎么战胜颓废中的自我。你如果坚强起来了，我想，在天堂里的凯瑟琳，一定会看到这一切，一定会为你高兴的……"

那一晚的长谈，郭教授推心置腹的话，给予了鲍京生巨大的能量。第二天，鲍京生的母亲和医护人员就发现，他脸上第一次出现了久违的笑容……

鲍京生入院时的检查结果是血肌酐 $1061\mu mol/L$，尿素氮 $24.8mmol/L$，尿酸 $647\mu mol/L$。郭教授召集全院专家，针对他的病情详细会诊后，正式开始了治疗。由于当时鲍京生已经出现了肾性高血压、肾性贫血，并且心脏功能也受损了。郭教授给鲍京生分析说，这都是因为他体内积蓄的毒素太高、存在时间太长造成的，而且如果不积极采取有效地治疗，使毒素降下来，下一步可能还会出现其他更严重的并发症。所以在郭教授的指导下，主治医生给鲍京生安排了血液透析，迅速清除体内毒素，同时给予他稳定血压、纠正贫血、纠正酸中毒的对症治疗，并采取"整体与肾区局部透药疗法"，从根源上解决肾脏功能受损衰竭的根本问题。

在给予鲍京生上述治疗的同时，郭教授还会同其他医护人员一起，详细给他解析了医院制定的治疗肾病的"十大标准"和"八大心态"。"十大标准"纠正了鲍京生生活上的一些不良习惯，"八大心态"让他在与郭教授那晚在白浪河边推心置腹地开导的基础上，更系统地明白了生活的真正意义。

就这样，在治疗了20多天后，鲍京生复查的结果显示，他的血肌酐为868mmol/L，尿素氮为18mmol/L，尿酸522mmol/L——各项化验指标显著下降了很多。

这样的治疗结果让此前一度陷入绝望的鲍京生顿时对未来充满了信心，他的心情也随即好多了。他后来在日记中写道："纵观历史，在肾脏病魔前多少英雄气短，多少明星黯淡，多少普通的人美梦难圆"。

由于心境的变化，潍坊市的一切事物也在鲍京生的眼里变得美好起来："我在北京长大成人，又在美国度过了一生中最宝贵的时光。尽管我在华盛顿工作的时间不长，但因为工作需要，我去过加拿大、英国、德国等许多发达国家，到过世界上很多地方，可是没有一个城市像潍坊那样美丽——是我内心深处发现的美丽。潍坊对我来说无比的亲切，因为潍坊给了我再生的希望。我视潍坊为我继北京、华盛顿之后的第三个故乡。如果我的凯瑟琳在我身边，她如果能够看到这一切，她一定也会感谢潍坊，感谢给予我生存勇气的潍坊的亲人们。我相信，住在天堂的凯瑟琳，一定能够跟随着我的目光，看到这一切……"

就在鲍京生第一次的复查结果出来后的第二天，他从市场上买了两只小乌龟，一个人悄悄来到白浪河畔，把它们放生到了白浪河里。鲍京生看着可爱的小乌龟急切地游进水里，他在胸前划着十字，心里默念："上帝啊，就让这两只小生灵捎个口信，为我的凯瑟琳带去我的新消息，水流千遭归大海。它们一定能够随着白浪河的河水，游向大海，游向我的凯瑟琳居住的太平洋，告诉她我现在的一切……"

鲍京生在医院治疗了两个多月，期间共透析了十余次。到出院时，他的病情逐渐好转，血压稳定，贫血及酸中毒也基本纠正。后来他在北京家里持续自行进行了将近一年的透药疗法，病情一直十分稳定。

2011年9月，经多家医院反复复查后，病情已得到良好控制的鲍京生，在母亲的陪伴下，返回美国，继续在华盛顿那家法律事务所供职……

从那以后，鲍京生时常通过电子邮件或者电话向郭教授报告他的身体状况，同时也时常深情地忆及他在潍坊那两三个月的治疗往事。

鲍京生在最近的一封电子邮件中，对郭教授再度重复说："……我的第一故乡北京，是生我养我的地方；我的第二故乡华盛顿，是我的人生事业起步的地方；而美丽的潍坊，则是我此生安放灵魂的故乡。因为是神奇的'复能肾医'，让我长出了重新飞翔的翅膀，重还我自由之身，在我生命的天空，再度自由地翱翔……"

　　大半生的相濡以沫，七旬丈夫为身患尿毒症、类风湿关节炎的妻子支撑着生命的天空。就在妻子的生命之灯渐渐暗淡之际，他忽然做出的一个决定惊呆家人！年已三十多岁的女儿流着泪说："见证了父母生死相许的爱情，我们明白了很多。直到今天，我们才算真正长大……"

铁汉柔情：七旬老父那背负爱情的男人脊梁

　　2013 年 8 月 16 日下午，记者在复能肾病医院见到今年 69 岁的北京市通州区市民王铁军和他深爱了一生、长他一岁的妻子李淑芳时，老两口的两位三十多岁的女儿王丹丹、王婷婷刚好也从北京赶来探望因患肾功能衰竭、在这里住了一个多月的老母亲。

　　采访开始后没多久，王铁军说的一句话就让记者吃了一惊："如果要是晚一点儿知道这家医院，我可就要失去一颗肾啦。"记者细问之下，才从两个女儿的口中得知，就在两个多月之前，她们的父亲还执拗地决定要为老母亲捐肾，都已经在医院做完配型了。现在，经过一个多月的治疗，母亲的病情稳定了，老父亲的肾脏也保住了，她们姐妹俩再也不用为这事儿纠结了。

　　姐妹俩之所以说为此事"纠结"，是因为在 2012 年中秋节时，老父亲在中秋节的团圆饭上向全家人宣布要为母亲捐献一颗肾脏。当时，她们就目瞪口呆了——一边是父亲，一边是母亲；她们希望母亲的生命得以延续，却不希望年已六旬的父亲有什么闪失。但是今天，当她们看到母亲的病情有所好转时，回望父母几十年来一路相伴、"你中有我，我中有你"的生命历程，见证了父亲为了拯救母亲生命而生死相许的那次抉择之后，她们对于父母，对于爱情，终于明白了很多很多……

母亲病后，父亲背着母亲爬楼爬了整整十六年

很多年前，姐妹俩就经常跟老爸开玩笑说，是老爸在上大学时"挖空心思献殷勤"，弄丢了老妈的一条床单，才把班长"骗"成她们的妈妈的。因为她们很小的时候，就听爸爸妈妈讲过一段故事……

老家在天津武清农村的王铁军，高中毕业后以优异的成绩考入了北京的一所大学，读机械动力学专业。大学里顿顿白面大米的生活，让来自农家的王铁军一下子觉得进了天堂，再加上当时正是长身体的时候，因此饭量大得出奇。当时身为班长的李淑芳，就"利用职权"，"号召"班上仅有的另两位女同学，每顿饭都悄悄地把吃不完的饭菜"支援"给王铁军。时间长了，王铁军便开始觉得"受之有愧"了，就悄悄琢磨着怎么报答这位"领导"。一天，李淑芳拿着自己的床单，去共用的水管前漂洗时，还没拧开水龙头，就被班主任老师找去了。王铁军见状大喜，悄悄把"领导"的床单"窃"去，躲在自己的寝室里反反复复洗了大半天，确信洗干净了之后，这才晾在男生宿舍窗户外边的一根铁丝上，喜滋滋地到教室里读书去了。哪知道，等他返回宿舍里时，却发现那条床单不翼而飞了，这下子把他急出了几脑门子的汗，私下里找了好几天，也没有床单的下落……

李淑芳从班主任老师那儿回来，发现自己的床单不见之后，一度把王铁军列成了"嫌疑人"，但找到他询问时，已经把床单搞丢了的王铁军却吞吞吐吐地不敢承认。他每天缩食、饿着肚子节省生活费，直到两个多月后，攒够钱买了一条新床单，才去"负荆请罪"，并把丢失床单前前后后的经过向李淑芳坦白交代了。

李淑芳搞明白是怎么一回事之后，看着因节省伙食，饿得瘦了一圈儿的王铁军，鼻子一酸，心疼得泪都流出来了："你啊！丢了就丢了吧，谁让你赔啦……"

就是这场"床单风波"，催开了两个人心中爱的花朵，由此，他

们开始萌生携手共度一生的愿望！

两人双双大学毕业后，在等待分配的日子里，他们领了结婚证，婚后仍各自住在男、女生宿舍里。

1972年8月，刚刚分配到吉林长春第一汽车制造厂没几天的夫妇俩，迎来了他们的第一个女儿，两年后的10月20日，二女儿也降临人间。

1981年，夫妇俩双双被调到隶属于当时的机械工业部在青海设立的一个工程机械研究所。那时的研究所住宿条件很简陋，冬天也没有暖气，在苏南长大的李淑芳，由于不适应青藏高原的高寒气候，两年没出，就患上了类风湿性关节炎，手关节、肘关节、腿关节相继变形，发展到最后，连走路也变得有些困难了。

1985年改革开放后，夫妻俩作为机械动力学工程师、专业技术人才，被双双调回了设在北京通县的一个机械动力研究所。之后不久，李淑芳因身体原因，又被安排到通县（今通州区）做了一名公务员，而王铁军仍干他的老本行，在研究所工作。然而，到了1997年11月，厄运再次降临在李淑芳那柔弱的身躯上——那段时间浑身乏力、面色蜡黄的她，在当地医院被检查出患了慢性肾衰竭。

最初，李淑芳一直将病情瞒着丈夫。丈夫是这个家的顶梁柱，她不想耽误丈夫的工作，因此，每周两次的血液透析，都是她一个人悄悄地去、悄悄地来。终于有一天，血透后的剧烈反应使她头痛如裂，艰难地爬到他们所住的六楼时，终于支撑不住晕倒在了家门前。最先发现妈妈晕倒的大女儿吓坏了，赶紧打电话喊来了正在单位上班的爸爸。

赶到家里的王铁军终于知道了妻子一个人保守着的秘密，从没掉过一滴泪的他，在两个女儿离开房间后，泪水止不住地顺腮而下："这么大的事儿，你……为啥不告诉我？你信不过我！不管有什么大灾大难，我都会陪你一起扛着……明天我就请假，带你去看病！"

之后，不顾李淑芳的反对，他带着妻子遍求北京、天津、上海等几乎大半个中国的名医，但仍无法彻底治好妻子的病，无奈，他们只得听从医生的劝告，返回北京继续每周做两次血液透析……

王铁军和妻子达成了这样一项协议："你腿脚不好，以后不准再爬楼了。六楼啊，这么高，万一家里没人，出个什么闪失咋办？以后，我背你上楼！"

因为尿毒症的摧残，李淑芳的类风湿病也开始恶化，上下楼也的确很困难了，因此，李淑芳不得不含着泪同意了丈夫的提议。从那以后，妻子每天上下楼，都是王铁军背着她，这一背就是漫长的16年。

中秋之夜，老父捐肾的决定惊呆了姐妹俩

在姐妹俩的记忆中，妈妈似乎从她们刚记事时就是家里的"中心"。家里大大小小的事情，都要围着她们的妈妈转。平时，即使是父亲王铁军从外面带回家里的一些好吃的，也要先给妈妈，妈妈不吃了，父亲这才想到她们姐妹俩。这让小姐妹俩自小就觉得爸爸"偏心眼儿"、"不公平"，心里装的全是母亲，没有给她们姐妹俩留一点儿空间。

在大女儿十来岁的那年中秋节，王铁军下班后神秘兮兮地躲到卧室里，和妈妈嘀嘀咕咕了老半天。人小鬼大的姐妹俩隔着门缝听了半天，终于知道怎么回事了：爸爸带来了她们曾经要求过很多次但都没有满足她们的几个大石榴，剥开后，在央求妈妈吃石榴籽。

李淑芳问丈夫："孩子们有没有？你要是再瞒着她们，我就不吃！"

王铁军说："有，有。我买得多，已经分给她们了。"

幼不更事的妹妹首先"吃醋"了，把爸爸给她们的又黑又腻的廉价月饼一扔，推开门就哭着向爸爸抗议："爸爸说谎，爸爸说谎！他就给我们买了两个黑月饼，难吃死了！我要吃石榴，我要吃石榴……凭什么妈妈有石榴吃，我们就没有？"

姐姐毕竟比妹妹懂事一些，拉着妹妹哄她："婷婷听话，妈妈有病，先让妈妈吃。咱家没钱啊……"

看着谎言在两个女儿面前被揭穿了，王铁军十分尴尬。李淑芳急忙下床，把王铁军买来的三个石榴塞到女儿手里，含着泪说："妈妈吃过了，给，你们吃吧，不哭……"

姐姐说，那年的中秋节，就是这样过去的。晚上夜很深了，她还看见爸爸妈妈没休息，两个人坐在卧室里，不知道在说什么……

类似这样的事情，在姐妹俩的记忆里，随便一想，就能回忆起很多。那个时候，她们不明白爸爸的"偏心"究竟是因为什么……

由于肾脏病和类风湿两种不断加重的病情的摧残，李淑芳的身体状况越来越糟糕，不但类风湿关节炎导致了她的膝关节、手指关节、双肘关节严重变形，致使行动越来越不方便，尿毒症也越来越严重地危及她的生命。日子一天天地在他们与病魔格斗的过程中艰难地过去，到了2012年夏天，死神终于向李淑芳伸出了狰狞的魔爪。

2012年7月，已经几乎瘫痪在床的李淑芳，被年近七十的丈夫抱下楼，再一次到附近的医院去做血液透析。去医院的路上，李淑芳的眼神儿就有些不对劲，暗淡得让王铁军一直担心。做完血透后，王铁军建议妻子在医院住几天，让医生调理一下身体，但李淑芳不同意。自己病退后，国家给报销着医疗费，这么多年来一直是她心里很愧疚的地方，这种愧疚，不仅仅是对国家，更多的是对丈夫。看着身边那些甜甜蜜蜜、恩恩爱爱的夫妻，她觉得这么多年来，丈夫为自己付出的太多了，一天天地由一个壮年汉子变成了一个华发老人。她不仅不能替丈夫分担一个妻子应该做的一切，还天天拖累着他无法安度晚年……

因此，那次尽管李淑芳已经意识到自己的病情可能糟糕到了崩溃的边缘，但她坚决不同意住院治疗，做完血透后，一定要回家。无奈之下，王铁军只得同意了她的要求。

哪知道，到了他们居住的那座家属楼下，王铁军像往常一样，从

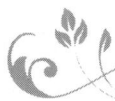

出租车上抱起妻子刚走到楼门洞前，就觉得有些异样：妻子原本抱着自己脖子的双臂耷拉下来，身体一个劲儿地往下坠。他定睛一看，妻子已经昏迷过去了。

王铁军急忙拦了一辆出租车，又返回了医院，大夫把李淑芳抢救过来之后，又把王铁军喊了过去说："老王，你爱人是这里的老病号了，我们也是多年的熟人了，我现在必须跟你谈一下：她的病情已经发展到晚期了，尿毒症的各种并发症都出来了，必须得考虑做肾脏移植手术了，别的，没什么好办法，你回去好好考虑考虑……"

王铁军心事重重地回到病房时，姐妹俩闻讯后也先后赶到了医院。那晚，她们陪母亲说着话，说着说着，李淑芳眼睛里淌出了泪："你们姐妹俩都出嫁了，以后，你爸爸他怎么办呢？我走，不放心，不走，天天拖累着他，让他跟着活受罪……"

返回病房的王铁军正好听到妻子的这番话，当时低着头没有出声。等到了第二天李淑芳的情绪好些了，他才把妻子数落了一通，然后对她说："你混啊！你怎么能想到死呢？你死了，我一个人活着，还有什么意思？这么多年了，咱俩的日子里能少了谁？你少不了我，我更少不了你……"说完这些，他看妻子又要流泪，就故作轻松地跟她开玩笑："再说了，咱不是在上学时就有言在先，你要领导我一辈子吗？怎么现在想要中途脱岗呢？我表示反对。"

李淑芳在医院里一面坚持血液透析，一面坚持对症治疗，20多天后，精神好多了，她终于又被丈夫抱回了久违的家里。

马上就是2012年的中秋节了。那段时间，王铁军一边在家里照顾妻子，一边天天不落地往外跑。李淑芳以为他们在外面有什么事儿要忙，也没有多问。到了中秋节的晚上，两个女儿女婿全家人都来了，大家在一起吃团圆饭的时候，平时几乎不喝酒的王铁军自己给自己倒上一杯酒，望了妻子一眼，一饮而尽，然后，他让姐妹俩把妻子搀扶到卧室里，带上门，忽然背着妻子，小声对一家人说："你妈的病，不能再拖了，医生说必须得做肾脏移植手术。我现在跟你们说个事儿，过了中秋节，我和你妈就一起去住院——我要给你妈捐一个肾！"

一屋子人听明白了王铁军的话，顿时都呆在了那里……

爱为何物，就是灾难中生死与共的生命共享

原来，在中秋节前的一段时间里，王铁军之所以整天往外跑，就是到处找北京各大医院的大夫咨询有关肾脏移植的问题去了，等把所有的疑问都搞清楚后，他就趁着中秋节全家团圆的这一天，向女儿女婿宣布了他的决定。

姐妹俩自从在中秋节那天听到父亲的决定之后，半个多月都觉得寝食不安。她们想了很多，也通过电话或者私下里聚在一起为父亲的这个决定交流过很多。她们最为担心的是，父亲这么做，后果会是什么？一边是父亲，一边是母亲。她们不想看着妈妈的病一天天撑不下去而失去妈妈，但更不希望已经年近七十岁的父亲有什么闪失……

后来，她们从大夫那里了解到：包括肾脏移植在内的人体器官移植，并不是谁想捐献就可以捐献的。肾脏捐献者与接受移植的病人，还需要经过严格的配型检查，哪怕有一点点的不合适，也无法进行手术。夫妻之间没有血缘关系，他们之间配型成功的概率很小很小。同时，她们从医生那里还听说，具有血缘关系的亲人之间做肾脏移植手术，配型成功的概率更高，而且，手术成功后，其排异反应也特别小。姐妹俩几乎同时冒出了一个想法：跟父亲"谈判"，劝他放弃给母亲捐肾的打算，挽救母亲生命的使命，由她们姐妹俩承担。

主意拿定后，她们一起去找父亲，用她们从医生那里得来的知识，背着妈妈"要挟"父亲放弃他的计划："爸，我们的生命本来就是你和妈给的。这么多年了，你不允许我们来照顾妈妈，我们也没有给妈妈尽孝的机会。现在，根据医生讲的医学知识，我们俩跟妈妈更'近'，你呢，配型成功的概率几乎等于零，所以，即使捐肾，估计你也是白忙活，还是由我们俩给妈妈捐肾吧……"

没想到王铁军没等她们姐妹俩说完，忽然就发了火，拍着桌子吼：

"你们争什么争？瞎胡闹！这是争的事儿吗？我都黄土埋脖子的人了，你们呢？日子还长着呢，趁早别再跟我提这事儿！我早都找了好几个医院检查过了，我和你妈，都是 A 型血，医生说，配型成功的可能性很大！都别争了，我先去和你妈配配型，万一配不上的话，那就说明我俩缘分浅，到那个时候再说……"

这么多年了，姐妹俩从来没见父亲发过那么大的火，一时间吓得都不敢吭声了。但听了父亲这些话，再加上了解到的医学知识，她们私下里还是抱着一种很复杂的愿望，既希望父母配型成功，却又隐隐地抱着更"侥幸"的幻想，希望他们配型失败……

2012 年 10 月，国庆节长假上班后，李淑芳在吃过早饭后再一次昏迷，王铁军立即把妻子抱进出租车，驶向医院。他已经拿定了主意，妻子的病实在不能再拖了，这一次，就要求大夫给妻子配型，看能不能做肾脏移植手术。

李淑芳的主治医生听了王铁军的想法后，便和王铁军谈起了肾源问题时。那位专家没有想到，眼前这位瘦削的年近七旬老人忽然说："大夫，你别为难。我早打算好了，我给她捐一个肾。"

出于一位医生的担忧，主治医生不得不对王铁军说："您作为她的丈夫，心情我是理解的。但是你想过没有？你们都是快七十岁的人了，捐献肾脏可不是跟献几百毫升血那样简单的事儿啊。"

王铁军随即说："这些道理我都知道，也早就考虑过了……"

无奈，主治医生喊来了也在医院陪护妈妈的姐妹俩，试图请她们帮着给老人解释这其中需要慎重考虑的问题。当着姐妹俩的面儿，医生又对王铁军说："我实话实说吧，根据你老伴儿目前的身体状况，即使我们往最好处展望——手术圆满成功了，她的生命能够延续几年，还很难说，我还是劝你再慎重些……"

王铁军看了看两个一脸穆然的女儿，望着医生坚定地说："其实啊，你说的这些，其他的医生都告诉过我了，我们俩这么多年是咋过来的，我就不给你细说了，我就有一个愿望：就是我俩能再在一起多做几年伴儿。即使她手术后只能再活一年，我也知足了……"

这些话还没说完，一旁的姐妹俩已经大哭不已。

李淑芳的主治医生也被这个深爱着老伴的老人感动了，他当即决定第二天就为李淑芳会诊，如果她的身体具备手术条件，就立即给他们做配型检查。

10 月 27 日，夫妻俩的配型结果出来了——他们俩的各项配型指标比预想的还要好，完全能够满足手术要求。

两个女儿得知父母配型成功的消息，心情十分复杂。她们本想请他再慎重考虑一下，但是见到父亲还没开口，王铁军就一把拽住两个女儿的胳膊，像年轻时又得了一个荣誉证那样喜气洋洋地对女儿说："你们知道了没有？我和你妈，配型配上了，医生说结果比想象的还好，这说明我俩还真是有缘分啊，在一起没白过这么多年。当然了，也许是我上辈子欠你妈妈的，这辈子要还给她了！哈哈……"

"爸，为了妈妈，你为啥连命都可以不顾呢？我一直想问你，又不敢问。"姐姐看着父亲兴高采烈的样子，忽然问了这样一句话。

"闺女啊，你们虽说已经是结过婚的人了，但有些你们毕竟还年轻……等你们也到了我和你妈这把年纪，你们就不会问这个问题了……"王铁军望着妻子病房的方向轻轻说道……

姐妹俩找到母亲的主治医生咨询肾脏移植手术时，医生给她们讲了一个医学范畴的统计学发现。那位专家说："医学研究中曾经发现了一个很有趣的现象：夫妻之间的肾脏移植效果，要比其他非血缘关系的人之间的移植效果好得多，不仅成活率高，而术后排异反应也相对轻得多。目前医学界对这种现象还无法解释。这也许是长期和睦亲密的夫妻生活和夫妻真情同化了他们的许多生活习惯，俗话所说的'夫妻银婚赛兄妹'大概就是这个道理吧。夫妻之间肾脏移植手术成功的最大意义在于由于夫妻间的亲情和恩爱，致使他们能够共享生命的恩赐……"

然而，就在王铁军和李淑芳开始做肾脏移植的一切准备，真的要去"共享生命的恩赐"时，一个从王铁军以前的老同事那里传来的消息，改变了这对恩爱夫妻的命运……

峰回路转，重现曙光

王铁军后来说，为妻子捐献肾脏，其实他并不是没有顾虑。他的顾虑主要来自对妻子的担心。病了这么多年，李淑芳的身体已如残灯，随便吹来的一点儿小"风"，就会"熄灭"。他最担心的是，妻子能不能扛过移植手术这道坎儿，即使手术成功了，妻子能不能接受他馈赠的生命礼物，万一跟医生说的产生了排异情况怎么办……

太多的疑虑压在他的心头，只不过刚强了大半生的他，不肯在妻子和女儿面前表露出来而已。就在他和妻子配型成功后的一天，被心里的问题压得有些承受不了的王铁军，找到以前在研究所里共事的老同事喝酒闲聊，借以排遣内心的担忧。他的那位老同事得知王铁军这位老伙计做出的这个让他钦佩而又吃惊的决定后，忽然想起了一件事，郑重地对王铁军说："非得这样吗？能不能换一个思路，不这样冒险？"

"不这样又能怎么着？我总不能眼睁睁地看着淑芳就这样离开我吧？"王铁军叹了一口气说。

那位老同事拽着王铁军的手说："我的意思是说，能不能不换肾，也能让嫂子的病情减轻些？"接着，那位老同事告诉王铁军，他爱人的一位女同事，退休前就在一家医院做收款员，听说前些年也患了肾衰竭，准备换肾了，结果在一家肾病医院用一种"内病外治"的办法，坚持治疗，到现在好些年过去了，还好好地活着。

王铁军听了老同事的话，立即请他帮忙联系一下，问清楚是哪家医院，更主要的是，问一下治疗效果怎么样？

两天后，王铁军的老同事回话了，他说那位副部长夫人的病是采用复能肾医的疗法治疗的，六年多前，病情已经严重到跟李淑芳的差不多，眼看就要做肾脏移植了，结果"死马当作活马医"地到那所医院治疗了一段时间，从那以后，身体状况居然越来越好，到现在，还天天出去打太极拳呢。

王铁军的老同事还要到了那家医院院长郭教授的手机号。于是，王铁军赶紧和郭教授联系，结果巧了，郭教授当时正好在北京参加一个肾病学术研讨会，接到王铁军的电话后，第三天就趁会议间隙，就到通州王铁军家里去看望了李淑芳。郭教授发现，李淑芳最近一次的病情检查报告显示，她除了多年的类风湿之外，肾脏方面，血肌酐已经高达 1170.3μmol/L，尿素氮 49mmol/L，双肾萎缩，还伴有高血压，病情的确十分严重。

郭教授详细全面地分析了李淑芳的病情之后，认为她萎缩的双肾，并没有完全失去功能，从治疗机制来看，仍有治疗的价值。鉴于李淑芳行动不便，郭教授在征得王铁军一家人的同意后，立即打电话从医院里调来了几名专家，就在李淑芳家里给她做了会诊，然后开始给李淑芳采用整体与肾区局部透药疗法，并配以其他中药，调理李淑芳羸弱的身体。

一段时间后老伴的身体状况有所改善，老王和家人商量了一下，给郭教授打了个电话，想把老伴儿送到医院里做进一步的治疗。于是，2012 年 12 月，在郭教授派出的两名医护人员的陪护下，李淑芳坐着一辆救护车，从北京通州转去了潍坊。从那以后，她在医院里除了继续接受"整体与肾区局部透药治疗"，同时又按照"八大心态"、"十大标准"认真地执行，身体状况很快好转，就连折磨了她半辈子的类风湿病，也减轻了不少。

第一次住院一个多月后，春节快到了，准备回北京家里过春节的李淑芳，在出院时做了一次复查，结果显示，血肌酐为 662.2μmol/L，尿素氮 23.6mmol/L，而且，她由一入院时每周三次的血液透析，也减少到了每周两次，以前因被类风湿病折磨得时常要靠安眠药才能睡觉的她，睡觉感觉也舒服了……

在家里度过了 2013 年的春节之后，李淑芳再次到医院继续接受巩固治疗。这一次，她一口气住了两个月零三天才出院，在这两个多月中，她的治疗取得了很好的效果。

2013年7月，李淑芳坐在轮椅上，被老伴儿推着出去溜圈儿时，被一场突如其来的大雨淋着了，当天晚上就发起了高热，病情也出现了反复。在当地医院对症治疗了几天，等她的身体能够承受长途奔波时，王铁军第三次把李淑芳护送到了医院住院治疗。到记者在病房里见到她时，李淑芳已经在这里又住了一个多月的院了。经过一个多月的调理治疗，李淑芳的病情已经再次趋于稳定……

采访到最后，碰巧从北京前来探望母亲的大女儿，她对记者说："我们的父辈，看起来他们的日子过得只有艰辛没有浪漫，甚至平淡得跟一杯白水一样，却能在最关键的时候把生死置之度外，而只求哪怕是短暂得仅有一天的相依相守。这种生死相依的感情，在我们这代人的婚姻中，已经很少了。父母一起走过的几十年，直到他那次在中秋节晚上的团圆饭上宣布要给妈妈捐肾时，我们才知道那些岁月在他们心中的分量。那段时间围绕着谁捐肾的争执，使我们姐妹俩的灵魂升华到了一种从未有过的高度。对于生与死，情与义，大爱与小爱，我们终于有了一种切身的体会。我和妹妹都是三十多岁的人了，似乎直到今天，我们才算真正长大……"

第二辑

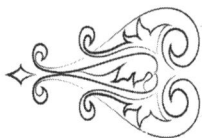 亲情春晖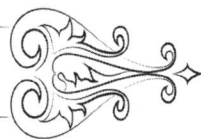

父亲中年得子，却没等看到儿子娶妻即撒手红尘；儿子全力反对父亲遗嘱中留给"神秘继母"的一半儿家产，此后，"叛逆儿子"身患绝症，走投无路之际，"神秘继母"不但不离不弃地带着他四处求医，一夜白头，还给他找到了治疗疾病的医院。最终，他得知了一个惊天秘密……

身患绝症时，"神秘继母"的怀抱是我重生的天堂

2011年10月某天的一个下午，在复能肾病医院肾病综合征住院病区，来自河北邢台的肾病综合征患者吴延春，找到他的主治医生唐大夫，"扑通"一声跪在地上，磕起头来。

唐大夫被吴延春这个突如其来的举动吓了一跳，赶紧把他拉了起来。吴延春抬起头来时，唐医生发现他已经泪如雨下。"唐医生，我不知道该怎么感谢您，就给您磕个头吧。您不但挽救了我的生命，还让俺搞明白了自己的身世。我以前不是个人啊，我太对不起俺娘了……"

此刻，那位跟在吴延春身后、被吴延春唤作"娘"的50多岁却已满头白发的陈玉凤，看着吴延春痛心疾首的样子，也在一旁浑身颤抖，泣不成声……

父亲遇车祸，来日无多时"神秘护工"从天而降

早在1999年之前，吴延春还生活在一个平平静静的三口之家里。他的父亲吴建国在邢台市郊区开了一个塑钢门窗加工厂。那些年，塑钢门窗刚刚兴起，生意特别好，所以，吴建国很快就积攒下了雄厚的家业，光商品房就在邢台、石家庄等地买了6套。

9 年前，吴延春和母亲范秀梅就被父亲吴建国从乡下家里接到了邢台，吴延春也在邢台读完了初中和高中，到 1999 年时，他已经是个 20 岁的小伙子了。

然而，吴延春的命运却在父亲的事业最兴盛时彻底改变了。

1999 年 9 月的一天，高中毕业、没能考上大学的吴延春，正和一群伙伴儿踢足球时，父亲的门窗加工厂的一名工人满头大汗地跑来告诉了他一个噩耗：他的父母开着新买的一辆桑塔纳轿车，回乡下老家走亲戚，返回的路上出了车祸，母亲当场身亡，父亲老吴头部受了重伤，胸椎被方向盘挤断，肋骨也断了四根，已经被拉到医院抢救了，现在仍昏迷不醒。

最终，吴建国经过医院抢救暂时保住了性命，但因他头部和胸椎受到了重创，已经发生了不可逆的后遗症——瘫痪在床上，大小便失禁，而且，语言功能也产生了障碍，话都说不清楚了……

吴建国在医院里住了三个多月后，回家休养去了。吴延春无忧无虑的好日子，从此算是彻底到头了，他必须天天守在家里，伺候父亲。因为遭遇了这场变故，他父亲的那家塑钢门窗加工厂，很快就转手易人了。好在吴建国虽然瘫痪在床、说不成话，但他的双手还能活动，神智还是清醒的。他通过写字，告诉了儿子他在银行的一笔 20 万元的存款，父子俩的日子算是暂时没了后顾之忧。

吴延春对父亲还算孝顺，平日里床前床后伺候得很周到，以前连厨房都没进过的他，不但学会了买菜、做饭还会给父亲换洗褥子、擦洗身子等。但吴延春毕竟还是个毛手毛脚的半大小伙子，所以，渐渐地，父亲吴建国就对儿子不满了，动不动就摔东西、拍桌子地发脾气。有一天，在吴延春外出买菜、路上遇到一个摆棋谱的，一时间看得入了迷……而在家里，大小便无法控制的吴建国，已经弄得满床污物，平时叱咤风云的大老板，如今落到这般田地，儿子又这么没心没肺，吴建国有了自杀的念头，等吴延春忽然想起父亲在家没人照看，急急忙忙跑回家里时，吴建国已经爬到客厅，躺在地上，正拿着一把水果

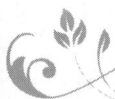

刀，割自己的手腕儿。

一看满身污迹的父亲躺在客厅里，左手腕正在往外喷血，吴延春吓坏了，打电话哭喊着找来父亲以前的几个好朋友，七手八脚地把吴建国抬下楼，拉进了医院。由于发现及时，吴建国失血不多，没有性命之危，但他的情绪却糟糕到了极点，再也走不出心理阴影，害得吴延春天天不敢离开父亲半步。无奈，父亲的一位朋友给吴延春出主意说，请个护工吧，这样至少能替换替换你。吴延春觉得这位叔叔的建议很好，就准备去曾经抢救过父亲的那家医院请护工。

然而，等吴延春把这个意思说给父亲时，吴建国却艰难地在纸上写道："你别请了，护工我已经请过了，她过两天就来。"

几天后，一位和父亲年龄相仿陈姓女人进了他们家。让吴延春感到奇怪的是，她似乎跟父亲很熟悉，因为吴建国一见到她，就激动得嗓子里呜呜啦啦的，虽然说不出话，但眼里已经蓄满了泪水。

陈玉凤的确是个好护工。她在吴延春家住下后，不但把这个家里里外外打理得清清爽爽，把父亲照顾得十分周到，而且，陈玉凤对吴延春也照料得很好，不但什么活儿都不让他干，连夜里他睡觉蹬掉了被子，陈玉凤也会悄悄地过去帮他盖好，因为这，让已经长成个小伙子的吴延春很不好意思……

这样的日子过了不到一个月，吴延春就和陈玉凤发生了不可调和的矛盾——吴建国脑部受的外伤有了恶化的征兆，经过检查，在脑内形成了两个胶质瘤，而且还无法动手术切除。医生告诉吴延春，他父亲的脑胶质瘤一旦发展到无法控制的地步，就会很快危及生命。然而，就在这次诊断结果出来后没几天，吴建国忽然提出来要和陈玉凤结婚，这不但让刚刚经受过丧母之痛的吴延春实在无法接受，也让涉世不深的他无法理解父亲和陈玉凤的举动。吴延春那时认为，陈玉凤对他父子俩照料得好，那是因为自己家里每月给她开着两千块钱的工资，这在当时，几乎是护工这个行当的天价了。但要让这个女人成为他的继母，他实在无法接受。

　　几天后，当吴延春把自己的心事告诉了和他们家关系不错的一位邻居时，邻居两口子所说的话，更让吴延春坚定了必须把陈玉凤赶走的念头。那两口子告诉他，陈玉凤全手全脚的，长得也很俊俏，为什么要甘心情愿嫁给吴建国这个瘫子，还不是冲着吴建国这些年积下的家产来的？不然，为什么陈玉凤明知道他父亲的生命有可能随时有危险，还会心甘情愿地嫁给他？

　　经邻居那对叔叔阿姨这么一分析，吴延春更觉得陈玉凤来到他家来做护工，是早有预谋的，因此，不但坚决反对父亲和她结婚，还天天刁难陈玉凤，天天要她"滚出这个家"。但陈玉凤却像没事儿人一样，该怎么伺候他们爷儿俩还怎么伺候，这更让吴延春觉得这个女人的脸皮太厚了，肯定跟邻居叔叔、阿姨说的那样，真的别有所图。他暗自发誓，要不惜一切手段，把陈玉凤赶走。

　　为此，吴延春开始暗地调查有关陈玉凤的一切消息，但由于陈玉凤是父亲私下请来的，吴延春凭着在学校里积攒下的那点儿社会关系，调查来调查去，也没能得到任何有关陈玉凤的实质性消息，甚至连她家在哪里、具体多大年龄、家里还有什么人等等信息，都无从了解。于是，在吴延春眼里，陈玉凤就像贸然间"从天而降"的一位神秘女人，以护工的身份，介入了他们父子的生活。

　　那些年，吴延春看了很多一些化身各种身份的人潜入豪门、以各种阴险狡诈的方式夺取家产的港台电视电影，顺着那些乱七八糟的情节，他越想越觉得这个神秘的陈玉凤太可怕了，因此，他越来越觉得，尽管自家不是亿万富豪，尽管父亲名下究竟有多少资产他不十分清楚，但光是邢台、石家庄那6套商品房，在当时就足以让很多人垂涎了，所以，吴延春越想越觉得无论如何也得把父亲和陈玉凤分开。

　　然而，就在吴延春还没想出该用什么办法赶走陈玉凤时，一件令他目瞪口呆的事情发生了。

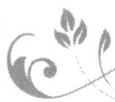

全力夺家产，"叛逆儿子"使尽手腕要将后妈赶出门

2000 年元旦那天，吴延春和一帮高中同学聚会去了，狂欢到深夜才回到家里。刚一进门，他就觉得气氛有些不对劲儿——家里不但打扫得比平时更整洁，客厅里还放着几束鲜花，扯着彩带，墙上还挂着一个大红"囍"字。

正在诧异的吴延春刚要去父亲的房间问问怎么回事，忽然隔着门缝听到陈玉凤在跟父亲说话，于是，他便止住脚步，悄悄地躲在门口，想听听她究竟在说些什么。

"老吴啊，别胡想，咱这不是走到一块儿了吗？我知道你的心事，你就别操孩子的心了，他长得那么俊，你还发愁他娶不到个媳妇？"是陈玉凤的声音。

吴建国嗓子里呜呜了几声，他因为说不成话，大概是又在和陈玉凤"笔谈"。停了一会儿，吴延春才听到陈玉凤又说："你放心吧。从今儿起，咱就真的是一家人了，这些钱，我肯定替孩子看好，让他用到正地方。"

吴延春听到陈玉凤真的开始打家里的财产的主意了，再也听不下去，"砰"地一声撞开了房门，还没顾上说话，眼睛就瞄到父亲的床头柜上，居然放着两张结婚证。

吴延春忽然想到了客厅里的那个大红"囍"字，顿时后背一凉，冲过去就要抢那两张结婚证书。哪知道，吴建国一看儿子进了门，却马上把那两张结婚证书拿到手里，嗓子里呜呜啦啦了半天，也没说清楚一个字，冲陈玉凤瞅了几眼后，举起手里的结婚证让儿子看。吴延春这才终于看明白，那两张结婚证上，的确写的是吴建国和陈玉凤的名字。

狐狸尾巴终于露出来啦。陈玉凤趁着自己不在家，居然把父亲从家里弄出来，去办了结婚手续，这下子，吴延春以前所有的猜测都成真的了。他正想爆发时，吴建国却写了一张纸条递了过来："我们结婚了，你以后得给她叫妈。"

陈玉凤也看到了那张纸条上的内容，眼睛里却透出了一股柔情，看着脸色铁青的吴延春。

然而，吴延春不看那张纸条还好些，一看到"你以后得给她叫妈"那几个字，顿时火冒三丈，"啪"地一声，抬手给了陈玉凤一个耳光，嘴里骂道："不要脸的娘们儿！你真够狠的，滚！你给我滚！"骂完，扭头摔门而去。

此后一连几天，吴延春都在外面借酒浇愁，没有回家。等他颓废了几天，花完了口袋里的几百块钱，终于回到家里时，他的父亲吴建国已经永远离开他了。

原来，那天晚上他打了陈玉凤一耳光，摔门走了之后，吴建国气得突发脑溢血，送到医院抢救了一个多小时，就永远闭上了眼睛。焦急万分的陈玉凤无论如何，都找不到吴延春，因此，他也就没能最后见父亲一面。

回到家里的吴延春忽然看到客厅里摆着父亲的遗像，满屋子挂着黑纱，浑身素服的陈玉凤泪流满面地坐在家里发呆。经过焦急的询问，吴延春这才明白，父亲还躺在医院太平间的冰柜里，等着他唯一的儿子送他上路……

丧父之悲暂时淹没了吴延春对陈玉凤的仇恨，他强忍着一肚子怒火，在陈玉凤的协助下，料理完父亲的后事之后，还没等他和陈玉凤摊牌，一个让他更加不能接受的现实摆在了面前——陈玉凤拿出了两份内容相同的、吴建国去世前半个多月立下的、经过公证的遗嘱。遗嘱的主要内容是：吴建国除了在邢台、石家庄置下的那6处房产之外，银行里还有60万元的存款，这就是他留下来的所有遗产了。吴建国在遗嘱中把这些财产分成了两部分，一半儿的继承权归儿子吴延春，一半儿的继承权归当时还没和他结婚的陈玉凤。而且，更让吴延春无法接受的是，归于他的那一半财产，在吴延春没结婚成家前，由陈玉凤代为监管，由陈玉凤根据情况，除了每月给吴延春最高不超过600元

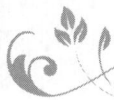

的零用钱之外，其余的财产，直到吴延春成家立业后，才能得到独立的支配权。也就是说，以后吴延春要想花一分钱，必须从陈玉凤手里要，否则，就不能动用属于他的那一半儿财产，直到他结婚成家为止。更别说归到陈玉凤名下的另一半儿家产了。

这个歹毒的女人，夺取家产的阴谋终于得逞了！这是吴延春看到那份遗嘱之后，心里冒出来的第一句话。当时，对与遗产继承相关的法律知识一点儿都不了解的吴延春，并没把那两份遗嘱放在眼里。他在痛恨父亲太糊涂的同时，根本就不承认仅凭那两张薄薄的纸片，自家的财产就能被这个"老奸巨猾"的女人霸占去了？于是，他怀揣着一肚子的不服气，跟陈玉凤闹。然而，陈玉凤的脸皮太厚了，无论吴延春怎么跟她吵、跟她闹，甚至恶言恶语地骂，她似乎都没有离开这个家的意思，每天仍一日三餐地做饭、一如既往地洗衣服、打扫卫生，真把这里当成自己的家了。

吴延春跟陈玉凤闹了十多天也没闹出个结果之后，终于在一个同学的父亲那里被浇了一头冷水。

那位同学的父亲是位法官。有一天，吴延春忽然想到要把陈玉凤控制着的财产夺回来，光这么跟她闹不行，得跟她打官司，到法院里告她去，不但告她侵吞自家的财产，还要告她谋害父亲，因为没有亲眼看着父亲去世的吴延春，一直还在怀疑是陈玉凤谋害了吴建国。于是，他就去了那位同学家里，把自家这段时间发生的情况，详细给那位法官叔叔说了一遍，然后咬牙切齿地说："我不把这个老娘们儿送进监狱，决不罢休！"

那位法官叔叔听了吴延春的话之后，让他不要着急，三天后，再给他想办法。哪知道，三天后，吴延春迫不及待地见到那位法官叔叔之后，他却告诉吴延春，经过他通过各方面的关系详细了解，陈玉凤手里的一切手续，都是合法有效的。那份遗嘱是吴建国在神志清醒的状态下，亲自到公证部门立下的，没有受到任何人的胁迫，是他真实意愿的表达。而且，后来吴建国和陈玉凤又办理了结婚手续，在法律上，他们已经是合法夫妻了，同时也是吴延春的继母，即使没有那份遗嘱，陈玉凤也有权利继承吴建国的一半儿家产。

至于吴建国的死因，那位法官叔叔也到医院查阅过病历了，吴建国是大面积脑出血伴脑胶质瘤破裂而迅速导致了脑死亡，继而失去生命的。并且从发病到送医院，陈玉凤并没有耽误一分钟时间。所以，在吴建国突然去世这个问题上，从医院的病历记载来看，陈玉凤没有任何责任。

末了，那位法官叔叔劝慰吴延春说，从目前的情况来看，他只能面对现实，即使他到法院起诉陈玉凤，凭着陈玉凤手里的证据，也百分之百地会输掉官司。心里一百个不服气的吴延春听了这些话，顿时傻眼了。

尽管吴延春在他的法官叔叔那里没有走通打官司这条路，但因为对陈玉凤满腔仇恨，他一回到家里就开始百般折磨、侮辱陈玉凤。为了逼陈玉凤交出父亲留下的存折、房产证等等，吴延春软的硬的都使过了，陈玉凤却无论吴延春怎么折腾，只有一个老办法——沉默不语，照样天天按部就班地做家务，并一日三餐伺候着吴延春。吴延春没招儿，居然使出了无赖手段：有一天他在外面喝酒喝大了，回到家里，居然闯进陈玉凤的卧室，跳到她的床上撒尿，撒完尿还没完，又在陈玉凤房间里翻腾了一遍，大吼大叫着逼陈玉凤交出父亲的存折和房产证。

陈玉凤看着吴延春的疯狂举动，呆呆地站在门口，悲泪如瀑，浑身哆嗦着，却说不出一句话来……

忽然患绝症，"对头继母"一夜之间白了头

吴延春无所不用其极地和陈玉凤对峙了一段时间后，陈玉凤依然我行我素，根本没有妥协的意思，更没有要交出吴建国家产的苗头，只是按月给吴延春600元的零花钱，其他的钱，除非吴延春说出充足的理由、拿出充足的证据，否则，不管吴延春怎么威胁，一分钱都不

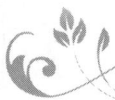

多给。吴延春彻底没招儿了，最后，他听了一个社会上认识的小哥们儿出的傻主意，决定使出"撒手锏"——把吴建国在邢台市置下的4套商品房，全部更换了门锁，除了自己住的那套外，另三套全部租了出去。不仅如此，还跑去石家庄，把吴建国在省城置下的另两套商品房也更换了门锁、租了出去。这样一来，他不但达到了把陈玉凤赶出家门的目的，还每月不用再找陈玉凤要零花钱，就可以有1400多元的房租收入，让他吃喝不愁了。

吴延春更换此前陈玉凤和他们父子俩同住的那套房子的门锁是趁着陈玉凤去菜市场买菜的机会干的。等陈玉凤买了菜、回到家里时，她已经进不了屋门了。对门邻居听到陈玉凤掏钥匙开门的动静，打开自己的门，幸灾乐祸地看了陈玉凤几眼，告诉她说："嘿嘿……那孩子刚才把门锁换掉了，没给你这个后妈一把钥匙？"

听了这话，陈玉凤却出奇地冷静。她什么话都没说，把买来的几兜儿菜往家门前一放，扭头走了。从此之后，吴延春很长时间都没有得到陈玉凤的任何消息……

吴延春用这种釜底抽薪的办法，把陈玉凤赶走后，不但把陈玉凤居住的那间卧室，连家里各个角落都翻腾了一遍，恨不得掘地三尺，也没找到父亲去世前留下的存折、房产证以及那两份遗嘱。

这个女人，原来早有防备啊。吴延春恨恨地想。

不管怎么说，总算是赶走了陈玉凤，再加上有另五套房子的房租收入，所以，吴延春就天天和一帮社会上认识的坏小子混在一起，肆无忌惮地吃喝玩乐……

一转眼，两年多的时间过去了。到了2003年春天，已经是个23岁的大小伙子的吴延春，刚刚交了个女朋友，正和那个女孩子热恋得一日不见如隔三秋时，他渐渐觉得头晕乏力、浑身没劲儿，任凭那个女孩子怎么对他"放电"，也打不起精神来。一开始，他还以为是自己天天沉迷于"爱情"之中，透支了精力，觉得养一段时间身体就好了。哪知道，一个多月后，他忽然发现两条腿肿起来了，而且不但精神更加萎靡，连再好的饭菜摆在他面前，也没了胃口。更让他感到恐惧的是，喝再多的水，一天也撒不了两泡尿，即使有了尿意，也是滴沥几下，就完了。

他望着自己肿得一摁一个深坑的双腿，怀疑自己得了什么大病，赶紧跑到当地的一家大医院去检查。哪知道，医生一听他说的症状、一看他水肿的双腿，马上让他去肾病科做进一步检查。在肾病科，吴延春被确诊为肾病综合征，需要立即住院治疗。

一开始，吴延春不相信医生诊断：自己这么年轻，身体这么壮实，怎么可能患上这么重的肾病？便强撑着又去石家庄的一家更大的医院做了复查，但诊断结果与那家医院的一样。这下吴延春才开始着急了，因为他每月收的房租，全部被他花得"月月光"，哪里有治病的钱呢？

就在吴延春束手无策地回到邢台家里想办法筹钱治病的第二天早上，他一开门，却发现两年多都没任何消息的陈玉凤坐在家门口，看样子很疲惫，依着屋门旁的墙壁，睡着了。

实际上，这两年多的时间，陈玉凤根本就没有离开过邢台。她在一家家政公司找了个工作，每天去几家大公司做保洁工作，每月挣着六七百块钱的工资。她隔一段时间，就会抽空到吴延春独住的那套房门前站一会儿，然后又回去继续打工。两天前，她再次来到这套房门前时，恰好被那个嘴巴不饶人的对门邻居看到了。那个女人嗑着瓜子，刻薄地告诉她："你还有脸来啊？小吴现在得了重病了，听说有的大医院都治不好。再说了，就是能治好，他爹的钱都被你卷走了，那孩子哪来的钱治病啊？"

陈玉凤一听这话，愣了半天，赶紧问吴延春是在哪家医院看的病，随后就找到那家医院的大夫，问清楚了吴延春的病情，接着，就到处寻找吴延春。但那几天吴延春去石家庄了，陈玉凤找遍了所有医院的肾病科，也没得到吴延春的一点儿音讯，无奈，只好连夜回来，守在家门口，死等着吴延春。

吴延春开门的声音，惊醒了陈玉凤。她忽地站起来，一看眼前的吴延春，两年多没见面，已经被疾病折磨得面目全非，顿时定定地望着他，眼里慢慢地淌下来两行浊泪……

"少来这一套！猫哭耗子假慈悲。来看我死没死是吧？我死了，你是不是就彻底安心了，就可以独吞我爹的家产了？你滚，我不想再看到你！"吴延春被确诊为肾病综合征之后，那位本来就是冲着吴延春的家产来的女朋友，立即躲起来不见他了。吴延春在从石家庄返回邢台的路上，又收到了那个女孩的分手短信，他本来就被忽然患了这样的病儿乎摧垮了所有的生活希望，一看到陈玉凤，正好找到了出气的地方，立即把她骂了一顿。

陈玉凤抹了一把泪，马上从口袋里拿出一个存折说："孩儿啊，不管你怎么看我，现在治病要紧。"

"孩儿？你敢叫我'孩儿'？这会儿良心发现啦？好吧，把钱留下，你走吧。"吴延春一看陈玉凤拿出了一个存折，伸手就去接，边接嘴巴里还不依不饶地骂着。

吴延春没有想到，陈玉凤又把手缩了回去："不中！这钱不能给你。你爹活着的时候有交代，我得听他的。给你治病的钱，我陪你去交。"

"好啊，都到这份儿上了，你还动歪心眼儿，这病，我不治了，死了拉倒。"吴延春说完这话，扭头就去关门。

哪料到，陈玉凤一听这话，忽然像头母狮子那样发火了，劈头给了吴延春一耳光："你这个熊孩子，你娘死了，你爹死了。我这些年，也半死不活的，你还要去死？你再敢说这个字，我先撞死在你家里。"

吴延春捂着蜡黄的脸，顿时惊呆了！自打两三年前陈玉凤进了这个家门，到被他赶出去之前，从来没见陈玉凤发过这么大的火，即使当初吴延春百般侮辱、咒骂她，她也没有高声说过一句话。现在她不但发火了，还抽了自己一耳光，这让吴延春一下子不知所措。

看看吴延春没话了，陈玉凤噙着泪，摸着吴延春挨了耳光的那半张脸说："你给我听好了，我问过医生了，你的病如果再不治，想活你也活不成了！你爹没死的时候，最大的心事就是给你娶房媳妇，生个一男半女的。你知道不知道，这是他托付给我的最大的事儿？啥也别说了，你收拾收拾，跟我乖乖治病去，咱找最好的医院，哪儿的医院能治好你的病，天南海北咱都去。邢台的不行，咱去石家庄，石家庄的不行，咱去北京，北京的医院给你治不好，咱找美国、英国的。我就不信，这天底下就找不到能治好你的病的医生了。"

最终，重病缠身的吴延春被陈玉凤给镇住了，乖乖地跟她去了省城石家庄的一家大医院，开始住院治疗。自那之后，吴延春在陈玉凤的照顾下，在石家庄、邢台、保定、郑州、上海等很多医院辗转奔波，只要一听说哪里的医院治疗肾病综合征效果好，陈玉凤就立即带上吴延春去求医。但那些大大小小的中西医院反反复复的治疗措施，都万变不离其宗，治疗方案的药物还是以激素类药物强的松为核心，尽管也先后尝试了配合应用雷公藤多苷、黄葵胶囊、丹参及各种中药偏方等治疗方式，但七八年过去，吴延春的疾病不但没见好转，因服用激素类药物而导致的"满月脸"、"水牛背"等副作用，却越来越严重。

在那些年间，尽管陈玉凤对吴延春照顾得十分周到，呵护得无微不至，但吴延春一直对陈玉凤不冷不热，觉得既然她掌握了父亲所有的财产，现在给自己当牛做马就是天经地义的，所以，也就越来越心安理得……

到了2010年春节过后的3月份，病情再度恶化了的吴延春，在陈玉凤的陪护下，来到了北京的一家大医院。陈玉凤求爷爷、告奶奶般地搞到了一位国内知名的肾病专家的专家号。结果，经过那名专家检查发现由于吴延春长期使用激素类药物，其副作用已经累及髋关节，他当时的双侧股骨头已经出现了无菌性坏死的征兆，如果继续发展下，后果将十分严重，必须置换人工股骨头，才能解决问题。

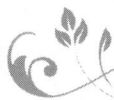

那段时间一直觉得站立时两边臀部酸疼的吴延春，听了专家的话，顿时绝望了。

当天晚上回到他们在北京暂时租居的小屋里，吴延春发现陈玉凤的脸上出现了从未有过的神态——她走路晃晃悠悠的，精神也一直恍恍惚惚的，嘴里不住地念叨："他爹，他爹啊……他爹啊……"除了这句话，什么话也不说，到了屋里，呆呆地坐着，第一次没有去给吴延春买晚饭……

第二天早上一起床，吴延春吃惊地发现，陈玉凤像是忽然之间老了十岁。才刚刚五十多岁的她，面色枯黄，眼神呆滞，头发，也一夜之间，变得灰白灰白的……

那个中秋节，身世揭开后翻身跪地唤亲娘

到了2010年5月，已经离不开拐杖的吴延春，更加离不开陈玉凤的照料了。他们从北京返回邢台后，按照那位专家开的方子，继续在家服药自行治疗，但效果仍没有什么明显的好转。时间一天天地过去，陈玉凤的满头黑发，却由灰白，渐渐变得雪白了……

这些年来，陈玉凤虽然时不时要陪着吴延春四处求医，但她一直没有辞掉在那家家政公司的工作。护工干不了，她就打钟点工。除非到外地去了，不得不停下工作，只要在邢台，她就会到家政公司找适合自己的钟点工去做，一点一点地赚着钱。这一切，陈玉凤却一直瞒着吴延春。而吴延春因为心里一直对这个侵占了父亲财产的女人有很深的隔阂，也懒得去问她天天在外面忙什么，只要陈玉凤一日三餐给自己做好、端到桌子上，他就该吃吃、该喝喝，除了自己的病，什么心都不操。

这天，陈玉凤回到家里告诉吴延春说，那家家政公司新来了一名员工，她的丈夫患的病和吴延春的一模一样，最后也因为长期服药激素类药，致使病情发展到了股骨头坏死，两年前是在复能肾病医院治疗的，现在病情稳定。陈玉凤要到了那个患者当年的主治医

生唐大夫的电话，并在家政公司里和唐医生联系上了，她已经把吴延春的病情详细告诉了唐医生，还详细咨询了很多问题，觉得吴延春的病，又有了新的希望。她要吴延春收拾一下，明天就去找唐医生！

都说"久病成良医"，事实上，自患上肾病综合征之后，这些年来，吴延春一直通过网络、书籍等很多渠道，查询有关这种疾病的常识，已经对自己的病不抱什么希望了，尤其是在北京经过那位权威肾病专家的诊断后，吴延春几乎彻底绝望了，他觉得这辈子也就这么着了，活一天算一天吧。所以，听了陈玉凤的话，吴延春并没有感到什么希望，反而质疑说，这么多年来，跑了那么多医院，见了那么多专家，都没能治好自己的病，还有什么好医院吗？

不管吴延春怎么沮丧，最终还是被抱着一线希望的陈玉凤带到了潍坊，于2010年6月，住进了医院。入院后，唐医生担任吴延春的主治医生，她立即为吴延春做了系统检查，结果显示：吴延春当时的血浆白蛋白21g/L，血总蛋白45.6g/L，尿蛋白（＋＋＋），24小时蛋白定量4.9g，肾脏专用ECT显示肾小球滤过率为67ml/min。这样的检查结果，让唐医生感到很棘手，因为这表明吴延春的肾脏功能已经下降到了很糟糕的地步，于是，她马上会同医院内的肾病专家，针对吴延春的病情做了详细会诊，并在该院院长郭教授创立的"复能肾医"的理论框架下，认真制定了初步的治疗方案。随后，针对吴延春肾病综合征的"复能"治疗就开始了，陈玉凤也陪护在医院，悉心地照顾起了吴延春的衣食起居……

然而，"病来如山倒，病去如抽丝"。入院治疗一个疗程3个月之后，虽然吴延春的体质等各方面的状况不断好转，精神状态也振作起来了，但一个疗程结束后一复查，他的24小时尿蛋白流失不但没有减少，反而持续增加到5.8g，这样的检查结果，让对自己的病情已经知晓到"半个专家"程度的吴延春的火气顿时上来了，并把一腔怨愤全部撒到了昼夜照料他的陈玉凤身上。复查结果出来那天中午，陈玉凤刚把午饭捧到吴延春病床前，他端起饭菜，劈头朝陈玉凤脸上摔了过去，刚打来的、滚烫的一碗鲫鱼汤和其他饭菜，顿时盖在了陈玉凤沧桑的脸上，随即，就在额头上烫出了一个大包。

这个情景，恰好被前来查房的唐医生看到了。她连忙跑上去帮陈玉凤揩干净了头上、脸上、身上的污迹，并把她搀到了走廊里的椅子上休息，随后返回病房给吴延春耐心解释说，吴延春的肾病十分严重，在前期病理治疗阶段主要通过活血化瘀、改善肾脏内部血流灌注等为主要治疗方向。在这个过程中，很多像他这样的病人可能会出现"一过性"的尿蛋白增多等问题，这是很正常的现象……

看看吴延春的情绪渐渐平静下来了，唐医生接着又耐心地给吴延春剖析说，他的病情比较严重，如果不从调整他的全身免疫状况、改善肾脏血流等方面进行治疗，仅仅单纯降尿蛋白的加号，长此以往不仅尿蛋白加号会出现反复，还会导致肾功能一步步下降，最终进入尿毒症阶段，而不得不进行血液透析。唐医生还告诉吴延春，她曾经仔细分析过吴延春以前的治疗过程，之所以他以前到那么多家医院去治疗了好几年都不见效果，就是因为没有走出这个误区，才导致他们四处奔波了这么久……

掌握了不少肾病知识的吴延春，渐渐明白了唐医生所讲的道理，对刚才恼怒之下做出的鲁莽举动，有了一丝悔意，下意识地问唐大夫说："她……烫得……烫得厉害吗？"

唐医生一看自入院后一直刁难陈玉凤的吴延春开始惦记陈玉凤了，意味深长地说："你啊！这么多年，让你妈受了多少苦啊？早晚你会悔青肠子的！"

哪知道，吴延春一听这话，立即条件反射般地吼道："她不是我妈！我妈早就没了！"

唐医生接下来的一句话，让吴延春顿时呆住了："你是真傻啊还是病糊涂啦？你想过没有，这么多年，能为你含辛茹苦做这么多事情的女人，除了当娘的，还有什么人能办到？"

唐医生的话，像一记重锤，砸晕了吴延春，他半张着嘴，大睁着眼睛，再也说不出一句话了……

病房门外，听见了两人所有对话的陈玉凤，捂着被烫得面目全非的脸，倚着门框，瘫坐在地上泣不成声，嘴里喃喃地重复着一句话："他爹……他爹……他爹啊——"随后便嚎啕大哭起来，哭声苍凉而又悲戚……

之后三天，吴延春没有再见到陈玉凤，她悄悄回了邢台。陈玉凤再返回潍坊时，给吴延春带来了一个大信袋。

三天后，就是万家团圆的中秋节了。中秋节的晚上，皓月当空，和风轻拂。在医院的那个大花园的草坪上，借着夜景灯的灯光，陈玉凤打开了那个大信袋——里面不但装着6套房子的房产证、当初吴建国去世时留下的一分不少的60万元存款折，还有吴建国留下的那两份一模一样的遗嘱。最终让吴延春震撼得扔了拐杖、翻身跪倒在地，一声一声地喊着"娘"，连连给陈玉凤磕头赔罪的，是那个大信袋里还有一个小信封，里面装着他的父亲吴建国生前写给儿子吴延春的一封亲笔信。

一字一句地看完那封长达5页、已经发黄了的信件，吴延春才知道：早在吴建国从农村到沧州姨妈家读高中时，就和同班同学陈玉凤好上了。但在当时，中学生谈恋爱，还是"大逆不道"的事儿，因此，受不了流言蜚语的陈玉凤就退学了。本来吴建国高中毕业后是要留在沧州，和陈玉凤继续好下去的，但两人都不到法定结婚年龄，加上陈玉凤的父母极力反对这门婚事，所以，最终，两人还是没能走到一起。在陈玉凤的父母把黏在一起的两个人抓了个"现行"，并把他揍了一顿、赶出沧州后，陈玉凤也因此和父母彻底决裂、离家出走了。但从沧州回到邢台的吴建国，却在父母的威逼下，很快就和吴延春的妈妈订婚了。就在吴建国和范秀梅结婚后不到两个月，陈玉凤找到了邢台，把已经出生4个多月的吴延春送到了吴建国身边，从此便再也不和吴建国联系了。范秀梅发现自己没有生育能力之后，就把吴延春当亲生儿子对待了，一直把他养大到高中毕业。

而在那些年，生性倔强的陈玉凤因懊恼于父母破坏了她和吴建国的爱情，所以，一直没和父母妥协，只身一人，在沧州开了个小商店打发日子，直到她得知吴建国夫妇俩出了车祸。一死一伤之后，才断然卖掉自己的商店，来到吴建国身边，陪着他走完了最后那段人生日子……

更让吴延春羞愧的是，这么多年东奔西走给自己看病，他的亲生母亲陈玉凤，一直花的是她独身那些年攒下的钱和她后来辛辛苦苦在家政公司打工赚的钱，没有动吴建国留下来的一分钱！

吴延春看着父亲亲笔写下的、解开自己身世之谜的遗书，眼睛里淌出了悔恨的泪水，还没等看到结尾，就翻身跪倒，哭喊着"娘，娘啊——"给陈玉凤磕起头来。陈玉凤一连声地答应着，慌忙把儿子扶起来，紧紧地抱在了怀里……

站在暗处的唐大夫，远远地望着这一切，也被感动得泪如泉涌。半个多月前，她无意中从陈玉凤的一句失言中，得知吴延春是她的亲生儿子后，就思量着如何让这个天天对自己亲娘恶言相向的儿子认亲的事儿。现在，经过她的劝说，陈玉凤终于答应揭开谜底，她也终于如愿以偿了。唐医生这才长长地舒了一口气，返身回到了吴延春的病房，放下了早就准备好的一盒月饼、一束康乃馨和一张贺卡。贺卡上写着一句话："每逢佳节倍思亲，'仇人'原来是亲人，祝福你们娘儿俩在今天终于团圆！"

"娘啊！我真不是东西，让你遭了这么多罪。这么多年了，你为啥不早些告诉我啊？"终于明白了这个忍辱负重、照顾自己这么多年的女人是自己的亲生母亲之后，吴延春抹着泪水问。

"儿子啊，不是我不告诉你，是你爹留的有话，要我一定帮他照顾好你，管好他留给你的家产，再给你娶媳妇、生儿子。他曾经嘱咐过我，等你结过婚，再把这封信拿给你看……但到现在，我也没能把他交代的事儿办好啊……"陈玉凤抚着靠在自己胸前的吴延春的头发，长叹了一口气，幽怨地说。

吴延春听了这话，也叹了一口气说："我都这样了，还有谁……"话还没说完，就被陈玉凤打断了："别这么说！只要你好好配合唐医生，就一定能治好你的病，娘都有这个信心，你可不能泄气。"

吴延春望着月光和灯光照耀下老娘的满头白发，再次泪如泉涌，连连点头……

这之后，吴延春就开始配合唐医生继续进行第二个疗程。

一年多后的 2011 年 10 月，经过复能肾医理论系统的治疗，吴延春的各项检查指标都有所改善。

2013 年 4 月，吴延春在母亲的陪护下，到复能肾病医院复查，结果显示，他的病情稳定，已经步入正常人生活。

在这次来院复查时，陈玉凤、吴延春母子俩还告诉了唐医生一个好消息：吴延春出院返回邢台后，他和母亲陈玉凤利用父亲留下的 60 万元遗产及这些年来的利息，又拾起了陈玉凤的老本行——在他们居住的那个小区里，开了一家百货超市，目前，超市的生意很好，而且，一位被聘用到在超市里的女营业员，正在和吴延春谈恋爱。吴建国生前托付给陈玉凤的夙愿，即将得偿。

"下次再来复查，千万别忘了把女朋友带来让我瞧瞧啊"唐医生高兴地和吴延春开着玩笑，与这对历尽劫波的母子告别了……

　　校园"帅仔"得了爱女却痛失贤妻,永别之际爱妻泣泪托付最后的心事。女儿即将替自己圆梦之时忽患绝症需"换肾";大义岳母宁愿倾家荡产也要保住"最后的念想"。"大岛茂"远赴他乡感受医患真情,在爱女病情出现转机时,却忽闻家里昔日"爱巢"将易手;度尽劫波拥有真情,铁汉子多年夙愿终成现实……

固守爱情救爱女,真情催出"大岛茂"千行感恩泪

　　2012年7月16日上午,复能肾病医院的荆医生刚查房回到办公室,就接到了一条短信:荆医生,思思三天前收到了大学录取通知书。选择在今天告诉您这个喜讯,是为了表达我和女儿对您的感激之情,4年前的今天,我们有幸认识您……

　　看着这条长长的短信最后那句"王岩辉顿首",荆医生不由得又想起了他年轻时看过的一部风靡全国的日本电视剧《血疑》——她之所以会想到这部电视剧,不仅仅因为王岩辉长得酷似在血疑中饰演大岛茂的电影明星宇津井健,还因为王岩辉也和大岛茂一样,是个令人感动的好父亲。

得爱女痛失贤妻,昔日帅仔瞬间遭遇冰火两重天

　　1993年8月8日这天,对于大多数人来说,只不过是一个很平常的日子,但对于王岩辉来说,却是个让他终生难忘的日子——这一天,不仅是他女儿王思思的生日,也是他爱妻的忌日。

　　那天,他怀孕8个月的妻子突然晕倒在自家的百货部旁,正在卸货的王岩辉忙一边打电话通知岳母,一边用自己的小面包车把妻子送

到了医院。妻子刚进抢救室，小姨妹李欣就陪着岳母赶来了。王岩辉的岳母姓李，认识的人都叫她李妈妈。守寡十多年的李妈妈在百货公司当了近 30 年的售货员，单位改制后，她拿着买断工龄的钱自己开了一家小超市。原指望大女儿李瑾能帮帮自己，却不料李瑾"胳膊肘往外拐"，一门心思要嫁给王岩辉，经营他们自己的百货部。还好，二女儿李欣比较温顺，高中毕业后就进了她的小超市，会计、供销一把抓，李妈妈只管经营，这下子轻松了不少……

李瑾被送进产室开始抢救后，几个人战战兢兢地在走廊里等着。一会儿，医生出来说产妇情况危急，问他们是保大人还是保小孩？听医生这样说，王岩辉脱口回答："保大人！"李妈妈却一下子瘫倒在地，哭喊着："大人小孩都要啊！"

又过了很久，产房内传出了一阵婴儿的啼哭声。王岩辉等人听见了，暗地松了一口气。护士出来告诉王岩辉说："是个漂亮姑娘。不过因为早产，情况不是很好，已经送监护室了。"王岩辉问："我爱人怎么样？""正在抢救。"护士说着，转身进了急救室。护士前脚才进去，后脚医生就出来了，冲王岩辉喊道："你是产妇的爱人吧，快！快进去……"

产房内，李瑾硬撑着一口气等着王岩辉，她给丈夫留下了自己人生中的最后一句话："岩辉……你一定要看好咱的'小茂'，一定要照顾好我们的女儿！"

李瑾所说的"小茂"，是他们共同经营的一家百货部的名字，更是他们的爱情见证。"一定！我一定办到……"王岩辉答应着，李瑾却面朝丈夫，慢慢地闭上了眼睛，她再也听不到王岩辉的承诺了。

从那天开始，王岩辉陷入了深深的自责之中：他总觉得，如果自己坚持不让李瑾到百货部帮忙，如果自己坚持要李瑾留在岳母身边，李瑾也许不会走。

王岩辉是云南曲靖人，和李瑾是高中同学，虽说他是在农村长大的孩子，可山歌、葫芦丝、笛子、二胡，样样拿得起放得下，再加上长相帅气、学习成绩好，在学校出类拔萃，女同学们私下里都称他"帅仔"。而且，在当时，日本电视剧《血疑》正在热播，不知道是哪个"眼毒"的女同学最先发现了，王岩辉的鼻眼间有《血疑》电视剧中的"大岛茂"的影子，私下里又给王岩辉起了个外号"小茂"，就是"小大岛茂"的意思。这话传到李瑾的耳朵里，她在课堂上，也私下悄悄斜着眼端详了好多回王岩辉，觉得他的确像极了大岛茂，只不过少了大岛茂的沉稳和沧桑，更多的是朝气和活力……

被同学们冠于"小茂"美称的王岩辉，实际上也一直都不掩饰自己对同桌李瑾的爱慕。他俩郎才女貌，十分般配，但同学们大都认为，王岩辉唯一的"缺陷"是，家里太穷。但以王岩辉的成绩，一定能考上大学，那时候，他们如果再在一起，那就顺理成章了。

20世纪80年代末，考大学比现在艰难多了。家里条件比较好的李瑾虽然没有捅破和王岩辉之间的这层纸，但也没有对王岩辉的追求很明确地表示拒绝。最后一学期开学后不久，班上组织同学们骑自行车郊游，没车的同学要出去借车。王岩辉厚着脸皮对李瑾说："我租你的车吧，可以给你当司机。"李瑾没吱声，把自行车推给了王岩辉。那一路上，他们成了全班同学起哄的目标。偶尔，遇上路况不好的时候，王岩辉总会炫技一般地来个紧急刹车。仓促间，后座上的李瑾只能毫无选择地抱紧王岩辉的腰，把脸贴在他的背上。后面的同学一眼就看出了其中的玄机，知道王岩辉在耍小聪明，也不点破，只是吹着口哨从他们侧面飞驰而去……

高考成绩下来，果然，全班就只有王岩辉上线了，老师和同学们都为他高兴，李妈妈还主动让李瑾请王岩辉来家吃饭。可是，就在这个时候，他家的牛病死了，对于这个原本就靠借贷度日的家庭来说，几近灭顶之灾。生活都成问题，哪里有路费和学费？知道自己上大学无望，王岩辉一时情急，竟病倒了。

一个改变命运的机会就摆在面前，但却就是抓不住，王岩辉绝望了。病好后，他把自己关在家里，几天几夜不吃不喝。他的父母担心儿子，连夜走了几十里山路到城里的学校找到儿子的高中班主任吴老师，请他劝劝儿子。吴老师当天就联系了几个学生去王岩辉家，其中便有李瑾。任老师和同学们在门外把嘴皮子都说破了，王岩辉在屋里还是一点儿动静都没有。李瑾想了想，对老师说："让我试试吧。"等其他同学都安静下来后，她对着门缝大声说："王岩辉，你想明白啊，上大学是你的人生目标吗？如果是，你就去挣钱，挣够了路费和学费，再考，你这样在家里窝着，除了能吓唬你的父母，让他们更内疚，还有什么用。"

"上大学不是我的人生目标，娶你才是我的人生目标！"猛然间，王岩辉拉开门，站在大家面前，愣愣地大声说。

屋外所有人都被王岩辉这句话镇住了，大家实在想不到他会这样说。李瑾最先反应过来，她拉住王岩辉的手说："那你就娶我啊，我愿意嫁给你，行了吧！"

王岩辉听到这句话，像是被人抽了筋一样，在门口蜷缩成了一团，喃喃地说："我家这么穷，哪有钱娶你啊？你这不是在笑话我吗？"

这时候，吴老师走过来说："孩子，你赶快振作起来吧。我看啊，你在家待着，确实没有出路。要不，你还是到曲靖吧，找点事情干，说不定明年就能挣到钱。"

就这样，王岩辉身体完全康复后就去了曲靖，他在饭馆打小工、帮人看店、拾荒，只要能挣到钱，再苦再累的活儿都干。几个月后，他正帮人搬家，李瑾找到他，说学校要在后校门开个百货部，自己已经帮他租下了，还从妈妈那里"骗"了一笔钱，帮他交了押金。

"可我不会做生意啊。"王岩辉有些意外。

"没事儿，咱们吴老师已经说服我妈了，我妈也答应要帮你了。她卖了几十年百货，她要帮你，你准能赚到钱。"李瑾说话时，笑眯眯地看着王岩辉。

"李瑾，等我挣到钱，立马就娶你！"王岩辉明白了李瑾的意思，

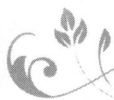

心里一下子豁然开朗了。

此后不久，在李瑾的"幕后策划"下，他们的百货部终于开起来了。给百货部取名字时，李瑾笑眯眯地对王岩辉说："你不是帅仔吗？你不是全校闻名的'小茂'吗？名字我早就想好了，就叫'小茂百货部'！"

从那以后，"小茂百货部"算是开张营业了。王岩辉把这个百货部视为他们"爱情的小窝"，于是，便开始一门心思经营百货部，李瑾也时不时过来帮忙，当然，主要目的是借机和她的"帅仔"约会。于是，"小茂百货部"里，就留下了让王岩辉永难忘记的最幸福和最甜蜜的诸多"爱情细节"。他们结婚后经常回味说，"小茂百货部"就是他们"爱的小巢"……

几年后，"小茂百货部"百货部真的挣钱了，王岩辉也如愿和李瑾如愿以偿地结婚了。长达7年的苦恋终于结束，所有人都祝福他们；特别是在李瑾怀孕后，大家更坚信这只是他们幸福的起点。但却没有想到，这样的好日子才过了不到一年，王岩辉就遭到了如此大的变故。他心爱的女人，撇下他们父女俩、撇下他们的"小茂"，独自去了另一个世界……

就在这一天，王岩辉得到了女儿，却痛失了爱妻。女儿是李瑾和他的爱情见证，女儿也是李瑾在这个世界上生命的延续。王岩辉给女儿取名"思思"，下定决心要好好抚养女儿长大成人。

从此，每年的这一天，对于王岩辉来说都是"冰火两重天"：上午，他要给女儿买蛋糕、买鲜花；下午，他要给妻子买香烛、买纸钱——但无论是上午还是下午，祝福和祈愿都只有一个：那就是希望女儿思思健康、快乐，无忧无虑地成长……

守候小店圆旧梦，上高中的爱女忽患绝症要换肾

从1994年8月到2009年5月的十几年间，王岩辉独自抚养着他和李瑾的女儿李思思——说是独自，只是说他没有再婚，但事实上，没有李瑾家人的帮助，他是不可能养女儿和干工作两者兼顾的。李瑾去世后，李欣和姐夫商量，为了方便他照顾思思，但凡他们的"小茂"百货部有什么事儿，都由李欣的丈夫赵亮来帮忙，特别是进货，直接就用李妈妈商场的进货渠道，只是两家分开做账、分开结算就可以了。这样一来，王岩辉也只管经营，开始一手抱着思思、一手卖货地天天忙活着，后来，吴老师帮忙推荐了一个小工，他这才觉得轻松一些了。

思思似乎自小就知道爸爸一个人照顾她不容易，从幼儿园到初中，除了感冒也没有生过什么大病，上学更不需要爸爸操心，就算是百货部再吵吵，她也能伏在柜台上完成作业。从小学到初中，思思一直都是班干部。百货部因在学校门口，生意比较有规律：下课和放学的时候生意特别好，上课铃一响，百货部里就冷清了。每次一闲下来，王岩辉就想李瑾，想自己的大学梦，想思思。掀开竹帘子看看后面爷儿俩住的房间里满墙的奖状，王岩辉就觉得，自己和李瑾没有实现的梦想，思思正在帮他们实现。他不再婚、不买房，就是要把钱攒着，一心要供思思以后上大学——虽然李妈妈和李欣给他说过很多次，让他考虑自己的生活，不要担心思思，但他还是坚持自己的观点：这是他和李瑾的女儿。李瑾不在了，女儿的一切都应该他来负责。虽然李欣结婚多年到现在都没有孩子，赵亮这些年也把思思当宝贝，可毕竟孩子是姐姐的，说不定下个月就会有李欣怀孕的好消息呢。

从思思拿回第一张奖状开始，王岩辉就坚信他一定能等到思思拿回大学通知书的那一天。所以，2008 年夏天，当思思考上高中，而且正好也是吴老师当她的班主任时，王岩辉别提有多高兴了，专门请老师和同学们吃了一顿饭。席间，吴老师红着眼圈儿动情地说："这是我带的最后一届学生了，3 年后我就要退休了。我教书 40 多年，最大的遗憾，就是王岩辉当年因为家庭条件不允许没能上大学。现在好了，思思长大了，她一定能上大学的。我要等王岩辉送她去上大学了，再办理退休手续。"

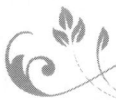

老师的一席话，说得王岩辉泪流满面。他相信3年时间很快就会过去，老师等的那一天很快就会到来。

然而，2009年的春节后，刚刚进入高一下学期的王思思，却忽然被一场大病击倒了。

一切都是从感冒开始的。思思是个懂事的孩子。开学后不久，她第一次感冒时没告诉任何人，只是去学校医务室拿了几包感冒药按时服用。可吃了十多天的药之后，感冒不仅不见好转，还天天头晕脑胀的。平常，王岩辉忙生意，都是思思早早起来，把自己和爸爸的早点做好，然后自己先吃了上学，把爸爸那份儿给他留着。这天王岩辉去吃早饭时，却看见小桌子上的早点根本没动，忙叫住女儿，问她怎么没吃饭。思思低头说："不想吃。"王岩辉觉得女儿有些不对劲儿，顾不得去拿货，伸手一摸女儿的额头，惊叫道："思思，你烧成这样，咋不跟爸爸说啊。"

王岩辉把女儿带到当地的一家医院，医生检查了一圈儿之后，给出的结论还是感冒，并建议输液。王岩辉听医生这样说，才算安心了一些，跑上跑下给女儿办理了住院手续。因为正值换季，医院的病人特别多，病房里早没有病床了，再加上思思又不是急症，便被安排在了过道里。护士给思思扎上液体后，吩咐王岩辉仔细照看，有什么事儿立即叫她们。王岩辉答应着，可看看走廊尽头大开的窗户，摸摸女儿冰凉的、发抖的小手，他知道就算自己提出了要求，护士也不可能给女儿换病床，于是，他小心地把输液管盘在自己手心里，双手捂着，期待自己的体温能把液体捂热，这样女儿就不会那么冷了，就会很快好起来……

可是，尽管医生和护士用了药王岩辉也用了心，可孩子的"感冒"却并没有好转。入院后的第三天，输完液体后，思思要去卫生间，王岩辉给女儿穿鞋的时候，竟发现女儿的腿肿得很厉害。

思思进卫生间了，王岩辉站在外面等。看着窗外来来往往的人流，他给岳母打了个电话。李妈妈得知外孙女住院了，当即在电话里就把王岩辉臭骂了一顿，然后说，她马上就来。

王岩辉扶着思思躺回病床上不久，李妈妈、李欣和赵亮就到了。看到走廊里挤挤挨挨的加护病床、看到思思肿着的双腿，李妈妈当即拿出一张银行卡递给王岩辉，转头吩咐赵亮和李欣："赵亮，你开车送思思和你姐夫去省城，路上好好照顾他们。李欣，你去岩辉的百货部帮几天忙。"

有岳母主持大局，王岩辉放心地抱着思思坐上赵亮的车去了省医院。直到此时，他们一家人还认为思思只是患了感冒，而且比较严重，去省城只是为了换一家条件的医院早点把思思的感冒看好，让她早点回学校上课。但他们怎么也想不到，在省城昆明的一家大医院，医生在给思思做了很多检查后，居然发现，她的尿蛋白（＋＋＋），潜血（＋＋），肌酐 $700\mu mol/L$ 多。一时间，王岩辉手脚冰冷，拿着检查结果不知所措——因为医生十分明确地告诉他：思思患的是尿毒症！

尿毒症？王岩辉看着花朵一般的女儿，无论如何也没法把她和这种"绝症"联系起来。那一刻，他似乎又回到了 15 年前、似乎又站在了产房外面。他觉得天旋地转自己马上就会倒下……但是，想到等候在门外的女儿，他除了坚强，别无选择：

"爸爸，这家大医院能很快治好我的病吗？我想回学校上课了。"坐在医生诊室外的思思一见爸爸出来了，立即仰起小脸问。

"省城的医院嘛，有专家，还有好设备、好药，一定很快就能把你的病治好。放心吧，爸爸这就去给你办住院手续。"王岩辉说完，疾步从女儿面前走过。把女儿留在身后的那一瞬间，王岩辉泪流满面。

赵亮觉察到了姐夫脸色不对，跟上来问："姐夫，思思的病……"

"我把思思的住院手续办好后，你就回去吧，妈和李欣在家等你呢。我在这里照顾思思，百货部就托付给你们了。"王岩辉停下脚步，低着头说。

"姐夫，这你放心。思思看病需要钱，病好了，以后上大学也要钱，我和李欣不会让百货部关门的。"赵亮意识到了思思的病很严重，可王岩辉不说，他也不好再问，把思思在医院安顿好后，自己开车回曲靖了。

思思住院了，王岩辉一边通过各种渠道了解关于"尿毒症"的知识，一边配合医生给思思安排一周2次的血液透析。透析的第二天，思思的尿就明显减少，只有100ml。思思还小，也不清楚自己的病情，只是乖乖地听爸爸和医生的话。可王岩辉清楚女儿的病有多严重，他很担心甚至很害怕。可是，他毕竟不是医生，对"尿毒症"的认识，也仅仅局限于网上查来的一点资料和医院发的宣传册上的一点资料。此时此刻，除了完全听医生的先治疗一段时间看看，他又能有什么办法呢？

做了8次血液透析之后，思思已经住院一个月了，病情却还是没有什么好转。这天下午，思思刚刚睡着，值班护士把王岩辉叫到了办公室。正在翻阅病历的医生告诉王岩辉，思思的病情已经越来越严重了，下一步要考虑做肾脏移植——也就是通常所说的"换肾"，眼下，除了透析换肾之外，已经没有别的办法能挽救思思的性命了。

换肾？思思还那么小就要换肾？即使换了肾又怎么样？

这一次，王岩辉真的觉得自己扛不住了。他跑到医院楼顶，背靠栏杆坐下，放声大哭。也不知道哭了多久，王岩辉累了，他扶着栏杆站起来，看着楼下蚂蚁一样蠕动的人群，心里陡然升起一股悲凉——如果思思有个三长两短，我活着还有什么意义，守着那个"小茂百货部"还有什么意义？李瑾已经在天上等了我们太久了，不如早点解脱，我们一家三口也可以早点儿团聚。

就在他胡思乱想的时候，手机响了。王岩辉也不管电话是谁打来的，机械地摁下通话键，举到腮旁，麻木地、翻来覆去、毫无逻辑地说着思思的病情、自己的想法——他被压抑得太久了，他真的很想倾诉、很想宣泄。

"姐夫！你千万不要做傻事啊！赵亮回来就把思思的病情告诉我们了，现在我们已经到了思思的病房，你赶快回来啊，妈妈和思思都在等你！"

原来，电话是李欣打来的。王岩辉一听说岳母到了，而且就和女儿在一起，脑子立即清醒了，起身就往楼下跑……

卖掉自家超市，老岳母决然留下"小茂"用心良苦

王岩辉从电话里听出岳母他们似乎已经知道了思思的病情，非常着急，担心他们在思思面前说什么——思思还是个小孩子，并不知道自己的病到底有多严重，更不知道她已经到了必须换肾的严重地步。王岩辉很担心，如果有人突然告诉女儿实情，女儿会承受不了。

然而，当王岩辉没命地跑回来，在病房外就听到女儿的笑声时，心里顿时觉得一块石头落了地。站了一会儿，他等自己不再喘粗气儿了，才假装刚从外面回来，走进了病房。

"爸爸，您去哪里了？外婆和姨妈、姨夫来看我了，给我带了好多东西呢。"女儿挥舞着手上的毛毛熊和王岩辉打招呼。

一家人很久不见，少不了要问长问短。寒暄了几句之后，李欣抽空把王岩辉叫出了病房，告诉他：赵亮从省城回去的时候，找医生问了思思的病情，同时也要走了医生的电话，所以，他们早就知道了思思的病情、知道思思有可能要换肾；这些天，岳母知道治疗思思的病需要一大笔巨款，便低价处理掉了家里的那个小超市，李欣也正在四处打听哪里可以治疗思思的病。

没听李欣把话说完，王岩辉就急了："怎么能让妈处理掉她的商店呢？真要钱，也该处理掉我的百货部啊！"

李欣却接着说："妈妈的超市，卖了还能再开起来。妈妈说了，你那'小茂百货部'，可是姐姐留下来的念想啊，绝对不能动！赵亮给你经管得很好，再说了，要是真的处理了，你们父女俩以后靠什么生活？就算把你那百货部盘出去，又能换回几个钱？好了，不说这些了，我们这次来是想告诉你们，山东潍坊有家复能肾病医院，不用换肾，也能治好思思的病。"

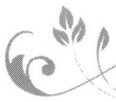

"真的?!"王岩辉惊喜地问了一声，随即眼里的火花又黯淡了，"也不知道是不是真的? 这里是咱们省里的大医院啊，人家医生都说除了透析、换肾，没有其他办法了。"

"你放心吧，这个消息是吴老师告诉我的。你还记得你们学校敲钟的那个杨老头吧? 他儿子在北京上大学，毕业后留在北京了，前几年也得了思思这个病，就是在潍坊治好的。"

听李欣这样说，王岩辉不再胡思乱想了。他当即和李欣商量，立即在这边出院，当天就买了去山东的火车票……

在去火车站的路上，李欣和赵亮陪着思思坐一辆车，王岩辉和岳母坐一辆车。趁着思思不在，王岩辉拉着岳母的手，对她说："妈，您这是倾家荡产帮我给思思看病啊。您等着我们，等思思的病好了，我给您当牛做马!"

李妈妈流着泪拍着王岩辉的手背说："小瑾走了，就留下这么一个孩子，你这些年也不容易啊。要不是吴老师说那家医院好，妈也下不了那么大的决心……啥都不要说了，给思思治病要紧。等思思的病治好了，你赶紧回来好好看着你们的'小茂百货部'。只要它在，我就觉得小瑾还在……"老岳母说到这里，淌下了两行清泪。王岩辉顿时明白了岳母宁肯自己倾家荡产，也要留下"小茂百货部"的良苦用心……

有岳母一家做坚强后盾，王岩辉抹了一把感激的热泪，放心地带着女儿踏上了赶往山东的火车……

"伪明星"背后温情涌动，各路大爱撑起女儿一片天

2009年7月16日，王岩辉带着女儿思思终于从云南来到了山东，住进了复能肾病医院。

思思入院后的检查结果是：血肌酐1070.4μmol/L、尿素氮34.1mmol/L、尿蛋白2 +。一拿到这个结果，思思的主治医生荆大夫不仅马上组织科室人员会诊、制定孩子的治疗方案，还认真地给王岩

辉讲解思思的病情，让王岩辉了解到，思思即将采用的治疗肾脏的办法，是一种中药提纯剂，放在背上肾脏的位置，透过一个仪器不停地给孩子做肾区局部透药治疗，把肾脏中的破坏性物质排出来，以改善肾脏的供血状况，从而达到治病的目的。荆大夫还给王岩辉解释说，这是他们医院院长郭教授创立的"复能肾医"理论框架下的"内病外治"法。

王岩辉虽然一时之间还不能完全听懂荆医生的话，也不知道这个治疗办法是不是管用，但自思思生病一来，他第一次心气平顺、不再烦躁了，安心地和思思一起配合医生的治疗。一个半月里，眼见着思思的尿量由 100 毫升、300 毫升、500 毫升逐渐增加到了 1000 毫升，而且变得越来越浑浊，颜色也越来越深，味道越来越刺鼻，他对思思的康复也逐渐有了信心——因为荆医生告诉他说，这是好现象，是肾脏内坏死的东西在不断向外排泄的表现！

让王岩辉不敢相信的是，仅仅两个月后，思思的肌酐就降到了 448μmol/L、尿蛋白 2＋，而且，荆医生还告诉他："现在孩子已经不再需要血液透析了。"听到荆医生这样说，王岩辉一时激动得嘴唇发抖、说不出来一句话。荆医生接着告诉他，现在孩子还小，不是摆脱透析就满足了，因为以后她还要面临结婚、生子和工作，所以，还需要进一步的巩固治疗。王岩辉此时除了不住地点头，一句话都说不出来：思思不仅不用换肾、不仅能把病治好，而且还能像正常人一样结婚、生子和工作，这该是多大的喜讯啊！

思思不用透析了，王岩辉和思思的心情都变得格外轻松，脸上也有了难得的笑容。就是在这段时间，一个患者家属无意间也发现王岩辉长得特别像《血疑》中的大岛茂。因为 40 岁以上的中国人大都看过这部电视剧，熟悉饰演大岛幸子的山口百惠。于是，人们将剧中大岛茂与大岛幸子的父女情深，与现实生活中王岩辉和思思的父女情深联系起来，越发觉得王岩辉和大岛茂太像了，去打饭、打开水的路上碰见了，都干脆叫他"大岛茂"。王岩辉因为女儿的病情好转心里正高兴呢，听到人家这样叫他，也不多想，随口就答应了。到后来，他这张"明星脸"越来越出名，还有病人出院前专门跑来找他合影。

也就是这个时候，李欣打电话说百货部的租期到了，学校要重新招标，他必须得回去一趟。听了这个消息，王岩辉顿时焦虑起来——那个"小茂百货部"，可是李瑾留给他和女儿的精神寄托啊！他们的"小茂百货部"如果没了，他该如何向另一个世界的李瑾交代呢？

当天晚上，心事重重的王岩辉趁着荆医生来查房，吞吞吐吐地把这事儿告诉了荆医生，询问他自己可以不可以离开几天？荆医生笑着问思思："你觉得呢？"思思笑着说："爸爸您放心走吧，我会听医生的话，按时吃药的。"荆医生于是对王岩辉说："你尽管放心地走吧，我的手机 24 小时都开着，你随时可以找到我，了解思思的病情。"

就这样，王岩辉把思思留给了荆医生，一个人返回曲靖了。路上，他一边担心自己走了，思思的病情是否会出现反复，一边担心在百货部竞标自己会落榜。为了给思思筹措治疗费用，岳母的小超市已经处理掉了，现在那百货部就是全家人吃饭、看病的唯一经济来源啊！还好，经过吴老师的斡旋，学校和前来竞标的人都知道了思思生病的事儿，也理解了为什么王岩辉竞标的百货部，近段时间却是他岳母家的人在经营的原因……

人间有爱，处处温情。百货部竞标的结果令王岩辉百感交集——还是原来的价格，王岩辉继续和学校续签了"小茂百货部"的合同。在各路爱心的支撑下，他总算是终于没有对亡妻食言，保住了他们昔日的"爱之小巢"……

在曲靖家里办完这些事后，眼见着就离开潍坊一个多月了，王岩辉虽然经常通过电话和女儿联系、和荆医生联系，但毕竟没在女儿身边，心里还是不踏实。李妈妈、李欣和赵亮都劝他说："百货部的事情已经处理好了，要进的货也进齐了，你就放心地去潍坊吧。"

王岩辉也想走，可看到年迈的岳母、姨妹和妹夫这样为自己操劳，心里又很是不忍。就在他犹豫的时候，荆医生打电话告诉他，思思的病情有了很大的好转，完全可以出院回家按照医生的嘱咐，自行巩固疗效了……

王岩辉举着话筒，手哆嗦着半天放不下来。李妈妈不知道发生了什么事儿，着急地推了他一把，他才高兴地一把拽住岳母的手，大声对她说："妈，思思的病好了，她可以出院啦！我明天就要去潍坊，去感谢帮咱照顾思思的所有医护人员，特别要感谢荆医生！"

王岩辉说这些话时，那张透着刚毅之气的"大岛茂"脸上，却滚落了两串簌簌的热泪……

一路颠簸到了医院，荆医生看见王岩辉兴奋的样子，告诫他说："回到家要按时用药，最重要的是认真执行"八大心态"、"十大标准"，至少要在家休息半年到一年，再考虑回学校继续上学的事情。"

王岩辉还没有答话，思思就懂事地说："叔叔您放心，我会经常和您联系，好好吃药的。等身体彻底好了，我再去上学。"

王岩辉也对荆医生说："只要孩子的病能好，晚一两年上学有什么关系？我一定会配合好的！"

回家坚持巩固治疗了半年多后，因为思思病情稳定，而且天天嚷着要回学校，王岩辉和荆医生通电话，征求了他的意见、得到了他的同意，思思又回到了学校……

2012年6月，病情彻底被控制住了的思思参加了高考。一个多月后的一天下午，思思兴高采烈地跑到"小茂百货部"对王岩辉说："爸，我在网上查到了，我被四川的一家医科院校录取啦！"一周之后的7月13日，一张录取通知书特快专递到了王岩辉手中……

拿着女儿的录取通知书，王岩辉泪如泉涌。他回到家里，对着亡妻李瑾的遗像说："小瑾，我终于没有辜负当初答应你的话。我把女儿养大了，还考上了大学；也把咱的'小茂'守住了。你看看吧，这是女儿的录取通知书……"

3天后，王岩辉特地选了女儿入住复能肾病医院的"纪念日"，给荆医生发去了那条表达满腔谢意的短信……

> 11岁时父母双亡，懵懂少年顿失所依；同胞哥哥父母莹前植下"兄弟树"，发誓庇护弟弟长大成才。自此哥哥接过父母责任，成为年少弟弟的"守护神"。40年后，已是花甲老人的哥哥重病上身，栉风沐雨的"兄弟树"却已叶茂冠巨，高入云端。早已顶天立地的弟弟发誓，即使倾家荡产，也要为哥哥撑起一片天……

哥哥生命暗淡时，"兄弟树"下有我在为你遮风挡雨

2010年年底，院长郭教授忽然接到了一封发自山城重庆的、落款为"您的病员栗保国的弟弟栗保军写于重庆"的挂号信。这封长达9页的长信开篇写道——

"尊敬的郭教授：您好！虽然我们素昧平生，但是我还是很冒昧地给您写这封信，也耽搁您抽出宝贵的时间来看这封长信，首先我谢谢您了！我来自于榨菜之乡重庆市涪陵区。是现住在您院的患者栗保国的弟弟，叫栗保军……"

看着看着，郭教授被一对患难兄弟的同胞深情感动了。窗外浅冬的阳光透过窗户照进来，郭教授的心情再也难以平静。郭教授已经致力于复能肾医理论的研究与治疗40多年，见证过人世间无数的悲欢离合、生老病死，但此刻，这封长信给他带来的震撼，却像火焰一样在冬天里燃烧着……

放下那叠寄托着患者家属深厚谢意的信笺，郭教授打电话请来了患者栗保国的主治大夫张大夫，想了解一下栗保国的治疗情况。哪知道，随张医生来到病区、见到63岁的栗保国之后，郭教授和其他的医护人员，却从栗保国那里，听到了由一棵"兄弟树"而引发出的、发

生在哥哥栗保国和弟弟栗保军之间那手足亲情的感人故事……

让"兄弟树"作证，哥哥一定完成父母未竟的心愿

30 年前的 1970 年，栗保国 33 岁，早已结婚成家，并且有一个女儿；而栗保军才 11 岁，还是一个不谙世事的无忧少年。但就在那一年，栗保军失去了父母的庇护的羽翼——他们在外出时遭遇了突然而来的一场大风雨，被忽然滑坡的山石覆压，撇下尚未成年的栗保军，双双离开了这个世界。

栗保国带着妻子、儿子，搀扶着年幼的弟弟，把父母安葬在距家不远的一处山坳里之后，父母忽然亡故的悲伤还压在心头，另一件让栗保国寝食不安的事情又缠住了他。

父母中年再得子，才有了弟弟栗保军，而弟弟因为自小聪明伶俐，从会说话时起，就成了老两口的"开心果"，父母亲也把所有的慈爱，都给予了栗保军，尽管那个时候的日子很清苦，但栗保军仍快快乐乐地度过童年、进入了少年时期。因此，乍一失去父母，原本爱说爱笑、机灵活泼的栗保军，就像变了个人一样，整天木木讷讷、呆呆痴痴的，夜里还时不时地在睡梦中喊着"爹、娘"，从噩梦中惊醒。到最后，他连刚刚上到四年级的学业，也无法继续下去了。因为他一到课堂上，就浑浑噩噩的，老师讲的什么，他一句也记不住，到最后，干脆不去学校了，整天跑到父母的坟茔前呆坐着，一坐就是一天，叫他吃饭都叫不回来……

在此之前，爸爸妈妈不止一次地望着满墙的奖状对栗保国说过，老二保军这么小就这么争气，长大了肯定有出息，一定得好好待他、供他上学，等他长大干了大事儿，给他们栗家长脸面。然而，弟弟因为思念父母，居然成了这样，这让同样喜欢弟弟的栗保国心如刀绞。他觉得无论如何都不能辜负了父母生前的希望和心愿，一定要想办法让弟弟从骤失双亲的悲痛中解脱出来，再接过父母的担子，把弟弟抚养成才。

这天中午，又到吃饭的时间了。栗保国的妻子房前屋后找了半天，也没能找到小叔子。栗保国得知后告诉妻子："别找了，我晓得小军在哪里。"说完，扛着一张铁锨就出门了。

果然，栗保军独自一人，又去父母的坟前呆坐了一上午。

栗保国先爬到山坡上，挖起了一棵和弟弟身高差不多的云杉树苗，然后，扛着树苗，走到父母的坟前，当着弟弟栗保军的面儿跪下对父母说："爹、娘，都说云杉树能种不能栽，种得活栽不活，我要在你们面前栽下这棵树，我对您二老发誓，我一定栽活它，让我弟弟看着它成活、长高。如果这棵树活了，弟弟就会像您二老说的那样，长大了会有出息、会给咱们栗家长脸面；如果这棵树栽不活，那就是我愧对了您二老，是个不肖子孙……"说完，就在父母的坟茔前面，栽下了那棵云杉树。

实际上，栗保国当时跪在父母坟前说的那些话，是讲给弟弟栗保军说的。栽完那棵树，栗保国又对呆呆地看着这一切的弟弟说："小军，你看看，这棵树跟你的个头差不多高。我对这棵树和咱爹咱娘发誓，一定替咱爹咱娘把你供养大、让你有出息！"

从那以后，栗保国天天一有时间就去照看那棵云杉树，在他的悉心呵护下，那棵云杉树苗不但成活了，而且还长得很茂盛。因为伺候那棵树，栗保国没少被生产队扣工分，但他仍然一如既往，生怕那棵树苗出了什么问题……

也许是哥哥跪在父母面前说的那番话起了作用吧，栗保军从那以后，很快从悲伤中撑了过去，渐渐地又回到以前的正常状态……

随着那棵云杉树越长越高，栗保军也一年一年长大了。那些年，他经常到那棵云杉树前去浇水打杈，他在上高中时的一篇题为《我的哥哥》的作文里，把那棵云杉树称之为"我们的兄弟树"。不出哥哥栗保国所料，弟弟的确就像父母生前所说的那样，是个有出息的孩子，上完小学上初中，上完初中后，又被推荐上了高中；高中毕业两年后，全国恢复高考，栗保军经过刻苦复习，考到了成都的一所大学里，成了恢复高考后第一批大学生。毕业后被分配到当时涪陵地区的一个国营工厂里，当了一名令人羡慕的技术员……

而在此期间，家里的一切重担，都压在了栗保国的身上。虽然涪陵是榨菜之乡，但因为三年自然灾害时落下的胃病，栗保国一吃土豆、榨菜就胃疼，身体素质并不好，但他却以瘦弱的身躯，扛起了这个家里的所有重担，让弟弟栗保军一心无挂地上学、就业、成家……

1983 年，年已 26 岁的栗保军，和工作在同一家工厂的一名女工结婚了。栗保国终于彻底完成了父母的心愿，在从乡下赶到涪陵参加完弟弟的婚礼后的那天上午，栗保国在把那棵已经长得高入云天的"兄弟树"浇了一次水、打了一次杈，之后才把带回的弟弟、弟媳的结婚照摆在了父母坟茔前，对他们说："爹、娘，你们放心吧。小军已经成家了，也有出息了。您二老晓得不？他在厂子里搞的婚礼排场可大了，厂里的领导们都来祝贺了。您二老没有看错，他有出息了，真的给咱们栗家长脸面了……"

而栗保军也深知，自己这么多年，之所以能够顺顺当当地走出山村，出人头地，完全是长兄栗保国辛勤抚育的结果，因此，他在写给郭教授的那封长信里写道："我很爱我的哥哥，因为在 30 年前，我在 11 岁时父母就双亡了，如果没有哥哥用他那并不很健壮的身躯担当起家庭的重担并抚育我读书做人的话，也许今天我就没有给您郭教授写这封信的水平和能力了……"

弟弟下岗失业后，花甲哥哥历尽沧桑罹患骇人重病

栗保军在给郭宝叶教授的那封长信中还写道："我的哥哥是一个心细如发的人，心地善良的人，明智明理的人，同时他也如您郭教授一样，是一个迎难而上、百折不挠、坚韧不拔的人。"

栗保军之所以写下这样的话，是因为他原本顺风顺水的生活后来发生了巨大的变故，而他日渐苍老的哥哥栗保国，却再一次向他的同

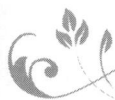

胞弟弟一家伸出了援手……

　　时序到了上一世纪 90 年代末，随着我国国有企业改革进一步深化，在国家"实行鼓励兼并、规范破产、下岗分流、减员增效和再就业工程，形成企业优胜劣汰的竞争机制"的政策调控下，栗保军的命运也发生了"从天上到地下"的巨大变化——他所在的那家国营企业被兼并了，栗保军被归进了"下岗分流"的那一部分职工之列。而且，由于栗保军文采很好，能说能写，在大学毕业被分配到那家国营企业之后，他很快就被厂领导从车间调入了工会，负责工会宣传工作。也就是说，栗保军在那些年里，并没有学会任何养家糊口的技术，夫妻俩双双下岗后，他们拿着那笔数目不大的分流安置费，不知道将来的日子该怎么过。

　　更让栗保军无颜以对哥哥一家人的是，此前，他一直是哥哥栗保国引以为豪的"有出息的弟弟"，如今一夜之间，他却成了不知道未来在哪里的下岗职工，这让栗保军觉得自己辜负了这么多年哥哥寄予他身上的一切希望。因此，在一个大雨滂沱的下午，栗保军回到老家，连门都没进，便直奔父母的坟前，倚着那棵伴随着他长高的"兄弟树"，拎着一瓶酒和一包榨菜，边喝边哭，边哭边说，把心里所有的委屈，都说给了那棵在风雨中依然挺立着的"兄弟树"，也说给了长眠在地下的父母亲……

　　不知道什么时候，已经喝醉了的栗保军的身上，披上了一件蓑衣；他惺忪着眼睛回头一看，是他的哥哥栗保国。他把蓑衣给了弟弟，自己却站在雨中，任由大雨淋着，定定地看着弟弟在那里抽泣……

　　原来，栗保国听邻居说弟弟一个人去了父母的坟上，什么也没拿，就带了一瓶酒和一包榨菜，就猜到弟弟这是下了岗、丢了工作，心里不好受，跑到父母面前去诉委屈了，所以，就赶紧扯了件蓑衣，跑过来找弟弟了。

　　那天，把栗保国拽回家里后，弟兄俩聊到半夜，心细如发的栗保国并没有直来直去地数落弟弟，他知道弟弟栗保军的面子比较薄，所以一直婉转地规劝着弟弟要振作起来，天无绝人之路，那棵"种活栽不活"的"兄弟树"都能长成参天大树，何况是弟弟这样能写能算的文化人呢？国家的政策变了，但人的秉气不能丢。他让弟弟不要怕，工作没了，有家在。只要弟弟有难处，他这当哥的，还会像当年栗保军小时候那样，不惜一切地帮弟弟……

在哥哥栗保国的鼓励和劝说下，栗保军终于振作起来了。他和妻子拿着那笔下岗安置费，在重庆人气比较旺的旅游胜地磁器口古镇上，开了一家专门销售重庆特产的商店，并且很快放下以前的"国家干部"的架子，全身心地念起了"生意经"。商店最初启动时，哥哥栗保国把家里那些年所积蓄三万多块钱，全部拿来帮助弟弟创业。但等到栗保军的生意越做越大之后，身体原本就不好、辛苦劳碌了大半辈子的哥哥，却病倒了。

栗保军后来才隐隐约约地感觉到，哥哥就是在那次冒着雨到"兄弟树"前找他时，被雨水淋得时间太长了，才落下病根的，因为后来他听嫂子说，那次被雨淋了之后，栗保国就经常发热、咳嗽，有时候小腿还会水肿。但她催丈夫去看病时，却总被栗保国以各种理由拖了下去。就这样一拖好多年，到了2005年秋天，终于拖不下去了，因为栗保军不但双腿肿得很厉害，而且脸也肿了，整天腰疼得直不起来，而且精神也很不好，从早到晚没精打采，一动就喘得厉害，连走路的力气都没有了。

整天忙于生意的栗保军很少回老家去，而哥哥栗保国身体出现这么大的问题，也一直瞒着他，直到2005年的中秋节，栗保军带着月饼和水果，回家看望哥哥、嫂子时，才发现栗保国的身体出了大问题！

栗保军当即就要哥哥跟自己回重庆，好好看病，但栗保国却连说自己不碍吃不碍喝的，没什么大问题，坚决不出家门。栗保军没办法了，回到重庆后，开了两辆车，带了几个朋友，硬把哥哥从家里"绑架"走了。结果，到了重庆的一家大医院一检查，才发现栗保国的肾

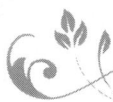

脏出了大问题。

栗保军带着哥哥，在重庆的三家医院检查了几天后，经过肾穿刺检查——栗保国患的是"膜增生性肾小球肾炎"！

从医生那里，栗保军得知，哥哥患的这种病，由于以前没及时治疗，已呈肾病综合征表现，而且，如果再不治疗，还可能发展到肾衰阶段，到那时，要么靠血液透析维持生命，要么就得做肾脏移植！

哥哥为了自己，付出的太多了，他吃了那么多的苦、操了那么多的心，好不容易一家人都熬过来了，可以让他享享福了，他却患上了这种有可能要了老命的病。他的病情被确诊时已经年逾花甲了，栗保军得知这些情况后，心里十分沉重，发誓要不惜一切代价，给哥哥治病，宁肯倾家荡产，也得给哥哥把病治好！

随后，栗保军就不顾哥哥栗保国反对，把他安顿在了重庆一家大的医院肾病科，开始住院治疗。哪知道，以后的几年，尽管栗保军不惜代价要给哥哥治病，他期待哥哥的疾病早日康复的希望，却在一家又一家的大医院里，渐渐趋于破灭……

踏遍天下寻名医，百折不挠只为回馈大哥手足春晖

在重庆的那家大医院住了 3 个多月的医院之后，栗保军钱花了不少，哥哥栗保国的肾炎却没有任何好转的迹象。于是，栗保军便想着要到其他地方找更好的医院和医生给哥哥治病。但此之后的遭遇，却让他真正明白了什么是"看病难"、什么是"看病贵"……

栗保军在写给郭教授的信中详细叙述说："由于在重庆××医院治疗没有好转的迹象，加之后来在《××日报》上看见介绍南京 XXX 医院在治疗肾病方面有独到之处，出于对权威的盲从，2006 年开始，我哥先后 14 次到该院治疗。开始是一个季度去一次，后来一个月去一次，到今年的 8 月开始，为了救治的方便，我们干脆在南京租房子治病。在三年半时间内，他先后做了 2 次肾脏穿刺，吃了不少药，找了不少层次高的医生诊疗，不仅没有稳住病情，而且原来基本正常的肾

功能也变为不正常，各种指标呈斜线上升，且出现了间歇性的水肿直至持续水肿。由于南京治疗没有效果，他们的治疗方案、治疗理念和'神坛地位'，在我们的心目中产生了动摇。"

看着哥哥的病情经过那些大医院、大专家的治疗，不但没有转归，反而越来越重，栗保军心里十分着急。因为他很清楚，哥哥栗保国什么都好，就是有一个缺点，性子急躁，情绪经常不稳定。现在他病了，而且是一个不太好治疗的病，作为当兄弟的心里很难过但也很无奈。他曾经对妻子说过："如果是重担，我可以给他挑一挑；但是他得了重病，我却真的感到无能为力啊！"

于是，栗保军开始寻找其他的、能给他带来希望的医院和医生，2010年11月中旬，他从南京返回重庆，想静下心来，认真查阅一下全国各地的肾病医院，然后再决定最终去哪里治疗，结果，栗保军在这段时间，接触到了复能肾病医院。

关于他对这家医院的认知过程，他在写给郭教授的那封长信中详细介绍说："在浩如烟海、林林总总的医院中，我用整整3天的时间，采取网上搜索、电话了解等方式打听了各种肾病医院的情况，最后我建议我哥选择您开办的医院。理由是：第一、有好的治疗理念。这种理念，在我看来是治本的理念。'整体与肾区局部透药疗法'不仅仅只是用药物把一些指标降下来，而是从根本上将肾脏中的有害淤积物，通过局部透药的形式排泄出来，从而达到肾脏脉络通畅，供血改善，使病变肾脏向好的方向发展的治疗办法。正如贵院张医生所说，如果把三峡大坝内不断淤积的泥沙比作是肾脏病变的话，那么要使大坝不溃决，光靠不断的加高大坝来堵住泥沙的淤积是不能解决根本问题的，最好的办法就是清除泥沙，保持库容不被泥沙所挤占，河床不被抬升，这样大坝才会安然无恙，而复能治肾的道理也正是如此。第二、有好的治疗效果。在网上我看了不少患者对贵院好的评价，尤其是我先后打了几个曾到过贵院治疗的病人的电话，这些人中，有我们重庆各区县的，也有其他省市的，尽管他们的年龄不同，病情严重程度不一样，

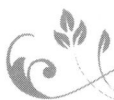

但是他们共同的反映是，通过治疗，病情得到控制、好转，身体得到康复；有的反映，他本人是被家属抬着进院的，而出院是自己独自回家的，这些病人的治疗效果是我倾向哥哥到贵院治疗的重要因素。第三，有好的医德医风。到过贵院治疗的患者都反映，医院的大夫、护士对人很亲切，服务很温馨，无论是穷病人还是富病人都一样对待、一样负责任；医生对病人病情烂熟于胸，掌握情况全面，治疗过程耐心细致周到。在电话里，我在与贵院张医生沟通我哥病情的过程中，我觉得他说话不夸夸其谈，而是严谨而又细致地分析我哥哥的病况和他对此病治疗的一些看法，他特别善于将深奥的复能精髓的理念通过通俗易懂语言讲述给我听，他不像我接触过很多其他医院的医生，因要吸引病员入院而把自己的医术和所供职的医院介绍成包治百病的'神医'和'神院'，也不因患者对贵院不了解产生的半信半疑而放弃耐心解释和对医院成果的大力列举。我想这正是贵院团队成员素质高、品质优的具体体现吧！也是你郭教授言传身教带来的结果吧。我的见解我哥哥也赞同，因为他也通过多种渠道了解到了相同的信息……"

在栗保军和哥哥栗保国的意见取得一致后，他们决定从南京转到潍坊继续治疗。于是，在2010年11月25日，栗保国从南京出发，栗保军从重庆出发，最后，兄弟俩在复能肾病医院的病房里相聚了……

关于栗保军和栗保国弟兄俩对于这家医院的印象，栗保军在写给郭教授的那封信里感慨地说："'忽如一夜春风来'！25号中午，我刚走出潍坊火车站的候车大楼，就感受了贵院在服务细节上给病员极其家属带来的暖意，尽管这个时候潍坊正是寒风瑟瑟的季节，因为医院接我的车子早等候在站前广场上。我上了车，开车的师傅善意的给我把行李包放在车上。车向医院驶去……"

栗保军继续写道："重庆的冬天是温暖而湿润的，但北方的冬天是干冷而刺骨的，我从来没有尝试过这样的冬天，这种冬天好像要把病入膏肓的人心都撕碎，但是您的医院却给这些心碎的病人带来了无限的希望——抚平心灵的伤痛，治疗身体的健康。正因为这样，所以大家克服种种困难，历尽千辛万苦，为着一个共同的康复目标，千里迢迢从五湖四海走到这里接受治疗。"

到了医院之后，栗保军的感受就更具象了，他在那封长信里对郭教授感叹道："车驶进医院，一股暖流涌向全身，从值守的保安人员到导医小姐，他们都亲切地给来看病的人引导、帮助办理有关入院的手续。走进哥哥所在房间，我见他已躺在床上接受有关的治疗了。他告知我，他早我一步到了医院后，就住进了张大夫早已安排好了的病床。同时，张大夫按照我事先发给他的我哥哥在南京治疗的病历传真，制定了一个初步的治疗方案，并与哥哥进行了沟通。我去后他也给我进行了意见交换。张大夫如我在电话里感觉的印象一样，面见其人，感觉年轻，有朝气，对待病人病情严肃认真，严谨细致，为人坦率真诚。"

从那天开始，栗保军安心地陪护哥哥栗保国。在医院的那段时间里，他除了给哥哥做一些必要的护理外，还详细阅读了医院给患者和患者家属发的关于介绍"复能肾医"理论体系和医院建设历程的书籍。这样，他对郭教授创立的"复能肾医"理论体系便有了更深一步的理解，对肾病治疗的"三个阶段、五个条件是不可抗拒的客观规律"有了清醒的认识，对治疗过程中患者应如何积极配合、如何坚持长期"抗战"而不偃旗息鼓有了充分的心理准备，尤其对郭教授为了发展壮大医院、为了探索新的治疗模式和治疗理念，在逆境中袭现出来的坚韧不拔、迎难而上、顽强拼搏、勇往直前、勤于钻研、开拓进取的精神，感到由衷的敬佩。

同时，在那段时间，栗保军还通过和他的哥哥栗保国病情相同的患者，获取了最终能够让哥哥摆脱疾病折磨的巨大希冀和坚定信心。因为很多来自全国各地、乃至于国外的患者都对他介绍说，他们的病在这里经过短时间的治疗便有了较为明显的好转；就连那些尿毒症、血液透析的"绝症"患者，在治疗过程中，异常的一些指标也开始好转，透析的次数也开始减少。

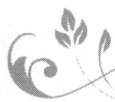

在栗保军写下的那封长信里，他谈到了解到这些情况的欣喜心情时说："听到这些情况介绍，难得露出笑脸的哥哥也有了灿烂的喜色。在'串门'的过程中我有一种感觉，所有的病员精神状态都很好，笑逐颜开的多，愁眉苦脸的少；谈笑风生的多，沉默寡言的少；信心百倍的多，灰心丧气的少。这种'三多三少'与其他所谓的'正规医院'、'王牌医院'的'四难'比较起来有着天壤之别。在那些医院里，'门难进'（收费很高）、'脸难看'（医生冷如冰霜）、'话难听'（医生对病人的疑问爱理不理的，说话生硬）、'病难治'（治标不治本）。这种景象的不同，我想最根本的原因是贵院的治疗效果和医务工作者对患者亲和的态度使然……贵院的医德医风更让我钦佩。在我所接触的医务人员中，个个对人都十分礼貌，对人十分尊重，对年长的叫大伯、大叔。说话轻声细语，对病人关爱备至……在您的医院里，病员及其家属好像与医务人员一起融入了共同营造的良好医患关系的氛围之中，你中有我，我中有你。大夫不厌其烦地给患者介绍病理情况、治疗方案和预后结果，让患者不仅知其然，还知其所以然；由于大夫和护士每天到病房查看几次，使病人能及时将用药反应、身体状况告知大夫，并得到有效处置。我清楚地记得，在我因家里的工作所迫，不得不离开医院的前一个晚上，张大夫为制定我哥哥的治疗方案，在事前不仅花了大量的时间细看了南京的治疗方案、用药情况和疗效指标，而且还用了整整两个小时的时间给我们进行深入浅出的讲解，直到我们明白为止。像这种让病人看得明白、治得放心、讲得透彻、听得仔细的医生，我平生还是第一次遇到，值得敬佩敬仰。当然，我深知这是郭教授您的行医品德在您的弟子身上的继承、延续的结果……"

亲身感受了医院的医德医风和医疗效果后，栗保军彻底放心了。他在信中写道："在短暂的时间内，贵院医务工作者严谨的工作态度、尽职的工作作风、对患者如同己亲的高尚情操、良好医德医风和医患关系等都给我留下了深刻印象。到贵院治病，有一种宾至如归的感觉，感到温暖、感到亲切、感到希望、感到保障……"因此，他就非常放心地把他的哥哥栗保国留在潍坊继续接受治疗，自己先返回重庆处理商店里的业务去了。

返回重庆后，心里难耐喜悦之情的栗保军，随即抽出时间，亲笔给郭宝叶教授写来了这封袒露心迹的长信，把内心想说的所有话语，一吐为快了。他满怀深情地说："现在，我虽然离开了贵院，但是我时刻心系医院，除了医院给我留下了许多美好深刻的记忆外，我的哥哥还在那里接受治疗……"同时，栗保军还在信中请求："我衷心希望哥哥在郭教授您的团队成员的精心治疗下，病情能得到缓解、好转并可能早日康复，当然更希望郭教授如果能在百忙之中抽出时间给他把把脉、导导航，那我及我哥将三生有幸、不胜感激。无数的患者得到康复，证明了贵院的医术水平和治疗能力；无数的病人走出病魔的缠绕而重归正常生活，让我看到了治疗好我哥疾病的胜利曙光。"

郭教授正是读到这里，才难耐内心的感慨，给栗保国的主治大夫张医生打电话的。随后，他在张医生的陪同下，到病区探望了栗保国，了却了栗保军在信中所说的"希望郭教授如果能在百忙之中抽出时间给他把把脉、导导航，那我及我哥将三生有幸、不胜感激"的殷切心愿。哪料到，在见到病情已在逐步好转的栗保国之后，他却又听到了一个关于"兄弟树"的真情故事……

郭教授和栗保国还不知道，就在郭宝叶听着栗保国讲述他们兄弟之间的手足之情的那些往事时，远在重庆的栗保军，再度在寒风中，来到了那棵已经耸入云霄的云杉树前，抚摸着陪伴自己长大成才的"兄弟树"，告慰在天堂里的父母说："哥哥的病情已经找对了医院、找对了医生，爹、娘，您二老保佑哥哥在复能肾医的治疗下，快些康复吧！爹、娘，我现在有能力为哥哥做事了，我要报答他当年为我付出的一切……"

栗保军的心愿不久之后就成了现实：2011年春节过后不久的4月

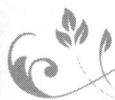

6日，经过4个多月的治疗，他的哥哥栗保国出院了，出院前经过张医生检查，他的各项指标均已恢复正常，以后，他只需要在重庆按照张大夫下的医嘱，自行巩固治疗，并在当地医院定时检查，对病情做好监控就可以了。

这段缘于"兄弟树"的手足之情大回馈的真情故事，终于有了一个圆满而又令人欣慰的结局……

自幼丧母，性格叛逆，父亲再婚，离家独立。在这样的家庭环境中长大的一位姑娘，逐渐形成了一种玩世不恭、大大咧咧的"假小子"性格。她曾自称不再相信人世间的一切人伦亲情。然而，就在她身患绝症、走投无路之际，她深恶痛绝的继母、和从未见过面的异父异母的姐姐，为她撑起了庇护生命来路的亲情之伞。她在亲身感受了被自己弃之而去的那个家庭的浓浓温情后，忆及往事，泪飞如雨……

蹚过冷漠的河，弃之如敝屣的家才是我憩息的亲情港湾

八月的骄阳透过大楼上的玻璃窗，照耀在彭飞云的病床上，整洁而又宽敞的病房亮堂堂的，只有彭飞云的声音在阳光下回荡。

躺在病床上正在接受"肾区局部透药疗法"治疗的彭飞云，声音爽朗地说笑着，不时蹦出几句俏皮话，言语间透着乐观、豁达、不拘小节的"假小子"性格。如果没有一旁的监护仪器以及守候在旁边的护士，你丝毫看不出这是一位曾经做过一次开胸手术、继之又罹患慢性肾功能衰竭整整8年的重病患者。留着一头短发的彭飞云，说起话来中气十足，嗓门大得让站在走廊里的人也觉得震耳朵。

这个被医生和患者称之为假小子的彭飞云说："我以前虽然说话嗓门也很大，但那都是冲人发火撒泼时故意吼的。现在我说话嗓门大，是因为我知道了这个世界上和我最亲最近的人，是我的爸爸、妈妈和姐姐，心里舒畅、快乐，所以说话才底气十足的……"

彭飞云口中的"爸爸"是他的亲生父亲，"妈妈"是她的继母，而"姐姐"，则是与她没有任何血缘关系的异父异母姐姐。

2013 年 8 月中旬的一天上午，在复能肾病医院肾衰 5 病区的病房里，彭飞云的叙述，就从她这个"关系十分复杂"的家庭开始了……

父亲再婚，叛逆小姑娘闹分家要和老爸"分庭抗礼"

对什么事情都稀里糊涂、不拘小节的彭飞云，对失去母亲的那个日子却记得非常清楚。

那是 18 年前的 1995 年 12 月 13 日，一个寒风刺骨的日子。那一年，彭飞云才刚刚 5 岁。就在那个寒冷的日子里，家在江苏省徐州市的彭飞云，永远地失去了她的妈妈。当时，懵懵懂懂的彭飞云只是听爸爸说，妈妈是因为突然发生的心脏病离开她的，而彭飞云那时根本不知道"心脏病"是什么病，也没意识到爸爸所说的"离开她"，就是永远地离开她、永远也不回来了。

父亲彭淮北最终从殡仪馆捧回来一个小盒子，对一脸懵懂的女儿说，这就是她妈妈，"妈妈又回家了"。然而，从那之后的每一个晚上，却再没有妈妈陪彭飞云睡觉、给彭飞云唱童谣。彭飞云哭着喊着向爸爸要妈妈时，爸爸就流泪，就指着那个小盒子说，"你妈妈在这里呢"。从那个时候起，彭飞云就觉得爸爸一直在欺骗她，是爸爸把妈妈搞丢了，让妈妈不能天天陪着她了；她小时候一直怀疑爸爸骗她的理由之一，就是每次她向爸爸要妈妈时，爸爸总是指着那个小匣子说，"妈妈在那里住着呢"，但是，彭飞云一直认为，那么小的盒子，妈妈怎么会住在里面呢？

这样的疑虑在幼小的彭飞云心里聚集得多了，让她很早就对爸爸的话产生了一种根深蒂固的"不信任感"。这种"不信任感"在彭飞云读初中二年级那年，集中爆发了！因为，她的家里又多了一个名叫汪素芳的"妈妈"——父亲再婚了，给她又娶回来一个她也得唤作"妈妈"的女人。

那一年是 2004 年，彭飞云 15 岁。15 岁的彭飞云，正处于心理学上所说的"叛逆期"，这个年龄段的孩子往往感到别人，尤其是自己最亲近的人忽视了自己的独立存在，从而用各种手段、方法来确立"自我"与外界的平等地位。本来，在继母没进门时，她就开始和父亲处处作对，在继母进门后，彭飞云的那种叛逆心理，更是渐渐发展到了病态的地步。

实际上，在新妈妈还没进门时，彭飞云就已经很明显地感觉到爸爸对她的"冷落"了。以前，彭飞云放学回家后，爸爸总是把饭菜做好，等着她回来吃饭，在新妈妈进门前的一段时间里，彭飞云觉得爸爸经常不在家，而且即使在家，不是煲电话粥，就是看传呼机，彭飞云想要吃饭时，爸爸总是说"马上做，马上做"，但等了半天，爸爸往往还在打电话、看传呼。后来彭飞云才知道，他那是正在和新妈妈"勾搭"。于是，彭飞云对于爸爸彭淮北的不满，也就与日俱增着。

彭飞云后来说，事实上继母汪素芳进了这个家门后，对自己还是挺好的，不但一日三餐变着花样给彭飞云做好吃的，并且进了门没几天，就给彭飞云买了好几身新衣服。然而，这一切在当时的彭飞云眼里，都是"黄鼠狼给鸡拜年，没安好心"！她固执地认为都是这个忽然进门的女人，把爸爸从自己身边夺走了。她既没生自己、也没养自己，凭什么要我给她喊"妈妈"？彭飞云不但不喊汪素芳"妈妈"，而且还想方设法地跟继母作对，不是吵说菜咸了，就是抱怨汤淡了，父亲刚一责怪她，她就会立即把碗摔掉，或者把盘子扒下桌子。这时父亲往往就会赔着笑脸对继母说："孩子小，不懂事儿。你别跟她一般见识……"

彭飞云一般都会在肚子里悄悄骂一阵子父亲没骨气，跟继母说话，不像个男人样儿。同时也对爸爸每次都说的"孩子小"给予反驳："我小什么小？我都十五了，上初中了！"

彭飞云和父亲、继母之间的矛盾，终于在彭飞云不知轻重的一次恶作剧中彻底白热化了。那次，父亲跟继母一起去商场转了大半天，回来时，继母汪素芳喜洋洋的，手里提着一个很漂亮的纸盒子，里面装的是一件很时尚的翻领皮大衣。从两人的对话中，彭飞云得知这件大衣一下子花去了两千多块钱，继母汪素芳喜欢得如获至宝，回到家就穿在身上，对着镜子照来照去。

那一天，因为父亲和继母逛商场回来得晚了，彭飞云已经饿得饥肠辘辘了。继母汪素芳回到家里不但没去厨房做饭，反而不停地在她面前炫耀新衣服，这让彭飞云感到忍无可忍了。于是，当天夜里，汪素芳那件只在屋子里试穿了一次的、两千多块钱买来的翻毛皮大衣后背上，就多了几个小刀划开的口子……

十五岁的彭飞云只顾解心头之气，根本就没想过她那几刀，等于是划在了继母的心头上。继母汪素芳第二天发现新衣服被毁掉时，不但痛哭了一场，而且拎起自己的换洗衣服，气冲冲地回了娘家。彭飞云觉得自己"把这个女人赶出家门"的目的终于达到了，正暗自得意时，父亲却一耳光把她的得意打得无影无踪。

从那以后，彭飞云和父亲、继母之间的矛盾，迅速发展到了不可调和的地步——从未挨过父亲打的彭飞云，因为父亲那一巴掌，对继母更加恨之入骨；继母汪素芳觉得自己掏出心来对待继女，没想到却落了个这样的结果；父亲彭淮北则身处母女中间，左劝右说都无济于事，怎么说好话都无法摆平这中间的"夹板气"。

彭飞云和继母、包括父亲之间的矛盾，就是因为那次"刀割皮衣"的恶作剧而迅速激化了，到最后，已经严峻到了她和继母在那个家中，"有她无我、有我无她"的地步——这当然是彭飞云自己的感觉，后来彭飞云才知道，其实继母没多久就原谅她了，而且还自己悄悄地去商场，以差不多同样的价钱，给彭飞云也买了一件翻毛皮大衣——尽管彭飞云当时还小，根本穿上不合适。

当时，彭飞云的父亲手里不缺钱，他们家在徐州两个很繁华的市场上，分别有十几间门面房，光房租，就足以让他们家进入小康中的小康了。所以，彭飞云很刻薄地认为，这只不过是继母拿着他们家的钱，笼络自己而已。于是，她在继母把属于她的那件翻毛皮大衣递到她手里、并当着父亲彭淮北和继母汪素芳的面儿，一剪刀一剪刀地剪成"皮条"后，不顾目瞪口呆的父亲和继母的感受，又提出了一个让他们如雷击顶的要求——分家！

彭飞云之所以这么决绝，是要和父亲"分庭抗礼"。她想从父亲手中把属于早已去世的母亲的那份家产要过来，不让继母这个"后来的女人吃现成的"。

原本目瞪口呆的父亲彭淮北，听了女儿提出的要求，立即暴跳如雷，挥起巴掌就要第二次揍这个"不着调的丫头"，却被号啕大哭的继母拦住了。

父女俩僵持了半个多月，彭飞云终于如愿以偿了，她拿到了另一个集贸市场十几间临街房的钥匙——因为父亲如果不满足她的要求，她先是离家出走，声称要跟一帮社会上的"大哥大姐"去闯江湖，被彭淮北和汪素芳找回家里后，又带上一大帮同学，天天在家里大吃大喝，吆五喝六，把家里搞得乌烟瘴气，过不成日子。

那晚，彭飞云拎着那串象征自己"独立门户"的钥匙，走出原本只属于她和父亲的家门时，忽然觉得自己在夜幕中的徐州城，辨不清东西南北的方向了……

走投无路，重症上身时手术室前方知后娘慈爱心

"自立门户"后的彭飞云，只过了不到三年的"舒坦日子"。

一开始，她每个月有十四间门面房的租赁收入，加起来近一万元，觉得这辈子自己怎么花也花不完的钱了，再上学，已经没什么必要了。天天看老师的"鞋拔子脸"，天天应付那些讨厌人的作业和考试，哪有收着租子自由自在地当房东舒服？于是，刚刚升入初中三年级的彭飞云连招呼都没给老师打，就自己做主辍学了。

父亲彭淮北和继母汪素芳得知她辍学的消息后，找到她，想跟她谈谈，结果，被彭飞云一句话给噎走了："现在我连户口本都跟你们分开了，凭什么还来管我啊？甭想跟我套近乎，再套近乎这些房子也不会还给你们。"

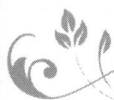

没有了老师和父亲的管束，彭飞云就觉得自己像只出笼的鸟儿，彻底自由了。于是，她在一帮姐们儿、哥们儿的帮助下，租了一套房子，然后就天天花钱如流水地跟着他们下馆子、进歌厅、逛商场、打麻将……

"自立门户"的那一年，彭飞云才刚刚 16 岁。就是在那一年，她学会了抽烟；也是在那一年，她喜欢天天穿一身中性的牛仔服，而且说话的嗓门儿越来越大、言行举止越来越像个男孩子；还是在那一年，她有了个"假小子"的绰号。

因为她手里有源源不断的房租可供消费，很快，彭飞云就在那帮小姐们儿、小哥们儿中间，有了威望，慢慢地，居然混成了"老大"，天天一出去，就前呼后拥地跟着一帮小跟班儿，彭飞云那时觉得自己很跩、很拉风。

然而，在那几年，彭飞云也不是什么人都结交。她后来说，16 岁那年，她虽说学会了抽烟，但没有吸毒，曾经有几个姐们儿、哥们儿引诱过自己，甚至把白粉装到香烟里，试图拉她下水，但都被她识破了；有几个年龄大一些的姐们儿、哥们儿忽悠她有什么"一次投资、月月得利"的好项目，让她把存的钱拿出来去"投资"，她一耳朵就听出来了，那是在搞传销，根本不靠谱，从此之后，就对那些人敬而远之；还有一些姐们儿、哥们儿很明显就是来骗自己手里的钱的，她的原则是"五百以内，权当救穷；超过五百，免开尊口"……

过早地融入社会，让一个 16 岁的女孩子慢慢地历练成了一个"老江湖"，至今她回忆起那段"走江湖"的日子，还颇有些自豪。

然而，彭飞云这种无拘无束、无羁无绊的日子，仅仅维持了不满三年，就随着一场大病结束了——2007 年年底，18 岁的她忽然觉得胸部闷疼，继而连续高烧了四五天，体温最高时超过 40 度，被一帮小姐们儿拉到医院一检查，医生确诊她患上了结核性胸膜炎，胸腔内已经有了积液，必须立即引流，不然体温还会继续升高。

彭飞云后来分析说，她这是"自作自受"。凭着口袋里有钱，整天带着一帮"小跟班儿"在大小饭店里胡吃海喝，不知道啥时候被传染上了结核病。

不管彭飞云判断得对不对，她在医院里做了一次胸腔积液引流手术后，病情只好转了不到一周，体温就又上来了。这一次，比病情初发时，更为严重，一夜过去，她高烧烧得昏过去了三次，更让彭飞云恐惧的是，她还出现了血尿——当然，血尿的事儿，出于女孩子的羞怯心理，她既没有在意，也没有把血尿的事儿让其他人知道，包括医生，这为她后来那场更要命的疾病，埋下了隐患。

再次高烧不退的彭飞云，又被送进了医院，但这次，事情已经没有那么简单了，她已经出现了脓胸，医生说，需要做"左胸脓胸切开引流手术"，也就是说，她需要再次做手术，才能保住性命。

这一次，彭飞云有点儿害怕了。她说，看着同病房的一个四十多岁的女患者，被儿子床前床后地唤着"妈妈"伺候着，她夜里躺在病床上，第一次开始想念爸爸，当然，更多的是想念早已故去的妈妈，尽管她的亲生母亲在她的记忆中，已经是个模糊的亲情符号了，但彭飞云还是想得整夜整夜地睡不着觉，而且，还偷偷地哭了。她说自从她"自立门户"后，后悔过、气愤过、抱怨过、甚至害怕过，但从没哭过。

彭飞云在第二次住院的头几天，想念过爸爸、想念过妈妈，却从来没有想念过她的继母。但是，最终在《患者家属手术知情同意书》上签字的，却是她的继母汪素芳。

第二次住进医院，医生说要给她做手术时，需要交两万元的住院押金。但是，"钱不过月"的彭飞云，那些房租收得容易、花得也很快，手里除了三千五千的"暂时性积蓄"外，很少过万。她那时总觉得那十几间门面房，全是自己的提款机，因此每月收上来房租之后，就会"量入为出"地花个痛快，根本没有考虑过万一需要花大钱时，该怎么办。

彭飞云第二次入院后，医生、护士说手术方案已经制定好了，就等她把押金交了，便可以安排手术。彭飞云却实在想不起来到哪里去弄两万块钱来，那些天天跟着她吃喝潇洒的哥们儿、姐们儿，听说她连做手术的钱都没有之后，一个个全不露面了，彭飞云给他们打电话，要么不接，要么接通了上来就说自己"不在徐州，在××呢"。这个"××"，往往还是几千里地之外的城市。

彭飞云说，"患难见人心"，那些天，她忽然明白了很多道理。

医护人员催了三四回之后，彭飞云仍然束手无策。但他们催了几次后，就没再催她了，而且，在她入院后的第八天，护士忽然通知她，要她配合医生做准备，第二天上午九点，就要做手术了。

彭飞云不知道护士为什么忽然不催她交住院押金了，前一天医院下来的对账单上，她已经欠了六百多块的账了。但护士既然说要自己准备配合手术，她按照护士的要求，全力配合就是了。也许，是医院知道了她是十几间门面房的房东，两个月的房租收上来，就差不多可以抵了那两万元的住院押金——她那时很幼稚地想。

第二天上午，配合医护人员的要求，做好一切术前准备的彭飞云，被护士推着，走到手术室门口时，忽然看见了她的继母汪素芳和父亲彭淮北。

彭淮北和汪素芳的眼里噙着泪，看着手术车上的彭飞云，什么话都没说，只是抹着泪水、冲她使劲儿地点了点头。彭飞云后来说，不知道为什么，尽管当时她的父亲和继母什么话都没说，只是冲她点了几下头，但那一刹那，她忽然觉得自己心里踏实了，也不再对即将开始的手术恐惧了……

彭飞云的手术做得很顺利、也很彻底，那次手术后，她又住在医院里巩固治疗了一个多月后，结核性胸膜炎便基本上痊愈了；而且，她还知道，是继母汪素芳得知她生病住院后，悄悄来医院，替她交了住院押金，又替她办理了术前的一切手续，在包括《患者家属手术知情同意书》在内的各种需要填写的表格中，"与患者关系"一栏里，汪素芳填了一个字——"母"！

这些事情，是彭飞云后来才知道的。她曾经猜测过，继母汪素芳在"与患者关系"一栏中，单单写了个"母"字，既没写"母亲"，也没写"继母"，肯定是经过一番思虑的。

在彭飞云做完手术，住院巩固治疗的那一个多月中，她的继母汪素芳天天来医院照顾她，父亲彭淮北也隔三岔五地来医院看看，但彭飞云和他们的话很少，"我慢慢觉得，我可能把他们伤得太狠了，如果不是我住院，也许，他们还很难原谅我。那段时间，我有时候居然认为，生病是一件很幸福的事儿……"

然而，彭飞云这种"很幸福的"感觉，很快就被另一种更要命的疾病击碎了——她对人羞于启齿的尿血症状，已经标志着她的肾脏出了大问题，但在当时，包括医生在内，都对此毫无察觉。

最终确诊彭飞云患了"慢性肾功能衰竭"，是在她做过开胸手术的三个多月之后。那段时间，彭飞云早上起来，发现自己莫名其妙地两条小腿水肿，而且脚后跟的跟骨钻心地疼痛，同时，她尿血的问题，也一直存在着。

脚后跟疼得实在受不了，彭飞云只好又去医院看病。这一次，是个女医生接待的她，于是，她红着脸，把自己已经血尿四五个月的情况，悄悄告诉了那位看着"慈眉善目"的女医生。女医生看了看她，简单地问了几句其他情况后，给她开了一张化验尿常规的单子，让她去检查。彭飞云当时还很奇怪，自己脚后跟疼，检查尿常规做什么？她觉得那位"慈眉善目"的女医生肯定是外行，于是，悄悄把化验单撕了，自己去街上的药店买了些止疼药，就回家了，并没有去检查。

然而，彭飞云回到租居的小屋里之后，脚后跟疼的症状不但没减轻，反而越来越厉害了。无奈之下，她只好又去另外一家医院检查。没想到，在这家医院里，医生不但让她检查尿常规，还让她化验肾功能！结果发现，她的血肌酐为 140 $\mu mol/L$，最后诊断为"慢性肾衰竭"！

一开始，彭飞云还没意识到"慢性肾衰竭"意味着什么。可当她

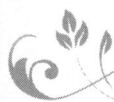

回到自己居住的那间小屋，搬出笔记本电脑上网查询时，越看越恐惧，顿时觉得自己"后半辈子完蛋了"。

彭飞云哪里知道，忽然发现自己身患绝症的她，正在恐惧这种"后半辈子很可能要跟医院天天打交道"的绝症时，一个她从未想到的变故，发生了！

从未见面，身陷绝境时非亲姐姐大义撼动"假小子"

彭飞云被确诊为"慢性肾衰"一周之后，她和她的父亲彭淮北同一天接到了通知：因城区改造、市场搬迁，他们父女俩各自拥有的那些门面房，马上要拆除。因为彭飞云的生母和父亲当年购买的这些门面房是临时建筑，既没有土地使用证，也没有房屋产权证，所以，现在拆了白拆，没有一分钱的补偿。这就意味着，彭飞云以前赖以生财的"提款机"，马上就不复存在了；而在当时，必须立即住院治疗的她，比任何时候都需要钱！

连前些天住院做开胸手术时的两万多元钱都是继母支付的，现在又检查出来了肾衰，而且自己的"提款机"就要永远失去了，一直很倔强的彭飞云，顿时觉得走投无路了。她躲在租居的房子里发了几天愁后，心一横，决定去讨债——以前究竟三百五百地"救济"过多少小哥们儿、小姐们儿，彭飞云也记不清楚了。她努力地想，终于想起来了三十几个，然后一一列在纸上，揣着诊断证明，挨个儿去找。但这一找，结果更让她绝望——那些在自己有钱时前呼后拥的"小跟班儿"，不是找不到，就是死不认账，"我啥时候借过你的钱啊，有借条吗？""我饭都吃不上，哪有钱给你啊？""你就放过我吧，每月上万块的进账，还来管我要这点儿钱？""还账？笑话！我啥时候欠你的账啦，少来败坏我的名声，哥们儿还得混呢。"类似这样的话，像刀子一样划着彭飞云的心，她觉得自己被这些口蜜腹剑的"铁杆儿"们伤得比身上的病还要命。她跑了几天，终于明白了什么是"穷站大街无人问，富居深山有远亲"。

没有钱，肾衰得不到及时治疗，再加上她的心情被以前那帮"小跟班儿"伤透了，这一切都促使她的病情持续发展，腿肿得厉害、脸黄得像草纸，走起路来，腿沉得像灌了铅，但嗓门儿依然很大。着急上火的彭飞云拿着一把刀，又出门了，这次，她每找到一个"小跟班儿"，就把刀刃放在胳膊上，粗着嗓门吼："我不讹你，老子现在走投无路了，我只想要回以前给你的。你不还，老子就溅你一屋血！"凭着这种近乎从港台电影里学来的逼债方法，十多天过去，彭飞云终于讨来了三千多块钱。

彭飞云为了顾命，赶紧拿着这些钱赶去了医院，但是，医院开口就让她至少交五千元的住院押金。彭飞云顿时觉得天旋地转，当即昏倒在了医院里。

彭飞云醒来的时候，已经在病房里了。她睁开眼睛，看到了两个陌生人，一男一女，年龄和自己相仿。

"妹妹，你醒来啦？都一天一夜了，可把我们吓死了。咱爸咱妈去找拆迁办说赔偿的事儿啦，我们听说你得了大病了，赶紧过来照应你。"那个女子一开口就唤她"妹妹"，而且还"咱爸咱妈"的，彭飞云大概知道他们是谁了。以前，彭飞云光听说她的继母汪素芳没嫁给父亲彭淮北前，有一个闺女，比自己大三岁，但一直没见过面儿。

看到彭飞云盯着他们发愣，那个女子拉过身边的男子说："咱姊妹俩一直没见过面儿，我是你姐姐杨凤琴，这是我男朋友张小军。"

杨凤琴的一句话，让彭飞云的猜测得到了证实——其实，杨凤琴的命和自己一样苦，她在八岁时，做着建筑工程质量监督员的生父，在一次工伤事故中遇难了。后来，她的生母汪素芳，就嫁给了彭淮北，成了自己的继母；而杨凤琴则留在了杨家，没有跟着生母到彭家生活。

讨账讨了半个多月，连累带气，彭飞云的病情已经糟糕透了，她当时入院检查的结果是，血肌酐 $180~\mu mol/L$，被医院以"慢性肾衰竭"收治。入院时的一万元押金，又是继母汪素芳支付的——彭飞云昏倒在医院后，医院在抢救她时，找到了她的手机，翻着"电话簿"

上的一大串号码，拨了半天，终于和她父亲彭淮北、继母汪素芳联系
上了。老两口赶过来，赶紧交了住院押金，刚把彭飞云安顿到病房，
就接到了其他门面房户主的电话，要一起去拆迁办讨个说法。于是，
汪素芳给女儿杨凤琴打了个电话，杨凤琴和男朋友张小军，就急匆匆
地赶到了医院，守在病床前，照料着彭飞云。

倔强的彭飞云，一开始还对这个异父异母的姐姐杨凤琴有点儿感
激，但几天过去，这种感激就化为乌有了——杨凤琴和张小军正在热
恋中，他们形影不离，出双入对，这让相形见绌的彭飞云心生妒忌，
觉得这个陌生的姐姐，处处都在自己面前炫耀她的小幸福，让自己无
地自容。

这种嫉妒，很快变成了仇视。医生采取的治疗措施，是给予泼尼
松冲击治疗配合口服中药、双嘧达莫等药物治疗，以改善彭飞云的病
情。一开始的几天里，彭飞云还按照医生的嘱咐，按时按点地服药，
那种嫉妒越积越盛时，护士或者杨凤琴，再把药端到她面前，彭飞云
就吊着脸儿，拒绝服药。杨凤琴刚劝了她一句，彭飞云就把汤药碗
"啪"地摔到了地上，指着杨凤琴和张小军大吼："你们滚！滚！这么
多年不见我，这会儿露头了，是来看我的笑话是吧？我不要你们可怜
我。滚吧！"

张小军愣了，杨凤琴的眼里流出了泪水。两个人什么话都没说，
转身走了。

彭飞云发完火后，有些后悔，觉得自己的话太伤人了，想着杨凤
琴和张小军肯定不会再理会自己了。正沮丧时，第二天，杨凤琴和张
小军又若无其事地出现在了医院里，该跑着找医生找医生，该忙着给
彭飞云取药取药，就像什么事儿都没发生过似的。

后来彭飞云和杨凤琴到了无话不说的地步时，彭飞云曾经问过这
事儿，杨凤琴笑笑说："你是我妹妹，又生着病，心里不痛快，发几句
邪火，我们还能当真啊？要当真了，那还是一家人吗？"彭飞云说，她
姐姐说这话时，没事人似的，她自己听了，却鼻子酸酸的，她说，是

"一家人"这三个字，让她明白了什么是人伦亲情。

杨凤琴当时在一家旅游公司做客户主管，彭飞云需要长期治疗，彭海北、汪素芳和其他门面房户主一起，忙着找拆迁办商讨拆迁索赔的事儿，杨凤琴于是就在公司请了长假，陪着妹妹彭飞云四处求医。从 2008 年年初到 2013 年年底的 5 年时间里，大多都是杨凤琴陪护着彭飞云，在上海、郑州、合肥、南京等地的大城市的医院里，四处求医的。2012 年国庆节，杨凤琴和张小军结婚后，连蜜月都没度完，杨凤琴打听到了南京有一家医院，治疗肾病效果比较好，拉上她就赶去了南京……

彭飞云后来说："姐姐只比我大三岁，却比我懂事多了。5 年多来，她陪着我不知道跑过多少地方，为我花了多少钱。我渐渐觉得，就是一母同胞的亲姐姐，也最多能做到这些。慢慢地，我对姐姐也有了很强的依赖心理，觉得无论什么事儿，只要她在我身边，我就不怕，就有主心骨……"

然而，就在姐妹俩辗转在几个大城市的医院里四处求医的那些年，尽管看过无数的大专家，进过十几家大医院，但彭飞云的血肌酐一直在 $200 \sim 400\mu mol/L$ 之间波动，病情并没有明显的好转。这让彭飞云在感受家庭亲情的同时，心情越来越黯淡，觉得"自己这辈子真的完蛋了，肯定要死在这个要命的病上了。"

不久之后，一个更让彭飞云恐惧的问题出现了：她因为恐惧，做了件傻事儿，差点儿真的把自己的命丢掉……

八大心态，名医点化后多年心霾终于云开雾散

2013 年三四月份，彭飞云发现她的例假中断了，一开始，她还没当回事儿，连续三个月过去，到了 6 月份，"该来仍没来，我就害怕了，觉得这肯定是阎王爷要把我收走了，先给我打个招呼"。

彭飞云惶恐不已，又羞于启齿告诉任何人，就自暴自弃，跑到一个摆地摊的大排档里，要了七荤八素一桌子菜、几瓶啤酒，大喝了一

场，以此来麻痹神经，抵御恐惧。然而，这次率性狂饮，却给她带来了一场灾难。她原本脆弱的肾脏，第二天就"罢工了"——发展到了尿毒症需要血液透析。

就从那次狂饮啤酒之后，彭飞云再也没能摆脱血液透析，直到住进复能肾病医院之后才有了转机。

关于这家郭院长创立的"复能肾医"治疗体系的消息，是彭飞云的姐姐杨凤琴在网上查到的。而且，杨凤琴不但仔细地在网上做了咨询，还得知徐州当地就有两名在那家医院恢复健康的患者。杨凤琴开着车，跑了两天，费了很大劲儿，找到那两名患者详细了解了情况之后，回到家里，就要带着彭飞云去潍坊。

彭飞云听了杨凤琴的介绍，有点儿不相信："五六年了，找了那么多大医院，看了那么多大专家，都没能治好病。这个医院能有那么好？"

父亲彭淮北和继母汪素芳却坚持要女儿去潍坊"试试看，万一能治好呢？"

彭飞云不再说话了，她说自己是抱着"死马当作活马医"的心态，和姐姐杨凤琴入住医院的。病历上记载，彭飞云入院时的检查结果是："血肌酐为 748μmol/L，尿素氮 42mmol/L，尿酸 500 μmol/L（透后3天）。患者自发病来偶有下肢关节游走性疼痛……"

赶巧了，入院当天，彭飞云就见到了到病房巡视的院长郭教授。

郭院长和彭飞云聊了几句，忽然对跟在后面的医生和护士说："先给小彭拿几份资料，等我闲了，和她好好聊聊。"

原来，郭院长跟彭飞云寒暄了几句，就发现彭飞云与别的患者不一样，她有着很强的个性，有着很强的不信任和抵触心理。

护士后来告诉彭飞云说："小彭，你运气真好。郭院长很忙，经常到国内、国外去参加学术交流活动，你一入院，就赶巧碰上他了。"

护士遵照郭院长的指示，马上给彭飞云拿来一摞资料，包括《肾病患者手册》、《肾病饮食标准》等等。这么多年来，类似这样的资料，自己看得够多了，彭飞云并没有太在意。然而，晚上睡不着、闲得无聊，随手翻看那些资料时，她被里面介绍的肾病患者应该恪守的"八大心态"、"十大标准"吸引住了，这是她在其他医院，从来没见过的"新说法"。

第二天，彭飞云又翻看了一天，捉摸了一天，越看越觉得有道理。郭宝叶院长也没有食言，第三天下午，就到彭飞云的病房里来了。

"小彭啊，我怎么觉得你一肚子怨气啊，抱怨命运、抱怨家人、甚至抱怨你自己……"郭院长一坐下来，就开门见山地说。

彭飞云有点儿发蒙。"这个郭院长会'读心术'啊？我并没有跟他说什么，他怎么一下子就看透了我的心病？"

"给你的资料，你看了吗？"郭院长又问。

"看了，还没看完。"彭飞云老老实实地回答。她觉得自己必须得给他说实话，"这个郭院长能猜透你的心事，啥都没法瞒他。"

"哦，那里面的'八大心态'，你认真看了吗？"郭院长又问。

"认真看了，觉得那'八大心态'，归纳的太对了。"彭飞云又老老实实地回答。

接着，郭院长给彭飞云讲起了"八大心态"中的"空杯心态"、"放下心态"、"相信心态"、"反思心态"、"爱的心态"等等。郭院长说："如果老是用老观点、老心态去看事物看效果，这样始终不把杯中原来的水倒掉，就永远不能体会到复能肾医的奥妙，永远不能达到治疗的最高境界。"

郭院长还说："我们对生命不再要求那么苛刻，这个时候才会走向重生。所以希望你能把心中挂念的事情统统放下，放下负担、放下一切，只有轻装上阵，才能速战速决拿到成果。只有真正做到放下了，才会获得重生，奇迹才会发生。"

郭院长又说："我们要学会感恩，学会理解爱、给予爱，学会用宽阔的胸襟包容生活。我们不能摒弃这样一种包含'真善美'的情怀，就像我们无法抛弃生活一样。正因为我们学会了感恩，才会发现生活

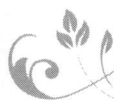

中有很多感人之处；正因为生活要求我们用感恩的心态去面对，我们才知道生活的意义……"

那天下午，郭宝叶院长和彭飞云聊了很多，彭飞云印象最深、记到心里的，就是上面这些话。她觉得郭院长简直就是神仙，简直把她心里十几年的心事都看透了，每句话都是在给她解心病。

就连彭飞云也感到很奇怪，郭院长和她聊过天之后，第二天，她就觉得这个世界上的一切都变得美丽起来，窗外的天很蓝、云彩很白、树木很绿，所有的人都可亲可爱。护士再给她做"肾区局部透药"治疗时，她不再抗拒，乖乖地配合；护士按照"十大标准"监督她的睡眠、休息、饮食时，她也乖乖地照着去做了。她当时还生出了一个坚定的信念："这家医院，一定能治好我的病。"

"更重要的是，学习完那些资料，又听了郭院长的一番点拨后，我按照'反思心态'，把我这些年的事儿反思了一遍，我发现我父亲、我继母，尤其是我姐姐，他们没错，我做的一切，都伤透了他们的心，错的都是我。我太对不起他们了。他们给我花钱治病、姐姐放下工作，四处陪着我看病、照顾我，他们太不容易了，我太不懂事儿了……"彭飞云说这些话的时候，眼里淌出了泪水，但她没擦，就让泪水恣意地顺腮而下……

彭飞云的心态变了，治疗效果也让她充满了信心。据病历记载，入院治疗了一个多月后，她的复查结果是：血肌酐为 512 μmol/L，尿素氮 18mmol/L，尿酸 310 μmol/L……"

这样的治疗结果，让彭飞云激动万分。当时，她看到复查报告后，马上催促一直在医院陪护她的姐姐杨凤琴说："快，快给咱爸咱妈打个电话，告诉他们，我的病减轻多啦……"

电话接通了，恰好是汪素芳接到的。彭飞云对着话筒说："妈，我的病能治好啦！"

这么多年了，彭飞云第一次给汪素芳喊"妈"。电话那端的汪素芳半天没出声，接着，彭飞云就听出她在抽泣："闺女……你刚才给我叫啥?"

"妈……以前,都是我不好……"察觉到汪素芳在电话里哭了之后,彭飞云才知道,自己无意中喊出的那句"妈",催出了汪素芳的泪水……

窗外的阳光仍照耀着嗓门很大的彭飞云。她沉浸在自己的回忆中,语速很快地说着往事。她最后说:"我姐姐前天回去了,她回家取钱了。我现在花的钱,都是爸爸、妈妈和姐姐出的。我不能对不起他们。我在这里治了三个多月了,现在肾功能好转很多,而且不用透析了。我再在医院治疗一段时间,就可以按照郭院长说的,带上药,回家去自己巩固。我想我爸爸、妈妈了……"

彭飞云说这些话的时候,眼睛看着大玻璃窗外的风景,看着无限远的远方……

> 　　英俊小伙危急关头舍身救人，腰部以下瘫痪却邂逅美丽"义工"；相情相悦情路坎坷，正待完婚又生绝症。当命运在凄风苦雨中带给他一场场劫难，两个年轻人原本圣洁真挚的感情出现危机时，原本极力反对女儿婚事、甚至和女儿断绝母女关系的老太太，却再次成为"救星"，出现在了病房里。之后，她又悄悄奔波千里，找到了能为"废人女婿"治疗疾病的良医……

不向灾厄低头，"义工"女友和慈爱岳母是我的坚实后盾

　　2013 年 9 月初的一天，潍坊复能肾病医院院长郭教授，正在办公室里安排着一天的工作，忽然桌子上的电话铃响了。他拿起电话听了一阵，才知道这是八年前在这家医院住院治疗过一个多月的患者皮正宽打来的，他告诉郭宝叶说，自己的病情一直很稳定，他病情稳定后生的女儿已经上小学了，他们夫妻俩刚带孩子去学校报了名。

　　八年多的时间过去了，说实在的，每天接触无数患者的郭宝叶，一开始对这个突然打电话过来的患者已经没什么印象了。然而，当这位名叫皮正宽的患者在电话中说"是我岳母先去医院找你的，我是因为一场车祸造成腰部以下瘫痪，后来又患上肾病到你们医院治疗"时，郭教授的记忆一下子被唤醒了，他想起了八年前那个独自奔波，千里来访的、名叫刘桂芝的老人……

　　随着皮正宽在电话里的交谈，郭宝叶记忆中的往事渐渐清晰了：刘桂芝的女儿名叫李梅梅，毕业于四川的一个中医药学校，当时是一家医药公司的职员。在妈妈的支持下，出于钦佩，李梅梅多次到医院探望并开导皮正宽，坚持给他做腿部按摩，帮他重燃生活的信心。两

年后，皮正宽创造了医学奇迹，居然能借助步行器"行走"了。随着交往的深入，两人相恋了。张妈妈却因为女儿找了个"废人"，和他们断绝了关系。没有妈妈的祝福，两个年轻人还是幸福地"结婚"了。可是，很快，皮正宽人生的第二场大劫难接踵而来——医生检查出他患了肾功能衰竭！这次，皮正宽彻底绝望了，他不想再拖累妻子，一心要和她离婚。李梅梅尽管一门心思背着丈夫到处求医问药，却四处碰壁。

就在女儿女婿惊慌失措的时候，刘桂枝悄悄奔波千里，为"准女婿"找到了最适合他的医院和医生，不仅从经济上支持女儿女婿，还陪着他们，创造了另一个医学奇迹……

即便是"义工"，也没人会无缘无故出现在你的生命里

2000年11月下旬的一天中午，皮正宽带领所在物流公司的车队从重庆返回成都。车队下了高速路刚到郊区，一辆违章载满了人的农用机车突然从旁边的机耕道上开过来。司机大刘一时间惊慌失措，竟忘记了踩刹车，眼看就要被农用机车撞上，坐在副驾位置的皮正宽急中生智，抢过方向盘向右猛打，并下意识用右肘护住司机大刘。随后，皮正宽他们乘坐的那辆汽车就猝不及防地翻进了路边的深沟里！

看到同行的另几辆车的同事赶来，受了轻伤的司机大刘大喊："快救大皮！"并忍着剧痛，摸出手机拨打了120。飞跑过来的同事急忙拽开车门。此时，皮正宽的胸腔顶住方向盘，胳膊和鼻孔鲜血直流，人已昏迷不醒。救护车很快就到了，火速将皮正宽就近送去了医院。经过连夜紧急抢救，皮正宽脱离了生命危险。

第二天，大刘悄悄拨通了王晓茜的电话。王晓茜是皮正宽的女朋友，两人从大二开始恋爱，已经"好"了5年了。毕业后，两人就住在物流公司的宿舍里。

看着躺在病床上的扎着绷带的皮正宽，王晓茜扑到床前，边哭边责怪他："你以为你是活雷锋，想当英雄啊！生命危险时谁不知道自

保？您呢，差点把命都丢了……"

女人嘛，都是刀子嘴豆腐心的。皮正宽这样想着，脸上却忍着剧痛，给了女友一副苦涩的笑容。

随后，王晓茜从主治医那里得知，皮正宽脊椎骨折，腰部以下失去知觉，今后将很有可能终生无法站起来。王晓茜听了这话，寒着脸走了。

住院头第一个月，王晓茜每周都来看皮正宽。渐渐地，她很少来医院，电话也少了，而且越来越不爱接皮正宽的电话了，就算接电话，也只是敷衍了事。此时，皮正宽意识到他们的感情出现了危机，可他没办法出去找她。只能一遍一遍地给她打电话。但每次给她打电话，她都忙得很，"喂"一声之后，敷衍两句，就挂了。

元旦过后，成都迎来了 2001 年的第一场狂风，望着窗外狂舞的枯枝，皮正宽再次给王晓茜打电话："刮大风了，天冷了，你要多添衣服。"王晓茜接通电话，始终没有回音。皮正宽坐不住了，问："你是不是嫌弃我？""我有难处，请你原谅我！"这是王晓茜对皮正宽说的最后一话。皮正宽顿时明白了什么，他的眼泪如决堤的河，顺腮而下。

那个冬天对于皮正宽来说，是在凄凉与寒冷度过的。

几个月的治疗，皮正宽仍瘫在床上，不能动弹。他要求出院，回到单位继续上班，医生不得已，才将实情告诉了他。当医生说他有可能一辈子与床为伍时，皮正宽顿时感觉天旋地转。这样一辈子躺在病床上，还不如死了算了。

就是这段时间，皮正宽隔壁住进了不慎在浴室摔断腿的张妈妈，手术后，经常有老姐妹来看望她，其中一位叫刘桂芝，是个烈士遗孀，已经退休了。做母亲的人聚在一起，话题总是绕不开各自的儿女。这天，张妈妈告诉来探望她的刘妈妈，隔壁病室 28 床的小伙子人不错，简直就是活着的欧阳海，还一表人才，只可惜受了重伤之后，腰部以下瘫痪，被女朋友甩了。从老姐姐病房出来，路过皮正宽病房的时候，刘妈妈看门虚掩着，就轻轻推开门，走了进去，想看看那位"活着的欧阳海"，究竟是怎么回事儿。

皮正宽正躺躺在病床上发呆，忽然看到一位头发花白的老人站在面前，有些意外，但还是很有礼貌地打招呼："您好！"

刘妈妈对皮正宽的印象陡然间又好了很多。通过了解，她知道皮正宽老家是广西的，还在他上中学的时候，因为父亲生病去世，母亲患了精神病，离家出走后就再没有消息。他是靠着政府救济和助学贷款读完高中、读完大学的。万念俱灰的皮正宽当时就像在讲别人的故事那样淡定。刘妈妈不清楚小伙子想的什么，还以为他坚强洒脱，对他越发有了好感。回到家，和女儿李梅梅说起皮正宽，甚至鼓励女儿："他也没什么家人，你有时间就去看看他吧。"

李梅梅在一家药企上班，是学药学的，粗通医理。一年前她的男友出国后，两人就再没有联系。爱情，李梅梅当时已经心如死灰，看男人就跟看标本一样。不过，听说了皮正宽的故事，李梅梅却对皮正宽产生了敬意；再加上李梅梅自小是妈妈一个人带大的，听妈妈的话、让妈妈高兴，是她一贯的处事习惯，所以，她答应下次和妈妈一起去看望张妈妈时，也顺便去看看皮正宽。

通过和大刘的交谈，得知皮正宽更多的故事后，李梅梅心里既同情又敬佩，心想：妈妈说的果然没错，现在这个社会，老人倒地都不敢扶，到处都是陷阱、毫无诚信可言；像皮正宽这样的好人简直就是沙砾中的金子那般稀缺。他是个病人，为了救人受伤了；自己难道就不是病人吗？自己被爱情伤得不比他还惨吗？

那一瞬间，李梅梅明白了妈妈叫自己来看望皮正宽的原因，知道妈妈是想通过皮正宽让自己振作起来，走出情感的漩涡……

是啊，没有谁会无缘无故出现在对方的生命中，既然两人碰上了，那就是缘分。"好吧，让我们彼此为对方疗伤吧。"李梅梅自己对自己说。

然而，李梅梅的心思，皮正宽并不知道。他对李梅梅频繁来看自己非常反感。李梅梅一来，他就背过身，不再搭理她。每当这样的时候，刘桂芝就会坐过去和皮正宽拉家常，告诉他善良人之间应该相互帮助，利用下班时间和节假日做义工，是很平常的事情。

刘妈妈把这些道理说得多了，皮正宽只好接受了李梅梅的帮助，允许她帮自己擦身子、按摩，读书给自己听，或者偶尔带些可口的饭菜来改善生活。

"义工"忽然变女友，老母亲拒绝接受"废品女婿"

刘妈妈的初衷，的确是希望女儿李梅梅通过照顾皮正宽，走出自己的爱情阴影的。但她哪里想到，女儿日久生情，最后居然会爱上这个下半身不能动的瘫子！

2001 年 4 月，李梅梅忽然决定辞去工作，在医院附近租一间房子，专职照料皮正宽的生活起居。刘桂芝这才知道女儿看上皮正宽了，顿时吓傻了，自责地大哭起来，边哭边数落自己不该想出这样一个"馊主意"，把女儿"害"了，居然喜欢上一个"废人"。于是，事情的发展急转直下，之前是妈妈带着女儿去看皮正宽，现在是妈妈拦在门口，不许女儿去看皮正宽。一时间，医院里说什么的人都有，有的说李梅梅疯了，居然眼睁睁地往火坑里跳；有的说皮正宽是"癞蛤蟆想吃天鹅肉"。

其实皮正宽的日子也不好过。几个月的相处，他已经离不开李梅梅了，但毕竟自己是个"废人"，刘妈妈母女俩对自己有恩，能照顾自己这几个月，已经是自己的福气了，总不能拖累人家一辈子吧？于是，皮正宽完全站在刘妈妈一边，冷静地劝李梅梅离开自己。

皮正宽这样表态的时候，刘桂芝也在病房里。她见皮正宽这样说，也不好再说什么，便气冲冲地离开了医院。

皮正宽让李梅梅去追妈妈，李梅梅摆摆手，开玩笑说："她用背影默默地告诉我们，不必追。"这句话，出自李梅梅前几天给皮正宽读的《目送》。龙应台在那篇文章中说："所谓父女母子一场，只不过意味着，你和他的缘分就是今生今世不断地在目送他的背影渐行渐远。你站立在小路的这一端，看着他逐渐消失在小路转弯的地方，而且，他用背影默默告诉你：不必追。"

心灵相通的感觉是如此美好。但短暂的幸福之后，皮正宽仍固执地劝李梅梅不要再来照顾他。可他越是这样说，李梅梅越是不愿意离开。接下来的几天，皮正宽对李梅梅出奇地冷淡，她将一杯水送到他嘴边时，他竟猛地用手一推，将玻璃杯撞碎在地上。

妈妈走了，大刘也回单位了，28号病床边只剩下李梅梅一个人。她没想到，照顾陪护瘫痪病人的日子如此之难。最难的是皮正宽大小便。刚开始几天，皮正宽时不时对李梅梅说："你先出去，我有事儿。"当初李梅梅还以为他又要赶她走，后来才得知"他'有事儿'了，就是要'方便'了。"

一次，皮正宽实在憋不住了，把尿撒在了床上。李梅梅觉得，既然自己决定留下来照顾他，为什么还要因为羞涩而让他这么受罪呢？第二天上午，皮正宽难再次赶她出去时，李梅梅红着脸问："是不是'有事儿'了？"在她连续追问几遍之后，皮正宽终于红着脸点了点头。李梅梅不由分说地扶着他侧过身子，提着尿壶，把脸侧向一边，颤抖着手，摸索着伸到了床单下面……完事以后，皮正宽流泪了，李梅梅也流泪了。李梅梅埋怨自己既然心甘情愿地为他做这些，就应该做好，可自己却因为害羞而让他失望。其实，当李梅梅的手第一次触摸到他的"那个部位"时，已经完全放下了少女的矜持与羞涩。

人心都是肉长的，天天为你无私付出，即使是块冰，也能被融化掉。皮正宽内心波澜起伏，多好的女人啊，只怪自己的命苦，拖累了她啊！可是，我能为她做点啥呢？无眠的夜晚，他辗转反侧地思索着，最终决定，在李梅梅生日那天，一定送她个礼物。但送衣服，要到商场试穿，他又下不了床，于是萌发出折一千颗星的念头，他悄悄请人帮忙买来七彩纸和漂亮的瓶。他那时觉得：一片真情是一千颗星。我叠一千颗纸星，连同我自己全部都装进去那个瓶子里。

8月26日晚上，李梅梅照例来给皮正宽送饭。"今天是你生日，我送你一个礼物。"皮正宽深情地说。

"我都忙忘了，你真有心，还能记住我生日。"当李梅梅打开盒子看到这么多的星星，再也掩饰不住女人的羞涩，在皮正宽脸上深深一吻。爱不在于山盟海誓的誓言，一个平凡的举动就足矣。从那一刻起，李梅梅就决定和皮正宽厮守一生。

只要有一线希望，就要尽百倍努力。李梅梅从医生那里知道，按摩能打通血液循环，让肌肉恢复活力。于是，她专门拜了一名盲人按摩师，学习按摩技术。查穴位、学手法、通经络，那些非常专业的技术，硬是让李梅梅在摸索中基本掌握了。

第一次动手尝试着给皮正宽按摩时，李梅梅掀开他的被子，发现他皮正宽的腿部肌肉严重萎缩，跟死面疙瘩差不多，摸起来又冷又硬，没有一丝热乎劲儿。她去请教按摩医生，原来冰冷是因为血脉不通。于是，为了舒经活血，李梅梅坚持为他装热水袋，每天给他泡脚。

为了锻炼皮正宽的腿部力量，李梅梅抱着他的腰开始练站立。她这一个弱女子，抱起一米八的的皮正宽，需要多大的力量啊！刚开始，李梅梅还真抱不起来，她就拿两把椅子，让他双手支撑着，李梅梅跪在地上，扶着皮正宽的腿脚，左脚挪完挪右脚，一点一点地前进、一公分一公分地挪动。常常是皮正宽累得是满头大汗，而李梅梅却伏在地上累得腰酸背痛。两颗年轻的心，就在这一步一步的挪动中慢慢靠近……

一天晚上，李梅梅在为皮正宽泡脚时，忘了加凉水。她挪动着皮正宽的左脚伸进热水盆里，"烫死我啦?!"皮正宽大叫一声，左脚也下意识地反跳了一下，李梅梅连忙把他的腿搬了出来。两人面面相对，愣了一阵后，突然抱在了一起，"有反应了，有反应啦!"

600多个日日夜夜的付出，终于换回了这个小小的反跳动作。两人抱头痛哭，这一次希望的火焰，点燃了皮正宽的信念之灯……

在李梅梅的百般呵护下，2002年9月，皮正宽已经能借助步行器"行走"了，一步、两步、直至20步。这样的恢复情况，连医生都惊叹！而用皮正宽的话说，"即使真是创造了奇迹，也是李梅梅给了我最大的支撑。今天我站起来的不是自己的腿，而是她的爱！欠她的情，今生今世也还不清！"

然而，他们之间始终有一个不能不谈的话题，那就是"妈妈"。一年多了，刘桂芝没有再来医院看过皮正宽一回。李梅梅给她打电话，也是一拨通就被挂掉。

妈妈真的不能原谅我们吗？一想到这个，皮正宽心里就满是内疚，李梅梅心里也万分委屈……

再遭厄运时，人生转弯处有慈母温暖的怀抱

皮正宽基本具备出院疗养的条件了，为了出院后能更好地照顾皮正宽，李梅梅决定和他结婚。但结婚毕竟不是两个人的事儿，更何况，他们俩现在就只有刘桂芝这一位老人，李梅梅的妈妈也只有李梅梅这一个女儿，而且是孀居20多年带大的一个女儿，他们怎么能不顾及老人的感受就结婚呢？于是，李梅梅请来司机大刘照顾皮正宽，买了妈妈爱吃的水果回了趟家——这是她辞职并和妈妈闹翻后，第一次回家。

李梅梅才进小区，就被邻居看见，打电话通知了刘桂芝。结果，李梅梅出了电梯要开门时，才发现门已经被反锁了。任她怎么叫"妈妈"，刘桂芝就是不开门。李梅梅没有办法，站在楼道里大声告诉妈妈，自己要和皮正宽结婚。说完，又等了半天，见屋里没动静，只得转身离开。

没有拿到户口本，不能去办理结婚手续，怎么跟皮正宽说呢？李梅梅哭了一路、想了一路。进了医院后，她擦干泪、搓搓脸，像往常一样走到皮正宽面前，接替司机大刘照顾皮正宽。大刘离开病房后，皮正宽迫不及待地问："见到妈妈没？妈妈怎么说？"李梅梅笑着说："妈妈和张阿姨她们出门旅游了，家里没人。"看到皮正宽不相信的样子，李梅梅又说："我们先举行婚礼，等妈妈回来，拿到户口本，再去登记。"皮正宽听到李梅梅这样说，很是诧异："为什么？"李梅梅笑

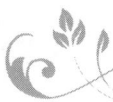

着说："这样，出院以后，我们就能真正在一起了。"

于是，办理出院手续前，皮正宽和李梅梅就在医院附近的小出租屋里举行了一场再简单不过的婚礼。参加婚礼的有医院的医生、护士，也有李梅梅的同学和皮正宽的同事。婚礼结束后，李梅梅把照片用手机传给了妈妈，但刘桂芝既没回电话，也没回短信。李梅梅很失望，却把苦楚一个人压在心里，没有告诉皮正宽。

两个人"婚后"的日子平静而恬淡。邻居们并不知道皮正宽和李梅梅没有领结婚证，不仅都把她们当夫妻看，而且对李梅梅不离不弃的爱情充满了敬意。

但这种宁静的日子并没有过多久。2003 年 5 月，皮正宽突然发现自己常常恶心、呕吐、心慌、胸闷。最初，并没当一回事儿，还和李梅梅开玩笑说，这些都是她才该有的症状，怎么跑到一个大男人身上了？李梅梅晓得皮正宽是在暗示她怀孕，也没往深处想。可之后没几天，皮正宽的症状越来越明显，而且眼皮、双腿也莫名其妙地水肿起来了，这下子李梅梅不敢掉以轻心了，带着皮正宽去了社区卫生所。

在社区卫生所，大夫检查了一番说，皮正宽可能是肾脏出问题了，需要到大医院做进一步的检查。李梅梅一听这话着急了，立即把皮正宽又送回了以前为皮正宽疗伤的那家医院。医生根据皮正宽的症状，经过全面的检查后，表示现在皮正军的肾病已经很严重了，肌酐已经高达 $1035\,\mu mol/L$，必须立即住院治疗，不然的话，继续发展下去，他的肾脏就会完全废掉，到那时候，皮正宽只有两条路可走：一是一直做血液透析，再就是换肾！

李梅梅听了医生的话，顿时呆若木鸡。她仔细地想了想，觉得这也许就是命运带给她这辈子的使命吧，既然选择了皮正宽，就要和他同命相连。她在医生的协助下，尽可能地用平静的语言，把这个现实告诉了皮正宽。但刚刚能够"站起来，走几步"、正沉浸在新婚和将要恢复生活自由的向往中的他，仍一下子被这个突如其来的变故惊呆了。原以为自己可以站起来，慢慢地可以为亲爱的人减轻负担、可以为亲爱的人做点儿什么，但最后，自己却还是个负担，而且还有可能变成一个两个人都无法承受的负担，皮正宽再一次彻底绝望了！

因为出现症状时，皮正宽的肾病已经很严重了，医生建议他到肾病专科医院接受治疗。皮正宽和李梅梅也没有多想，就稀里糊涂转院到当地一家比较有名的医院肾内科，一住进去，就被诊断为尿毒症，开始接受透析治疗。对肾病知识了解不多的他们，以为皮正宽的病做一两次透析就能治好。但一开始每周一次，到后来每周两次，就这样治疗了两个月后，皮正宽的肾病不但没有起色，身体也垮了下来。李梅梅这才意识到了问题的严重性。皮正宽出车祸受伤住院以来，尽管他所在的物流公司承担了全部的医疗费用，但他们俩都停止了工作，她和皮正宽的以前的积蓄，已经全花光了，原以为皮正宽出院后，他们很快就能过上正常人的生活，但没想到，不仅她无法出去找工作、挣钱补贴家用，还必须继续照顾皮正宽！一时间，房租、药费、生活费，像三座大山，压得李梅梅喘不过气来。

不仅仅是她，还有皮正宽。或者说，皮正宽比她更痛苦。他很清楚自己和李梅梅虽是事实上的夫妻，却并不受法律保护；也就是说，两人即便随时分开，也是不需要走任何法律程序的。于是，皮正宽选择了用一切他能采取的手段，让李梅梅离开自己。他甚至很后悔，自己当初就应该和刘妈妈站在一起，果断地拒绝李梅梅的爱情……

皮正宽不但日渐一日地颓废下去，而且，心情不好的时候，还对李梅梅的态度前所未有地恶劣，动不动就态度粗暴地赶她走。就这样，原本就已经被生活逼到了死角的李梅梅，连最后的爱情防线也坍塌了，她不能理解为什么自己的全身心付出换来的却是皮正宽的临阵退缩，她不明白皮正宽当初为了救人猛打方向盘的勇气去了哪里——当两个人的爱情被内心质疑时，所有的一切都会变得脆弱不堪。两个年轻人曾经看起来很美的生活，从精神的天堂，很快坠入了现实的地狱。

然而，刘桂芝似乎命里注定是皮正宽的救星。当皮正宽受了重伤、瘫痪在床上对未来绝望时，她带着天使般的女儿，出现在皮正宽的生活里；当两个年轻人一起陷入绝望，茫然无助地在绝症的再次重击下，在和好还是分手之间艰难地抉择的时候，一直"隐身"的刘桂英再次来了。

做母亲的，哪有不疼爱女儿的？对刘桂芝而言，当初让李梅梅结识皮正宽的原因，的确是为了女儿能走出失恋的阴霾、进而积极地生活，安全没有想到她会爱上那个生活完全不能自理的"废品女婿"——她见过女儿的前男友，自以为了解女儿选择对象的品味。却不想，自己哪怕断绝母女关系都无法让她回头、扣下户口本也无法阻止他们结婚！但仔细想想，自己当初不是也因为皮正宽舍己救人而感动吗？皮正宽要是好手好脚，也的确是个不错的小伙子啊！眼见着女儿已经把生米煮成熟饭，当娘的就算是一千个、一万个不乐意，也只好认命了。所以，那些日子虽然她没有和女儿联系，但却时刻关注着女儿。只要女儿的日子过得舒心，她又何必去打扰呢？

但得知皮正宽患了尿毒症之后，刘桂芝坐不住了。她找到皮正宽治疗肾病的那家医院，先去找医生咨询了皮正宽的病情。临进病房时，她又犹豫了。说好断绝母女关系的，现在又上门，刘桂芝面子上还有些下不来。但为了女儿的幸福，她还是硬着头皮去了。敲开门，看到女儿蓬头垢面的样子，刘桂芝的心都要碎了，她一手拉着女儿、一手拉着皮正宽，老泪纵横。

刘桂芝从钱夹里掏出一张银行卡，只说了一句："梅梅啊，你怎么瘦成这样啦？"李梅梅就"哇"地一声，扑在刘桂芝的怀里，哭了个昏天黑地。一年多来所受的委屈，全都随着泪水，洒在了在母亲的怀抱里。

皮正宽接过刘桂芝递过来的银行卡，含着泪水叫了一声"妈妈"，也捂着脸，像个孩子那样抽泣起来。毕竟血浓于水，一家人哪有解不开的疙瘩？更何况妈妈是自己最危难的时候出手救自己呢？李梅梅虽然不后悔和皮正宽的爱情，但还是给妈妈道歉，请她原谅自己的不孝。

"我要是怪你，就不会来了。"刘桂芝抚了抚女儿的头发，接着说："既然正宽又添了新病，啥都别说了，想办法治病吧……"

从医院里回去后，刘桂芝就发动一帮老姐妹帮她找治疗尿毒症的好医院。可找来找去，最终还是她自己在电视台看到了一则关于治疗肾功能衰竭的报道……

千里访名医，重病康复后母亲为你们补上迟来的祝福

刘桂芝在电视上看到的那期节目，是郭院长在一个名为《健康之路》的栏目中，所做的专家访谈。

从郭院长的讲解中，她了解到人患了肾功能衰竭后，按照他创立的"复能肾医"的治疗理念以及理念指导下的治疗方法，符合治疗条件的患者能够摆脱血液透析，更不用说肾移植了。

一心牵挂着皮正宽病情的刘桂芝，悄悄记下了医院的地址，把家里的事儿安顿了一下，就坐上了驶往山东的火车。

一天多的辗转奔波后，刘桂芝终于赶到了潍坊。恰好，平时经常到外地做学术交流的郭教授，那几天没有出去。刘桂芝在医院里费了不少的周折，终于见到了郭教授。

刘桂芝语速极快地把女婿皮正宽的情况大致给郭教授讲了一下，见证过人世间诸多大喜大悲的郭教授，被皮正宽危急时刻、舍命救人的情操感染了。得知他先是腰部以下瘫痪，继而又换上尿毒症的不幸命运后，惋惜地说："小皮的病，被耽误了。如果治疗得早一些，依照'复能肾医'理论修复肾脏原有生理功能的疗效，也许他的病还不至于迁延到需要血液透析的地步……"

然而，由于刘桂芝来得匆忙，只能把她从成都当地那家医院医生的口中问到的情况详细地说给郭教授，没把皮正宽的病理检查报告带来，所以，郭教授出于医者的严谨，无法对皮正宽当时的病情做出预后判断。不过，他立即在办公室里打电话叫来了专家许大夫，让他负责接待刘桂芝。并再三交代，如果皮正宽转院到他们那里的话，不管他是否在家，一定要全力救治这位令人敬佩的好青年，要集合全院的

专家，认真会诊，按照"复能肾医"的治疗理念，制定出一个完善的治疗方案，经他过目后，再给予实施。

郭教授的话，让刘桂芝吃了颗定心丸。她又在医院里呆了两天，悄悄走访了十来个来自全国各地的肾病患者，了解到郭教授创立的"复能肾医"理论确实在治疗各种肾病方面，取得了异于其他治疗方式的疗效，这才买了张火车票，返回了成都。

再次在病房里见到女儿和皮正宽之后，刘桂芝气都没顾上喘一口，就把自己去潍坊的经过讲了一遍，并把郭教授的话告诉了他们。李梅梅没想到妈妈为他们做了这么多，心里感动之余，忙上网查找潍坊复能肾病医院的资料，发现其采用的是打破传统的治疗模式，独辟蹊径，辨证施治，从肾脏内部结构出发，通过肾区局部透药治疗使中药成分源源不断的通过经络渗透入肾脏，排除肾脏的破坏性物质，改善肾脏功能。

带着最后的希望，母女俩历经千辛万苦，把行动不便，而且双下肢重度水肿的皮正宽带到了潍坊。但却没有想到，入院一检查，他的血肌酐仍达 $1000\mu mol/L$ 多，体重因为水肿已经达到了 80 公斤，而且贫血也很严重。

许医生当即根据郭院长的吩咐，首先为皮正宽做了全面检查，接着就各方面的检查结果，会同全院专家会诊后，最后决定：不能把皮正宽的血液透析立即停下来。

李梅梅和皮正宽对医院里的这个治疗方式不能接受，觉得医院和医生骗了他们——他们之所以奔波千里，从成都到潍坊，就是冲着能够不透析、不换肾而来的，一入院，医生仍然要给皮正宽做血液透析，那这和在成都治疗，还有什么区别？

但在而此时，饱经世事的刘桂芝却格外冷静，她认为医院经过会诊后所做出的决定，肯定是有他们的道理的。因此，她耐心地劝女儿和皮正宽要他们认真听许医生把话说完。许医生耐心地解释说："您目前的病情较为凶险，不透析随时有生命危险，我们透析的目的主要是改善你的心肺功能和身体状况，为肾脏减轻负担，从而为治疗你的肾脏创造足够的治疗时间。你治疗肾脏的时间有了，才更有利于病情的恢复，虽然你的透析不能马上摆脱，但是按照'复能肾医'理论框架下的治疗原则，通过透药治疗将中药成分逐渐渗透到你的肾脏，你的肾脏能够自主排泄代谢产物了，按照你目前的检查结果，你的病情好转，是完全有希望的。"

许医生的一席话，刘桂芝其实并没有听懂，但粗通医理的李梅梅却听懂了。经她一解释，皮正宽才真正明白了是怎么回事。更重要的是，这次有妈妈刘桂芝在身边，他感觉踏实多了，心情也好多了。于是，就安下心来，配合医院制定的治疗方案，开始了正式治疗……

一转眼，20 多天时间就过去了。随着治疗的一步步进展，皮正宽全身水肿的症状逐渐消失了，渐渐地觉得身上也有力气了，贫血问题也改善了。这样的治疗效果，让皮正宽和李梅梅又对未来竖立了坚定的心念……

在皮正宽在医院治疗的那段时间内，刘桂芝也没有回去。她在附近租了一间房，置办了一套简单的炊具，每天按照复能肾医"十大标准"中的"饮食标准"，为女婿皮正宽悉心地做好一日三餐，再送到医院，经过许大夫首肯后，再送到皮正宽的病床前……

那段日子里，李梅梅不止一次地说："妈妈老了，白头发越来越多了……"每次说这些话时，眼里都闪烁着泪光。

经过三个多月的悉心治疗，皮正宽的身体恢复了很多，具备了出院条件。于是，他们按照许大夫的叮嘱，带着三个疗程的药物，出院回到了成都——不是回出租屋，而是回家，回到了刘桂芝所住的那个家里！

在那个温馨的家里，皮正宽通过电话和网络，在许医生的指导下，在刘桂芝和李梅梅的尽心照顾下，又经过三个疗程的治疗，皮正宽到当地医院一化验，血肌酐降到了 $400\mu mol/L$，后又经过进一步的调理，到了 2005 年 3 月，他的血肌酐指标完全恢复了正常，尿常规化验，也

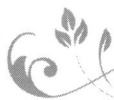

大大好转。

拿到化验单那天，正好是皮正宽和李梅梅"结婚"两周年纪念日，就在他们不知道如何跟妈妈解释的时候，刘桂芝什么都没说，只是把户口本给了女儿。李梅梅和皮正宽明白妈妈的意思，高兴地"补办"了结婚证。

两个人高高兴兴地拿着那两张迟来的大红结婚证从民政局返回家里时，却发现刘桂芝居住的那个家属楼上，从楼门口、楼道里一直到他们家里，到处贴满了红底金字的大"囍"字，他们那个小小的两居室里，也聚满了亲朋好友。原来，刘桂芝早两天就通知了家里的亲戚朋友，要给女儿、女婿补办一个婚礼。看到女儿得知内情、一脸惊喜的神色后，刘桂芝叹了一口气说："我就你这一个女儿，你爹不在了，我不能让他埋怨我。我得把你风风光光地嫁出去……"

在离家不远的一个大酒店里，当所有的亲朋好友端着酒杯，向他们送上一句接一句的祝福时，皮正宽和李梅梅，一直泪盈眼眶……

那场"迟来的婚宴"结束之后，一家三口人就过起了看似普通却又不普通的日子：第二年，身体情况大大好转的皮正宽和李梅梅生下了女儿妞妞，刘桂芝"升级"当了外婆，成了全家的后勤部长；第三年，皮正宽又返回物业公司当了资料员，不用再跟车往全国各地跑了，李梅梅也在一家制药公司找到一份质检员的工作……

2013年9月，他们的小妞妞上小学了。在送孩子进学校报名回来后，等候在家里的刘桂芝看着小两口一脸幸福的样子，忽然想起了什么，带上老花镜，找出一个小电话簿翻了一阵，对小两口说："孩子都上学了，你们给郭教授打个电话报个喜吧，顺便也把正宽近段时间的身体状况给郭教授说一下，看看还有什么需要注意的没有……"

于是，远在千里之外的郭教授，就接到了那个八年多前，在他的医院里治疗过的患者的报喜电话……

大龄"剩女"历经波折终于和爱她的人走到一起，婚后不久便喜珠暗结，孕检时却发现自己患了多年的肾病已经恶化。要想保住生命，就会终生失去做母亲的机会。她为了让深爱着自己的丈夫能够当上父亲，瞒着所有的人养育着腹中的孩子，拒绝使用任何有害胎儿的治疗手段，最终在寻找到一种"内病外治"的最适合她的治疗方法后，在治愈疾病的同时，也把孩子健康地生下来了。她圣洁的母爱震撼了所有人……

就让疾病恶化，"肾炎妈妈"舍命守护圣洁母亲梦

2013年4月3日下午，复能肾病医院二楼多功能会议大厅，一场由东西两院近千名住院患者及全院员工参加的"如何恢复肾脏本能"的千人大型医患交流会，正在这里隆重举行。

当天下午5时左右，该院八病区的医护人员与住院患者共同演唱的歌曲《阳光总在风雨后》，拉开了晚会的序幕。之后不久，会场外忽然来了一位30多岁、名叫穆春兰的母亲。她抱着一名两三岁的儿子，快步走上了舞台，向台下鞠躬，又向坐在舞台一侧的医院院长郭教授和其他医护人员鞠躬，接着开口说道："……我的儿子叫'司复生'，也就是复能赐予了孩子的生命……"

现场很多人都愣住了，因为晚会并没有安排这个"节目"，这究竟是怎么回事呢？之后，随着穆春兰简略的介绍，郭宝叶慢慢想起来了，这位家在黑龙江省鸡西市的坚强母亲，曾经在医院的治疗下，创造了一个生命奇迹。她瞒着家人，挺过了十月怀胎的艰难过程，最终圆了自己圣洁的母亲梦……

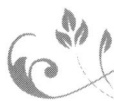

谁也拦不住，我一定要把"小黄瓜剩女"娶回家里

家在黑龙江省鸡西市的穆春兰，高中没毕业就辍学了。随着日子流水一般的一天天从身边淌过，穆春兰渐渐出落成了一个眉清目秀、身材高挑的大姑娘。同村的姑娘到了她这般年纪，街坊四邻前来提亲说媒的人早就踏破了门槛儿。但穆春兰已经到了26岁，却依然待字闺中，不但没人来给她提亲，即使了解她情况的小伙子，也连一句热乎话也不跟她说。

原来，穆春兰刚刚考上高中那年，刚一入学没多久，就患了慢性肾炎。患了肾病后不久，穆春兰就在老师和同学的一片叹息声中辍学了，安心在家治病。

穆春兰在黑龙江的很多医院里，陆续接受了许多相对保守的常规治疗，在治疗了很久之后，肾病才有所好转，但稍一不注意，依然会复发。就这样，10年的光阴过去了，渐渐地，穆春兰由当初那个羸弱的高中辍学生，长成了一个楚楚动人的大姑娘，但眼看着同龄伙伴一个一个都找到了自己的归宿，出嫁的出嫁，当妈妈的当妈妈，唯有她，似乎被爱情遗忘了，整天一个人落寞地呆在家里，看天上霞起云飞，看地上蝼行蚁爬——没有哪个小伙子会娶一个有可能连孩子都不能生育的"肾炎姑娘"。而且，由于得了肾病，穆春兰的脸色一直暗黄暗黄的，三里五村的长舌妇们在一起磕闲话时，一提起穆春兰，就戏称她是"小黄瓜"。渐渐地，"小黄瓜"的这个绰号就传开了。村里的人背后嘀咕她这个"小黄瓜"时，也被穆春兰听到过几次，但患病多年的她已经习惯了别人用异样的目光看自己，每当听到别人称她"小黄瓜"时，总是若无其事地转身离开……

然而，有文采的女孩儿大都多愁善感。这期间，她烦闷时就看很多励志的书，给自己打气，实在郁闷得无处发泄了，只能把自己的心事托付给纸笔，写下了一篇又一篇女儿心事，写完后，再不像以前那样，投给报社发表，而是自己偷偷地看看，然后划一根火柴，烧掉，以此祭奠她那一天天溜走的、苍白而又单调的青春岁月……

就这样一直到了 2005 年，她遇到了司华峰。

穆春兰家所在的村子，距县城有十几里地。那年的中秋节前，穆春兰再次去县医院复查病情时，在公交车上与司华峰相识了。两个都未成家的年轻人相邻而坐，竟有了一见如故的感觉。平时文文静静、十分内向的穆春兰那天鬼使神差地和司华峰说了很多话，而且心里滋生出了一种从来没有过的、朦朦胧胧的甜蜜感觉。

回到家后没几天，司华峰的父母托人上门提亲了，穆春兰红着脸点头了。随后，两个人就确立了恋爱关系。后来据穆春兰说，那次去县城，她上公交车时脚下绊了一下，是素不相识的司华峰眼疾手快地扶了她一把，她当时心里就一阵悸动，很敏感地觉得这个小伙子心挺细的。

然而，婚事定下来不到一周，司华峰的父母就悔婚了！老两口此前不知道穆春兰患有肾病，等知道后，已经晚了。因此，就逼着媒人，到穆春兰家里把司家的意思，很尴尬地挑明了。

原本就很多愁善感的穆春兰听父母吞吞吐吐地把司家的意思说明后，顿时觉得身心崩溃了。孤寂地活了 26 年，终于看见了爱情的云朵，还没伸出手去，就被一阵狂风吹走了。穆春兰觉得自己受到了巨大的屈辱。当晚，她一夜流泪到天明，写下了一首凄婉的绝命诗——

无边的夜、无边的安静和回忆/我注视着一朵鲜花盛开/然后凋零/然后与大地一起/归于沉寂/那么/往日的孤独/就会跟随着花朵/归于永恒/再没有什么能够唤起/百花盛开的希冀/让我/再一次拥抱一下月亮的影子/此刻我发现/天空中有多少星星/我的来生/就有多少只眼睛……

穆春兰写完这首绝命诗的时候，天还未亮。但她还没想好怎么离开这个世界时，闺房的门就被"咣当"一声推开了。穆春兰还没来得及把那张纸藏起来，司华峰已经站在了她面前。

司华峰看到穆春兰之后，嘴唇哆嗦着，还没来得及说什么，就看到了穆春兰写下的那首绝命诗。匆匆地拿起来扫了一眼，他居然"哇"地一声哭了，猛地把穆春兰紧紧抱住，边哭边不停地对她说："妹子啊，谁也别打算把咱俩拆开。我这辈子，除了你，谁都不娶！妹子、妹子啊，你千万千万别做傻事儿！我刚知道爹娘退婚的事儿，天没亮赶过来，就是为了给你说这句话。你放心，这辈子，你就是我司华峰的女人！"

穆春兰听了这些滚烫而又铿锵的男儿宣言后，早已经在司华峰的怀抱里，哭成了泪人……

实际上，司华峰早就知道穆春兰患有肾病的事儿。上高中时，他比穆春兰高一届，知道穆春兰这个全校有名的大才女。后来她因病辍学的事儿他也知道，还为此惋惜了很久。高中毕业后，司华峰连考了两年，都名落孙山，就不再奢望上大学了，安安心心地投了位师傅，学成了个木工，后来又由木工转行成了油漆工、瓦工等等。

由于两个村子距离三十多里地，所以，高中毕业后，司华峰就再也没听说过穆春兰的消息。俩村距离这么远，他的父母更不可能知道穆春兰有病的事儿。那天在公交车上相遇，司华峰一下子就认出了穆春兰，而且也了解到了穆春兰是去县医院复查病情的，这才知道穆春兰的"老病根"还没治好。但穆春兰却不认识司华峰这位学兄，所以，当时她对和司华峰曾是学友，而且司华峰早就暗中仰慕她的才情的事儿，根本就不知道。

司华峰回村后，就对父母说，他看上了穆春兰，要父母托人去提亲。司华峰此前已经相过无数次亲了，都无果而终。方圆几里地的婶子大娘们渐渐也都知道司华峰的"眼光高、挑得厉害"，渐渐地就没人敢去给他提亲了。这样一耽搁，司华峰已经27岁了，还是光棍一条。这一回他居然开口指名道姓地向父母提出找人去穆家提亲，老两口起初还以为是儿子早就私定了终身，十分高兴，溜溜儿地就托人说媒去了，而且媒人一说合还就成了。老两口刚高兴了没几天，这才得知穆春兰患了"治不好的孬病"、"娶回来三年不出就得把家业花光"

之类的传言，又专门跑到县医院找大夫问了问"肾炎病"究竟是什么病，这一问不要紧，回到家里就立即找到媒人，软磨硬泡地非要媒人去把这门亲事退掉。

司华峰当天不在家，根本不知道爹娘背着他搞的"小动作"，所以，晚上回到家里，一听说父母把亲事退掉了，马上跟父母闹了一场。闹到后半夜，看看爹娘没有商量的余地，干脆，他连夜骑上自行车，直接去找穆春兰了。哪知道，一进门，就看到了她写下的绝命诗，这才觉得事儿闹大了。

此后，面对父母要赶他出家门的威胁，司华峰寸步不让，不管爹娘动用谁来当说客，他就一句话："除了春兰，七仙女都不娶！"搞得爹娘和他僵了大半年，终于妥协了，但有言在先，儿子愿娶穆春兰，是自个儿拿的主意，以后要是因为给穆春兰治病败了家，别指望爹娘帮他们什么。

只要同意他和穆春兰结婚，爹娘说什么司华峰都答应。于是，在2007年农历腊月二十六，在磕磕绊绊中恋爱了一年多的他们，终于走上了婚姻的红地毯……

冒险怀孩子，把丈夫赶出家门严守自己的小秘密

新婚后不久的一天，穆春兰感冒了，司华峰知冷知热伺候得很周到，这让穆春兰一下子真真切切地领略了一种被人呵护的甜蜜与幸福。当天晚上，她羞红着脸说："华峰，我想也像别人那样，给你生个大胖小子……"司华峰当即乐得差点儿把被子蹬到床下……

其实，司华峰心里很清楚，妻子是个"病秧子"，日后要花许多钱。因此，为了给妻子多攒些钱，以防日后真的像爹娘说的那样"败了家"，结婚后还不到俩月，司华峰就给妻子留下了一笔应急的医疗费，让她该检查时就自己去，有什么不舒服了，就赶紧往娘家打电话，这这那那，絮絮叨叨地叮嘱到他实在想不起来还有什么要交代的了，这才随着一个亲戚当头头的包工队去上海打工了。

一下子有了人贴心贴肺地疼着爱着的穆春兰，觉得自己上辈子积了德，苦苦地等了这么多年，终于还是等到了个知冷知热的好丈夫，所以，丈夫走后，她就一个人守在家里，安安静静地过日子。

丈夫打工回家后，小两口在亲热时，穆春兰又提起了"生个大胖小子"的话，这次司华峰却没像上次那样高兴得合不上嘴，忽然很严肃地给妻子说："好好养你的身体，以后不准提这个事儿！"

一听这话，穆春兰就明白，丈夫肯定是私下找医生咨询过了。

病了这么多年，自己能不能怀孕生子，实际上穆春兰要比丈夫明白得多。因为她的病尽管经过娘家父母这么多年的悉心医治，但仍经常反复。而且，这么多年来，她也没少找关于肾病方面的书籍看。"久病成良医"，她清楚地知道，慢性肾炎病程较长，女性患者如果怀孕，肾脏负担就会加重，患者会常常觉得精神萎靡、四肢乏力、头晕和视力障碍等，重者可出现慢性肾功能衰竭和尿毒症！

司华峰这次回家后，夫妻俩亲热时，丈夫每次都要采取避孕措施，这让穆春兰百感交集——司华峰的父亲老弟兄俩，就守着司华峰这一个男孩，他们都指望司华峰传宗接代呢，但丈夫为了自己的健康，却不肯让自己怀孩子，这让穆春兰更清晰地感受到了这个义无反顾地把自己娶回家的男子汉的真性情。因此，从那以后，就真的闭口不再提这件事儿了，天天把两个人的小家庭收拾得利利索索，洗衣做饭、忙里忙外地悉心照顾丈夫的起居。

但是，有一次两人到县城复查病情，生性十分敏感的穆春兰，发现丈夫看到别的夫妻带着孩子在街上亲亲热热地享受天伦之乐时，眼睛里透出了无法掩饰的羡慕和向往。看到这些，她心里一阵痛楚和愧疚，觉得自己对不起这个疼她、爱她的好男人！

这之后，因为淋了一场雨，原本身体就十分脆弱的穆春兰，不慎受凉感冒了一次，病情再度复发了，全身水肿，眼睑水肿。在县医院住了半个多月的院，才慢慢好了一些。为了更好地照顾穆春兰，司华峰不再外出打工了，他就在当地加入了一个民工队，在周围的村子盖民房。收入虽然比出去打工少了些，但一早一晚能回到家里，看到妻子。司华峰虽然很辛苦，但穆春兰明显地看出来，他天天过得很快乐。

转眼到了 2010 年的 5 月份，穆春兰那段时间渐渐觉得越来越吃不下东西，但一看见草莓、苹果等等的水果，胃口却好得出奇。一开始穆春兰还没当回事儿，但时间长了，她渐渐喜忧参半起来——尽管没有当过母亲，但读过很多杂书的她，下意识地知道，自己很有可能怀孕了。于是，趁着司华峰外出盖民房，她一个人偷偷跑到县医院妇产科检了一下，结果跟自己判断的一样！穆春兰顿时激动不已——他们一直采取着避孕措施，却仍然怀上了孩子，这是命里摊上了，该让她当娘啊！于是，她决定瞒着丈夫，好好养肚子里的孩子，不管有多危险，都一定要给他生个孩子、生个健健康康的孩子，让他当上父亲，自己也当上母亲。此后，就格外注意自己的身体，而且，每顿饭都拼命吃，好多增加营养，让身体结实些，养育腹中的孩子。

天天早出晚归去盖民房的司华峰对妻子情绪和身体上的变化并没有察觉。然而，逐渐隆起的小腹却让穆春兰明白，自己怀孕的事儿，瞒不了多久了。恰在这时，司华峰的一个高中同学，在哈尔滨承包了一个楼盘工程，派人找到司华峰，想让他去带工，开出的工资一个月六千元。于是，穆春兰就趁机鼓动丈夫去哈尔滨打工。丈夫只要不在身边，她就更容易地把自己怀上孩子的秘密，闷在自己心里了。

终于，经不住穆春兰找出一大堆理由的劝说，再加上老同学不停地打电话游说，月工资也给涨到了八千五。终于，司华峰千嘱咐、万叮咛了一顿妻子，要她一个人在家，一定要按时去县医院检查、按时服药等等的话说了无数遍，这才放心不下地去了哈尔滨……

坚决不治疗，拼死也要给婆家留下一根血脉

天气渐渐热起来了，为了掩饰自己怀孕的事儿。穆春兰尽量少出门，就连去医院复查肾病的次数，也尽可能地减少。非得出门时，她就在大热天里，穿着厚厚的又肥又大的衣服加以掩饰，避免让街坊邻

居看出端倪。

在此期间，由于穆春兰知书达理、贤惠孝顺，原本极力反对儿子婚事的公公婆婆，也逐渐和穆春兰的关系修复了，毕竟是自己的儿媳妇，所以，司华峰远去哈尔滨打工后，婆婆就隔三差五地来儿子家看看儿媳妇。终于有一天，穆春兰怀孕的事儿让婆婆发现了，穆春兰的小秘密再也守不住了！

原本对能抱上孙子孙女没有奢望的老两口，一得知儿媳妇怀孕了，态度大变，顿时把穆春兰当宝贝供上了。但穆春兰却"严厉告诫"公公婆婆，不准把自己怀孕的事儿告诉司华峰。她知道疼爱自己的丈夫非常明白肾炎病人怀孕的危险性，担心丈夫一旦知道自己怀了孩子，会从哈尔滨赶回来，让她打掉这个已经孕育了 4 个多月的骨肉。

一心要抱上孙子的公公婆婆，自然和儿媳妇立场相同，除了百般呵护穆春兰之外，对儿媳妇言听计从。但穆春兰的婆婆憋不住内心的喜悦，把儿媳妇怀了孩子的事儿，透露给了街坊邻居。渐渐地，左邻右舍都知道穆春兰要当妈妈了。

日子一天天过去了，公公婆婆果真信守诺言，没有把穆春兰怀孕的事儿告诉儿子。而穆春兰自怀上孩子以后，也一直拼命吃饭，还不惜花钱，买了很多的营养品吃，尽管她的双腿水肿得很厉害，但身体正常的女人怀了孕，不是也会两腿水肿吗？况且她也没感到身体有什么异常，自己以前的肾炎病不会有什么大问题，而且，她担心医生也会劝她打掉孩子，因此，她就一直没去医院做检查。

2010 年 7 月的一天，穆春兰挥汗如雨地在家里洗衣服，等她洗好了一件衣服抬起头来准备往绳子上搭的时候，忽然觉得头一昏，就晕倒在了地上。等她醒来时，已经躺在乡卫生院的病房里了。

看看她终于苏醒了，陪同她来医院的婆婆就赶紧收拾东西，说要带她一起去鸡西的大医院。穆春兰却死活不同意，她说："妈，没什么，我是累的了，歇歇就好了。"哪知道这一次婆婆死活不同意，逼着穆春兰让她去鸡西。

拗不过婆婆的穆春兰，无奈之下只好和婆婆一起去了鸡西市，在一家大医院里安顿下来了。

原来，乡卫生院妇产科的大夫给穆春兰做过检查后告诉她婆婆："根据检查的情况来看，她的胎位正常，胎心音正常，腹部外观也正常，我们暂时可以确孩子发育正常，没有问题。现在关键问题是，她严重贫血，肾功能异常，必须赶紧治疗，不然以后母子都会出问题！"

在鸡西那家医院，医生在做了进一步的检查后下结论说：肾炎合并妊娠，是很容易出问题的，因为由于妊娠增加了肾脏负担，容易并发妊娠高血压综合征，往往加重肾脏损害。而且，根据肾炎病变的程度不同，对胎儿的发育亦有不同的影响。慢性肾炎如果伴有血压增高者，往往就会伴有胎盘功能减退，胎儿血液供应不足，可发生胎儿宫内发育迟缓、死胎、围产死亡率高——穆春兰住进医院之后，每次测量，血压都一直居高不下。

而且，根据对穆春兰的全身检查情况来看，她当时贫血现象已经十分严重，血红蛋白只有 36g/L，白细胞两千多一点儿，血小板两万；而人体正常的血象，孕妇应该达到血红蛋白 100g/L、白细胞四千，血小板 10 万，才能保障母子健康。况且，穆春兰当时的尿蛋白 3 +，潜血 3 +，医生经过分析后认为：穆春兰腹中的孩子发育正常、胎位也正常，但她本人当时病情发展速度快，很难控制；如果不终止妊娠，抓紧治疗，极有可能会进一步恶化成肾功能衰竭！

所以，医生还告诉穆春兰，必须立即终止妊娠，而且引产的时间越早越好。

一直憧憬着早日当上母亲、给丈夫生个儿子的穆春兰，得知这些情况后，顿时呆住了……

三天后，从过门就温婉得连句高嗓门话都没说过的穆春兰，跟婆婆大吵了一架，执拗地出院回家了。她绝不做引产手术，也绝不让医生用任何药，只让医生输了血，使她的贫血问题得到了解决。她之所以拒绝服药，是她固执地认为"是药三分毒"，不管用啥药，都会伤及肚子里的孩子，尤其是她以前用过的治疗肾病的药，里面很多都含有激素，肯定会不利于肚子里的孩子生长。

回到家里后，穆春兰脸上的笑容再也见不到了，脸上整天阴云密布。与此同时，穆春兰也经受着与一般的孕妇不同的折磨：肾病原本就让她的身体很虚弱，但此时她由于停用了治疗肾病的药，又出现了血尿，胎儿又在昼夜不停地生长，腹腔内的空间越来越小，她渐渐觉得越来越吃不下饭，即使是平躺着，呼吸也变得十分困难；两条腿和脚面水肿得像发开了的面，即使休息一夜，第二天早上起来，行动仍十分吃力……

而且，不了解医学知识的乡邻们，从穆春兰从鸡西住院回来后，不知为什么贸然传开了穆春兰怀的是"葫芦胎"的消息，村子里渐渐以讹传讹地谣传："小黄瓜"穆春兰怀了"鬼胎"，谁接近她谁就要倒霉。以前经常在一起的嫂子、婶子们，再见了她就如躲瘟神一样避之不及。穆春兰在承受肾病、妊娠、谣言三重折磨的同时，精神上也受着折磨，她孤独得几乎要疯掉！

"春兰啊，想当娘可是不容易啊，哪个不是死几次才闯过这道坎儿的？实在不行，咱再到医院问问，要是以后还能生孩儿的话，就听医生的，把孩子拿掉吧，先治病要紧。"婆婆不忍心看着儿媳妇遭罪，扯着穆春兰的手劝她说。

"妈，你的心思我懂，可是万一要是以后生不了孩子，咋办？到那时，我想给华峰生个孩子恐怕也来不及了。既然医生说孩子发育正常，我就绝对不会不要他（她）！"穆春兰流着泪对婆婆说。

"要不，让华峰回来拿个主意？"婆婆接着又试探着问穆春兰。因为自从在鸡西得出诊断结果后，穆春兰再次叮嘱公公婆婆，不让他们告诉司华峰。她明白司华峰一旦得知自己的详细病情后，肯定会逼着自己去堕胎。

"不能告诉他！不然，孩子肯定保不住。妈，你们去给我买个电饭锅吧。"穆春兰忽然向婆婆提出了这样的要求，一看婆婆迷茫不解的眼神儿，她又接着说："我胃口越来越小，一顿饭吃几口就饱了。孩子在一天一天地长，不多吃些饭，孩子咋能长好啊？一顿吃得少，我就多吃几顿；吃不下去，我就是噎也得噎下去！有了电饭锅，我就能随时热饭吃了……"

婆婆没办法，只好同意了儿媳妇的要求，让老伴儿去县城，给儿媳妇买了一个电饭煲。就这样，穆春兰为了孩子，开起了"小灶"。

然而，尽管穆春兰的想法很好，但吃饭此时对于她来说，已经不是一种享受了。不知道是不是因为她一直患着肾病的原因，她的妊娠反应比一般的孕妇厉害得多。已经怀孕六个多月了，她仍然厌食，几乎是吃一口、吐一口，但她只要稍有饿意，就赶紧做饭吃。于是，她就不停地吃，不停地吐，那种五脏六腑翻江倒海的滋味儿，她说是她一辈子都忘不掉的折磨。

婆婆看她吐得涕泪齐流、脸色蜡黄蜡黄的，不忍心看下去了，就把她从床上拉起来说："春兰，吃不下就别吃了，等真饿了再吃。你瞧你吐的，跟上大刑一样，看得我心里难受。"

"妈，没啥，吃三口，吐两口，只要能有一口饭落在肚子里，我就得吃。要不然，孩子指望啥长身子啊?!"穆春兰抹了一下嘴角，又端起了饭碗。

过了一段时间，穆春兰又到鸡西那家医院复查，医生在给她做完检查后，表示她腹中的孩子没什么问题；但她的肾病却不容乐观，双腿水肿，浑身乏力，面色暗灰，尿蛋白是 3 个加号，贫血、血尿问题仍然存在。因此，他们再一次建议穆春兰立即做引产手术！

哪知道，医生的建议，再次被穆春兰拒绝了。她哭着对婆婆说："华峰对我的好，您二老对我的好，我这辈子都记着呢。我就是拼死也得把这个孩子生下来，给司家留个后……"

婆婆听了儿媳妇的话，老泪纵横："闺女啊，那咱也得先顾大人的命啊！"

心疼儿媳妇的婆婆终于坐不住了，觉得必须把这事儿告诉儿子，

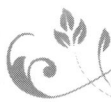

让他拿个主意。她陪着儿媳妇回到家里，就给穆春兰要儿子司华峰的联系方式，但穆春兰死活不告诉她。婆婆急了，就瞒着穆春兰让老伴儿出去打听，并给老爷子下命令：找不到儿子的联系方式，就别回家！

老两口经过几番周折，终于和儿子联系上了。

慕名去潍坊，"内病外治"圆了我的母亲梦

当时，因为司华峰为人随和又敢于担当，深受当着老板的姓梁的老同学信任，而且他又会木工、瓦工、油漆工等多种技术，已经在哈尔滨的建筑工地上被梁老板聘任为施工队队长了，工资也涨到了每月一万两千元。但他一听说妻子当时的情况时，顿时懵了。马上找老同学去请假。老同学一听这事儿，觉得非同小可，而且又被穆春兰感动得一塌糊涂，马上派了一辆专车，拉上他连夜赶回了鸡西。同时梁老板还叮嘱他，在穆春兰的肾病没有治好之前，这辆车连同司机，就归司华峰调配使用。治病如果钱不够，只管给他打招呼，需要多少，立即让财务打到他的卡上！

带着老同学的情谊和对妻子的牵挂，司华峰一回到家里，就把妻子抱在了怀里："春兰，你一个人扛着这么大的事儿，受苦了！你为啥不告诉我？为啥啊?!"

此时的穆春兰，一看丈夫回家了，独自支撑多日的精神，终于垮了下来，瘫在丈夫怀里，除了不停涌出的泪水，什么话也说不出来……

司华峰在家里守了妻子两天，正四处打听到哪里给穆春兰治病时，接到了老同学梁老板从哈尔滨打来的电话。询问半天穆春兰的身体情况之后，梁老板建议司华峰立即拉上穆春兰，到复能肾病医院住院，一面养护怀着身孕的身体，一面治疗她的肾病。原来，从老同学司华峰从工地上连夜返家之后，梁老板便就他了解到的穆春兰的病情，到处找熟人打听哪家医院治疗肾炎的效果比较好，最重要的是在治病的同时，不会危及到胎儿的正常生长。

梁老板打了一圈儿电话，从生意场上的一个朋友那里得知，他那位朋友的妹妹，因患肾炎，在潍坊那家医院治疗了一年多后，已经基本痊愈了。于是，梁老板又通过网络查询，电话咨询等方式，用了一上午的时间了解到郭教授创立的以"内病外治"为治疗理念的肾区局部透药疗法，治疗效果很好，特别适合怀了身孕的穆春兰就医。

根据梁老板的咨询结果和穆春兰的特殊情况，他建议司华峰马上把穆春兰送到潍坊接受治疗！

司华峰十分信任他的老同学，当即就准备去山东潍坊，但穆春兰却坚决不愿意出家门，她担心这一去，孩子肯定保不住了。

司华峰心里十分清楚妻子担心的什么，翻来覆去地把梁老板推荐去潍坊的理由给她解释，嘴唇都磨破了，穆春兰仍执拗地不愿意动身。司华峰着急了，突然吼了一声："你知道不知道？我也想当爹，我也想要个孩子！咱舍近求远，去潍坊治病，就是为了保住孩子，就是为了保住孩子你知道吗?!你咋那么糊涂啊?!"吼完，捂着脸蹲在地上，居然"呜呜"地哭了。

从来没见过丈夫掉过一滴泪的穆春兰，这下子慌了手脚。赶紧把丈夫拉起来，擦着他两腮的泪水说："我听你的，听你的好吗？"

从黑龙江鸡西到山东潍坊，千里之遥。担心妻子有个什么意外的司华峰，在当地医院雇了一辆救护车，又请了两名医护人员跟着，这才算是把妻子护送到了潍坊。

穆春兰入住医院后，她那肾炎合并妊娠的复杂病情，被接诊医生汇报到了院长郭教授那里。郭教授到病房了解了情况之后发现，这名患者做母亲的愿望非常强烈，除了允许输血、解决她严重贫血的问题外，拒绝服用任何药物，唯恐伤及腹中的胎儿。

郭教授再三斟酌后，把穆春兰的复杂病情在院长办公会上做了详细介绍，把那次院长办公会开成了全院的"专家协诊会"。在当天的会议上，郭宝叶教授召集了该院肾病科、妇产科等相关科室的专家，鉴于入院后的检查结果显示，穆春兰的心肺功能很脆弱，郭宝叶教授还把心内科的专家也找来，各科室的学术带头人聚在一起，根据穆春兰的各项检查资料，研讨这个特殊的病案。

这场临时发起的"专家会诊"进行了整整一上午，郭教授又带领着各科室学术带头人，到病房探望并问诊了穆春兰这位坚强的患者，最终，医院确定了一套"力保胎儿生长发育不受影响，以整体与局部透药治疗为主，控制患者病情的进一步发展"为主导思路的治疗方案，然后根据这一方案，再由各科专家制定最终的治疗配方。此后，又由郭院长亲自出面，去做穆春兰的思想工作，打消她的顾虑，让这名特殊的患者能够接受和配合复能肾区的治疗方案。

最终，在郭教授的耐心解释和说服下，读过不少中西医书籍的穆春兰终于被说服了。她彻底明白了专家们的良苦用心，不住地向郭教授鞠躬致谢。

治疗开始了，穆春兰得知"保护胎儿"是专家们制定的医疗方案的核心内容，算是彻底放下心来，安静地配合医院治疗。

按照穆春兰的推算，那时她已经怀孕8个月了，再有两个月，她就会和天底下无数的妻子一样，如愿以偿地走过人生这个嬗变的过程，成为一个伟大的母亲了。

怀胎8个月，已经明显地感觉到胎动了，所以，穆春兰每天都要把手放在肚子上，去感应孩子的反应；每天在病房里睡下去，她都要花费很长的时间，平心静气地等待着腹中的胎儿"施展拳脚"，去领略一下作为一名母亲所应该拥有的幸福的"战栗"……

2010年11月的一天晚上，在病床上睡下不久的穆春兰，抚摸着高高隆起的肚子，望着窗外的月亮，又在喃喃地跟腹中的胎儿聊天："孩子啊，医生说能够保证你平平安安地来到人间，你知道我有多高兴吗？你爸爸去哈尔滨了，等他再回来，我让他也跟你说说话啊……"

自言自语了一会儿，她又说："孩子，以前他们都说妈妈的歌唱得很好听，但是我很长时间都没唱过了。妈妈给你唱歌吧……"接着，她就用手轻轻地在肚子上打着节拍，小声哼唱起当地的一首民谣《娘怀儿》来——

"……娘怀儿一个月提心吊胆，只恐怕有差错如临深渊。娘怀儿二个月草上露水，茶不思饭不想百病来缠……娘怀儿七个月刚分七窍，食娘肉饮娘血腹痛不安。娘怀儿八个月八宝长全，坐不安睡不宁心似油煎。娘怀儿九个月就要分娩，周身的骨与肉好似刀剜……"

也许母子骨血亲情真的心性相通吧，穆春兰还没把这首《娘怀儿》唱完，就觉得下腹部"腾"地有什么东西往外顶了一下。她赶紧止住了呼吸，把手移到那个位置轻轻地抚摸着，不一会儿，就接连感觉到了好几次胎动！

"孩子，你听到妈妈给你唱歌了？你喜欢听？那好，妈妈再给你唱一遍……"穆春兰后来说，那一夜，她把那首《娘怀儿》不知道唱了多少遍才在陶醉中睡过去……

在住院治疗了两个月之后，穆春兰在医院给予的整体与肾区局部透药疗法及保胎支持治疗的同时，又按照医院制定的"八大心态"、"十大标准"严格调整自己的饮食、作息等方面的生活习惯和日常心态，病情有了很大的好转，胎儿临近足月月份时，她的24小时蛋白定量下降为0.56g，尿常规检查尿蛋白＋，隐血＋，这样的结果出乎穆春兰的意料，就连郭宝叶也认为这是个奇迹！

孩子快到足月的那段时间，司华峰一直在医院陪护妻子。看着妻子猛吃猛喝的样子，心疼得时常暗自垂泪。因此，只要穆春兰有意识还是无意识地表露出想吃什么，他肯定会想方设法去给妻子买来，征求过医生的意见后，就给她吃。

她后来说："我不吃不行啊！我患有肾病，本来体质就差，所以，我就得想办法尽量多吃东西，这样才能保证我的孩子有足够的营养。我就是一天吃100顿饭，也不能让我的孩子在我肚子里没'饭'吃。可是，平时吃饭是口福，真的让你一天到晚不停地吃，那就是遭罪了……"

吃完东西，为了防止消化不良，她就逼着丈夫搀着她下床活动；活动完了在床上平躺一会儿，她就让丈夫扶起来继续吃……由于那些天的"暴食暴饮"，直到后来孩子生下来出了院，穆春兰由此落下的肠胃功能紊乱的毛病，还没有得到彻底的恢复……

很快，穆春兰的预产期快要到了。穆春兰决定接受剖宫产手术。医院妇产科为穆春兰做了手术前的最后一次孕检，妇产科医生再给她检查完后，十分高兴：此时的穆春兰原本蜡黄的脸色，已经显出了红晕，健康状况比以前好多了，胎儿发育得不亚于正常的母亲怀的孩子。

2011年1月26日上午10时，穆春兰被推进了手术室。司华峰看着那个覆盖在妻子身上的洁白的手术单高高隆起的样子，恍然中就像一座圣洁的雪峰……

临上手术台，穆春兰的一句话再一次让这些见惯了生老病死的医护人员们心里震撼："大夫，求求你们了，如果万一出什么大问题，先保住俺的孩儿。你们不知道，我为了他（她），受了多少罪啊——"

由于这个患者太特殊，在手术当天，郭院长推掉了所有的待办事项，连早饭都没顾上吃，不到上班时间就赶到了医院，他坐镇协调全院力量，全力保障这场手术顺利成功，全力保障手术过程中母子平安！

手术进行了半个多小时后，一阵响亮的婴儿啼哭声传出手术室，穆春兰诞下了一个男婴，体重3600克，非常健康！

"哇——"的一声新生命的啼哭，此刻，就如同天籁。

"是个男孩儿，母子平安，恭喜你们！"一直守在手术室外的司华峰听到一位护士出来给他报喜后，顿时瘫坐在手术室前的连椅上闭上了眼睛，两行泪水，慢慢地顺腮而落……

得知手术顺利、母子平安，一直坐在办公室边打电话协调各种术中出现的问题、边等候消息的郭教授才长出了一口气，放下了悬着的心……

一天后，已经"卸下包袱"，心宽身轻的穆春兰终于见到了朝思暮想的儿子。她疯了似地亲吻了一阵，便紧紧地把这个几乎是用自己的生命换来的儿子搂在了怀里，似乎生怕别人抢走一样。幸福的泪水簌簌地顺着脸颊，淌到了儿子红扑扑的小脸蛋上。淌了一阵泪，穆春兰又轻声吟唱起了那段她曾经给儿子唱过无数遍的《娘怀儿》。

一旁的司华峰，看着母子俩劫波度尽、幸福相拥的样子，也不禁泪水长流。当天，司华峰给儿子取名"司复生"，寓意是复能给了孩子的生命，也寓意复能让妻子穆春兰的原本暗淡的生命得以"复生"……

孩子出生后，做了妈妈的穆春兰整天陶醉在幸福之中。此后，她又住院治疗了一个多月时间，"身心无挂"地全力配合该院医护人员在"复能肾医"的理论指导下每天局部透药两次，同时采取其他各种辅助治疗措施，全力对付她的肾病。到 2011 年五一节前夕出院检查时，她的血常规、尿常规、24 小时尿蛋白定量等化验治标，全部接近正常……

身心轻快地回到鸡西老家的穆春兰，仍继续按照医生的要求按时自行进行"透药疗法"，以巩固疗效，此后的两年时间内，回潍坊做过三次复查，也在鸡西当地医院做了多次复查，各项指标都基本正常，身体一直没有出过什么大问题。

这一次，穆春兰和司华峰夫妇俩，听说医院举办"如何恢复肾脏本能"千人大型医患交流会，提前几天就买好了赶来潍坊的火车票，她要在这次交流会上，把复能肾医帮她圆了母亲梦的整个过程，告诉更多的人，以自己的亲身经历，给那些陷入绝望的患者以征服疾病的希望……

司华峰、穆春兰抱着儿子，在台上大致讲完他们的亲身经历后，台下爆发出了长时间的、热烈的掌声，所有的人都向这位伟大的母亲，献上了真挚的敬意……

父亲是蜚声印度尼西亚的国际律师，儿子是新加坡一家高等学府的讲师。孰料父子俩忽然同患一种由遗传而来的"家族性肾病"，于是，原本幸福美满的家庭一夜之间风声鹤唳。为了治疗疾病，每次服药前，父亲总是悄悄先在自己身上做"人体试验"，确信药物无副作用或者有确切疗效后，才给儿子服用。这种大慈无声的"舌尖上的父爱"，直到父子俩辗转多国医院医治无效，在中国潍坊得到有效治疗时，才在专家的点拨下，被一直蒙在鼓里的儿子发现……

"舌尖上的父爱"，父子同病时名律师悄然铺展舐犊情怀

2012 年 3 月 6 日，山东潍坊复能肾病医院接诊了一对父子。父亲林曙业和儿子林凤翔患的是同一种疾病——肾功能衰竭，而且病症基本相同。他们是从印度尼西亚辗转到这里求医的。

父子俩办理了入院手续，经过医生的检查诊断、正式开始治疗后，让医护人员十分不解的是，父亲林曙业忽然向专家组提出：先给他进行整体与肾区局部透药疗法和服药配合治疗，一个疗程结束后，再让儿子林凤翔接受治疗。

在当时，父子俩的病情已经很严重了，再不及时治疗，就有可能持续恶化下去。然而，任凭医护人员再三解释，父亲林曙业依然坚持自己的要求。无奈，医护人员只好请来院长郭教授给林曙业做说服工作。哪知道，郭教授和林曙业一攀谈，才明白了林曙业之所以提出这个奇怪要求的良苦用心……

父子同患一种病，幸福家庭顿时一片风声鹤唳

2009 年 7 月份之前的林曙业一家，一直是所有认识他们的人都赞誉的夫爱妻贤、父严子孝的美满幸福之家。

和电视剧《下南洋》中的故事差不多，清朝末年，林曙业的祖上从祖籍福建漂洋过海，几经颠簸，终于定居在了印度尼西亚的第三大城市万隆。在已经年近五十的林曙业的印象里，小时候家里很穷，他时常吃不饱饭。等他长大了，家里的日子慢慢好了起来，但父亲却故去了。父亲去世那年，林曙业才刚刚 16 岁。还是个懵懂少年的他，却过早地担起了"一家之主"的重担，经过自己艰苦的打拼，终于在印尼的一家高等学府法学院完成了学业，成了一名律师。从业之后，由于他谙熟国际法以及印尼、新加坡、马来西亚等周边国家的法律，代理了诸多跨国诉讼的民事纠纷、商务纠纷案子之后，在"南洋"那些国家里，渐渐声名鹊起，成了一名著名的国际律师。

这期间，林曙业迎娶了一位贤惠漂亮、名叫安淑娴的华裔女子为妻。妻子给林曙业生了一个英俊活泼的儿子，夫妻俩给孩子取名为林凤翔，希望他长大以后像凤凰那样，在自己的天空中，展示飞翔。

林凤翔长大之后，并没有辜负林曙业、安淑娴夫妻俩的期望。他考上了新加坡最好的一家高等学府，留学攻读国际经济管理专业。林凤翔硕士毕业后，被学校留校任教，才刚刚 27 岁，就由助教升为讲师，下一步的目标，是要向副教授、教授晋级。

就这样，林曙业整天忙着在各个国家之间穿梭往来帮人代理案子打官司，儿子在新加坡兢兢业业地从事着自己喜欢的职业，安淑娴在家里守着，为父子俩做着坚实的后盾。在外人看来，像他们这样的三口之家，实在是太令人羡慕了。

然而，到了 2009 年六七月份的一段时间里，先是林曙业，在来来往往的诉讼代理中，时不时地觉得疲倦乏力、头脑昏蒙，原本很好的胃口，也变得糟糕起来。之后没多久，他又发现自己身上水肿，脸色

也变得越来越不正常了。

一开始，林曙业还以为自己这是累着了，就推掉了两起案子，想在家休整、调理一下。哪知道，他刚在家里休息了两天，儿子也从新加坡打来电话说，他也生病了，而且症状和林曙业的差不多。更让林曙业和安淑娴揪心的是，儿子在电话里说，他不但双腿水肿，还尿血！

这个消息把林曙业和安淑娴吓坏了。他们赶紧从印尼的万隆，赶去了新加坡。

在新加坡见到儿子后，两口子发现，大半年没见的儿子，面色蜡黄，两条腿水肿得连鞋子都穿不上了。

这些问题，林曙业和安淑娴夫妻俩倒还没太当回事儿，以为儿子是熬夜赶着晋升副教授，累着了，倒是他在电话里说的尿血的症状，一定得检查清楚，看看究竟是什么原因造成的。

到了医院之后，在给儿子检查的同时，安淑娴觉得，既然父子俩除了尿血之外，其他的症状都差不多，干脆让老公也一起检查一下，看看究竟是怎么回事儿吧。哪知道，医生给他们做了初步检查后，忽然建议他们进一步做基因检测。几天后，父子俩的检查结果出来了。看到那张诊断报告，他们一家三口当时就惊呆了——林曙业和林凤翔同时患上了"Alport 综合征"，也就是遗传性肾炎！

医生告诉他们说，遗传性肾炎是一种主要表现为血尿、肾功能进行性减退、感音神经性耳聋和眼部异常的遗传性肾小球基底膜疾病，是由于编码肾小球基底膜的主要胶原成分——Ⅳ胶原基因突变而产生的疾病，而基因突变的发生率，约为万分之一到五千分之一。

这样的检查结果，让林曙业想起了故去的父亲。他的父亲是在四十多岁时去世的。在林曙业的记忆里，父亲就是因为肾脏疾病故去的，只不过那个时候的医疗条件太差，直到父亲去世也没搞清楚他究竟得的是什么病，林曙业只记得父亲是尿不出来，憋得浑身肿胀，最后是被尿给"憋死的"。现在，他们父子俩的这个检查结果出来后，林曙业顿时明白了三十多年前父亲去世的最终原因。

从新加坡回到万隆家里后，林曙业上网查询了一下，一项由美国威克森林大学的科学家发布的研究成果引起了他的注意。那些美国科学家宣布，有四分之一的肾透析患者存在着较近的血缘关系，这意味着肾脏疾病存在某种遗传因素。

林曙业还了解到，这项研究是由威克森林大学和艾莫里大学共同发起的。科学家们在美国进行了一项迄今为止最大规模的调查——他们对北加利福尼亚、南加利福尼亚和佐治亚州的 25 883 名新近接受治疗的肾透析患者进行了家庭成员调查，发现有 22.8% 的患者的家庭成员也出现了末期肾衰竭现象。因此，那些研究者建议，应该对肾脏疾病患者的亲密家庭成员进行检查，以便发现潜在、未被检测出的肾脏疾病患者。威克森林大学医学中心的肾脏学教授 Barry Freedman 说："治疗慢性肾病的内科医生应该考虑对高风险的家庭成员进行审查，以降低呈指数级增长的肾衰竭发病率。"

了解了这些消息后，林曙业的心情变得如铅般沉重。为了不让妻子和儿子担心，他把自己了解到的关于遗传性肾炎的资料闷在心里，开始寻思下一步该怎么办。而他们这个原本幸福美满的家庭，也因为父子俩双双患上了同样的疾病，再也没有了往日的笑声。一家三口再坐在一起吃饭时，饭桌上谁也不肯再说话。尤其是安淑娴，两名她生命中最为重要的男人，同时得了不知道究竟能不能治好的肾病，这样的现实，让她无法承受、也无法正视。在父子俩的病情被确诊后的几天内，她夜夜无眠，时常背着父子俩偷偷流泪……

林曙业深知妻子的担忧，他一面若无其事地一遍遍安慰妻子，一面查询着治疗肾病的医院。把找到的信息存储在电脑里之后，他便停止了所有的律师业务，又让儿子林凤翔在新加坡的学校里请了长假，之后，便让妻子安淑娴在家里守着，自己带上所有的积蓄，和儿子一起，开始了漫长而又饱受打击的求医之路……

老爸变得忒“自私”，捷足先“治”令妻儿满腹狐疑

后来，林曙业在回忆他当初四处奔波治病的往事时说："……这一切来得那么突然，让我以及整个家庭都陷入了困境。不得已，我和儿子从此踏上了艰难的求医之路，一次次无奈地往返在印尼及周围的新加坡、马来西亚等各个国家的各大医院之间，一次次地失望和绝望。因为每到一个地方，医生都说这种病目前没有很好的治疗办法，而且还会慢慢发展，最后的结局就是尿毒症。我自己年龄大了，治不好也就罢了，可是看到正处在事业和人生中途的儿子将会是跟我一样的结局，确实让我难以接受——而且，因为是我遗传给他的疾病，我心里还隐隐地有一种'负罪感'。如果孩子生在别的家庭，也许，就不会有这场劫难了……"

事实上，当儿子林凤翔刚一得知自己所患的"遗传性肾炎"，是由父亲遗传给他的时候，也的确闹过一段时间的情绪。如果在家里，就天天闷在自己屋子里，不吃不喝地两眼望着天花板发呆；如果是在去求医时，就躺在宾馆里，任凭林曙业怎么叫他，都置之不理。林曙业催得急了，他就会忽然大吼一声："看什么看？你去看病吧，我不看了，就在这儿等死呢！都是你们这些祖宗传给我的病。我这辈子，摊上你这个老子，算是倒霉透了。"

每次听到儿子这些发泄情绪的话，林曙业就木然无语——这是命里摊上的，完全由不得自己选择的。他往往叹息一声，就默默地坐在一旁抽烟，安静地等候儿子的情绪平静下来了，再说服他一起去看病。

实际上，父子俩谁都明白，他们分别查阅到的关于"遗传性肾炎"的病理知识和治疗方式大同小异。那些很"权威"的书上说：迄今为止，还没有药物可以改善 Alport 综合征（遗传性肾炎）患者组织基膜中IV型胶原的损伤。对于 Alport 综合征出现终末期肾病患者，有效治疗措施就是透析或肾移植治疗。肾移植是该病有效的治疗措施，但学术界有报道说，约百分之三到百分之五的接受肾移植的 Alport 综

合征患者，移植后体内对被移植肾的正常肾小球基膜产生抗体，进而发生抗肾小球基底膜肾炎，致使移植失败。此外，还有因移植后发生抗肾小球基膜肾炎、移植失败者再移植，仍可再次发生抗肾小球基底膜肾炎。

当时，在辗转东南亚诸多国家的大医院之后，他们了解到了一种针对遗传性肾炎的"基因疗法"，于是，赶紧去找新加坡的一位在这方面的最权威的专家咨询。结果却被告知：尽管近年来已确定了各种遗传型 Alport 综合征的突变基因，且对 Alport 综合征动物模型的基因治疗取得了一定的结果，但目前基因治疗仍存在一系列问题，如基因转染效率不高、靶基因的导入途径、导入时间（时机）的选择、体内生存时间、病毒等载体的安全性及靶基因导入后调控等问题都未能很好解决，因此 Alport 综合征的基因治疗用于临床尚需待以时日。

也就是说，短时间内，他们父子俩要想进行基因治疗，根本是无法实现的梦想。

在辗转各国求医的过程中，林曙业和林凤翔父子俩还不止一次地被告知，他们父子俩所患的这种遗传性肾炎，男性患者的肾脏预后极差，几乎全部会发展至终末期肾病。虽然疾病的进展速度各家系间有差异，但通常从肾功能异常开始至肾功能衰竭为 5～10 年。

还有专家告诉他们，根据家系中男性发生终末期肾病的年龄，医学界将 Alport 综合征的家系分为青少年型——31 岁前发生，和成年型——31 岁以后发生。许多常染色体隐性遗传型的患者于青春期出现肾功能衰竭，30 岁前所有患者几乎均出现肾功能衰竭。常染色体显性遗传型的患者临床表现相对较轻，在 50 岁后，就会进展到终末期肾病。

根据各国专家的这些解释和林曙业、林凤翔父子俩的检查结果，无疑，林曙业的发病情况属于"成年型"，而林凤翔的发病情况，属于"青少年型"，只不过巧合的是，他们父子俩的发病时段，赶在了一起。尤其是专家们那句"遗传性肾炎的男性患者的肾脏预后极差，几乎全部会发展至终末期肾病"的话，对他们的打击非常大。因为经过半年多的求医经历之后，他们已经明白，专家们所说的一旦发展到"终末期肾病"，那就意味着只有终生离不开血液透析，或者做肾脏移植这两条途径！

这样残酷的现实，让林曙业和林凤翔爷儿俩看的专家越多，心里就越恐惧。

林曙业后来回忆说："早年的苦难经历让我觉得成家立业后幸福很短暂，恍惚只有抽一根烟的时间。焦急和无奈使我整夜整夜地睡不着，心情也变得抑郁，开始吃不下饭了，半年之内，像老了十岁。怀着对儿子的爱和愧疚，我在那些日子里，必须强压住内心的消极情绪，动用一切关系在印度尼西亚周边的国家求医问药。然而，药吃了一剂接一剂，我和儿子的病情依然没有任何好转，小便中的泡沫反而越来越多，而且还间断地会有腰痛的症状发作。我知道病情肯定在向着专家所说的'终末期'发展，这让我对生活渐渐失去了信心。"

没有人因为知道自己患了绝症就放弃治疗，对于林曙业父子俩而言，让他们整日痛苦和备受煎熬的，是凭着各自的学识，能够清楚地"看到"自己的病情发展下去的最终结果。

儿子林凤翔，原本对父亲遗传给了自己这种要命的疾病就有情绪。在父子俩去东南亚各个国家四处求医的过程中，他对父亲的不满更是与日俱增，原因是从小到大，很少和父亲这么久待在一起的他，慢慢地发现父亲特别自私，这种自私清晰地反映在他们治病的过程中。一开始，他们的病情还没发展到必须做血液透析的地步，在新加坡的一位专家那里，他们接受了药物治疗。这位名气很大的肾病专家，给他们使用了环孢素和血管紧张素转化酶抑制剂控制病情。药取回来后，过了一周多的时间，林凤翔才发现父亲一直在用药，而他则一无所知。直到有一天，他发现父亲又背着自己在吃药，他吃了药又去医院打针时，林凤翔终于忍不住了，他问父亲林曙业："我俩患的同样的病，我们找专家开出来的药，你为什么不让我用，光你自己用啊？"

林曙业看了看儿子，淡然地笑了笑，说："你年轻，抵抗力好，过几天再用药也不迟，慌什么啊？"

　　林凤翔觉得这是父亲在找借口。想不明白父亲为什么忽然变得这么陌生的他，给在家里留守的母亲打了个电话，把自己心里的疑虑说给了妈妈安淑娴。对丈夫十分了解的安淑娴静静地听完儿子的叙述，劝儿子说："你爸这样做，一定有他的原因，你别乱猜疑。我知道的，你生了病，他比我还着急。夜里睡觉说梦话，都在念叨给你治病的事儿。"

　　林凤翔听了母亲的话，暂时放下了对父亲的不满，又跟着他继续求医去了。但接下来发生的一件事，却让林凤翔再也无法忍受了。

　　在菲律宾的一位中医专家那里，林曙业和林凤翔去就诊之后，那位老中医一下子开了四十多服中药和五六瓶中成药胶囊，哪知道，父亲林曙业把医院里的煎药机煎出来的几十袋汤药药剂偷偷带回来，放到宾馆房间里配备的小冰箱里，总是趁林凤翔出去散步、逛街时，自己躲在宾馆，偷偷用开水冲着喝；服用那些胶囊时，也总是趁着林凤翔不注意的时候，自己偷偷吃。

　　一天晚上，外出散心的林凤翔，回到宾馆发现父亲又在偷偷喝药，心里一阵反感，扭头又出去了。他觉得父亲太自私了，家里虽说因为他们四处奔波治病，花了不少的钱，但也不至于光能承担得起父亲的药费，而没有自己治病的钱吧？反正经过各种检查，他们爷儿俩的结果大同小异，于是，林凤翔心一横，回到宾馆，二话不说，打开那个小冰箱，取出一袋药倒进纸杯子里，就要喝。

　　林曙业一见，忙上来拦住儿子说："这药，你不能喝！"

　　林凤翔实在忍不住肚子里的火气了，冷冷地对父亲说："咱俩得的同一种病，再说了，开药时，那个医生明明说是给我们俩开的药，每人二十剂，为啥你能喝，我就不能喝啊？还有，那些胶囊药，你藏哪儿啦？我也得吃。"

　　林曙业夺下儿子手里的纸杯说："儿子啊，听爸爸的话啊，我让你喝时，你再喝。"

林凤翔火了，刻薄地说："你把药都喝完了，等轮到我喝药时，恐怕我早就死掉了。"

林曙业没办法了，叹了一口气对儿子说："那……你就是喝药，也得冲些开水啊。刚从冰箱里拿出来，药是凉的，喝了要闹肚子。"

在林凤翔的坚持下，他总算是第一次喝了菲律宾那位专家开的中药。等林凤翔喝下中药，再去给父亲要中成药胶囊时，林凤翔却说："胶囊药我已经吃完了，下一个疗程的，我还没顾上去找专家开呢。"

林凤翔根本不相信父亲的话，因为他进门时还发现父亲正从瓶子里往外倒胶囊，倒的多了，又装回去十几粒。林曙业撒的这个谎，让他对父亲彻底失望了。他那天跟林曙业大吵大闹了一番，第二天，就非要回家去。掌控着所有治疗费用的林曙业却一分钱都不给儿子，任凭他再吵再闹，一声不吭，就是不允许他回印尼。

父子俩僵了几天，林曙业对儿子说："汤药你可以喝了，但胶囊你还不能用。那种药，不适合你。"

哪知道，已经对父亲彻底失望的林凤翔，已经产生了逆反心理，林曙业越是让他服药，他越不服，林曙业不让他用的药，他非嚷着要用。他那时偏执地认为：汤药太苦，喝了难受，父亲这是自己喝不下去了，才"转让"给自己喝，而那些胶囊，是"科技含量"较高的药，他凭什么光自己服用，不让他的亲生儿子用？天底下，有这样当爹的吗？

林凤翔给母亲安淑娴打电话告状的次数多了，慢慢地，连安淑娴也对丈夫产生了怀疑，都说人一生病，心理状态就会发生变化，难道以前对儿子疼爱有加的丈夫，真的变了？

就在安淑娴放心不下，准备去菲律宾找他们爷儿俩问个究竟时，林曙业又带着儿子，飞去了中国。安淑娴只好暂时作罢，打算等他们从中国回去后再说。

然而，到了中国没多久，林凤翔终于明白了父亲为什么对自己这么"刻薄"的原因……

辗转潍坊揭谜底，那是慈父"以身试药"的舐犊情怀

林曙业后来回忆说："在菲律宾的一家宾馆里，一次看电视，中国的中央电视台健康之路一则关于中医的节目，引起了我极大的兴趣，也从此改变了我和儿子的人生。这则节目让我想起了我已过世多年而又精通中医的祖父。祖父祖籍在中国福建。祖父留下了很多关于中医药的书籍，早些年，我翻阅过很多，对中医药有一些皮毛性的了解。此时，我有了一个大胆的想法——或许中国的医生能救我和孩子的命。这种信念，在我心里挥之不去。在做了各项准备后，终于在 2012 春节过后，我带着儿子到中国寻求中医的帮助。然而，让我和儿子没有想到的是，中国治疗肾病的医院如此之多，多得让人目不暇接。于是我和儿子开始反复咨询和比较，最终我们了解到复能肾病医院的院长郭教授，是正宗的肾脏病'内病外治'的发明者，他们的那个获得了科技成果奖的'整体与肾区局部透药疗法'更是吸引了我们。带着对中国医学的莫大期望，我和儿子在 2012 年 3 月 6 日，直接从菲律宾乘飞机来到了中国山东潍坊。"

住进医院后，林曙业并没有急着检查、治疗。已经转遍东南亚多个国家求医的他，一开始还对这个中国地市级城市的医院的治疗方式和治疗效果怀有疑虑。他决定先拜访一下这家医院的院长郭教授，其他的事情以后再说。

抱着这样的心态，见到郭教授后，林曙业直言不讳地把他们家族遗传性肾炎的家族病史，和他们父子俩在印度尼西亚、新加坡、菲律宾、马来西亚，以及没到潍坊之前，在中国内地其他医院的求医过程，坦率而仔细地讲了一遍。

郭教授耐心地听完林曙业所讲的内容，也坦率地对林曙业说，遗传性肾炎，临床上遇到的病例较少，但根据父子俩当时病情的严重程度，他认为必须先对症治疗，等身体功能恢复一下，再具体研究下一步的治疗方案。因为在入院时，林曙业身上一点儿力气也没有，双腿

水肿得很厉害，小便泡沫很多；而且，由于以前在其他国家治疗时使用了激素类药物，林曙业已经虚胖得走路都开始喘气了；儿子林凤翔的情况虽然比林曙业要好一点，但是体质跟没患病以前相比，也已经下降了很多，双腿水肿、血尿的状况仍没能解决。

通过和郭教授的攀谈，对中医有一些粗浅认识的林曙业认为郭宝叶的治疗思路很有道理，就安下心来，返回了病房。

然而，前期调理治疗一开始，林曙业和医护人员就发生了矛盾。因为这家医院与其他医院不同的是，在治疗过程中，患者需要首先学习郭宝叶教授创立的"复能肾医"理论中很重要的"八大心态"和"十大标准"，尤其是"十大标准"中，对病人的服药、休息、睡眠等等各方面都有很具体的约束。然而，其他方面，林曙业带着儿子林凤翔遵守得很好，但在用药方面，林曙业却对儿子"横加干涉"，要求儿子至少在一周后，才能用药。当时，郭宝叶已经组织院内专家，在全面分析了林曙业父子的发病情况和以前在各国治疗的情况、并安排医院的唐主任会同医院专家组经过会诊后，给他们制定了整体与肾区局部透药疗法的治疗方案。

就在唐主任安排护士对林曙业和林凤翔实施整体与肾区局部透药疗法时，林曙业却又提出，先给他自己"做药"，做一段时间后，经过他允许，再给儿子"做药"。医生治病用药，还得听患者的"调遣"，这样的事儿唐主任还是头一次遇到。而且，林曙业的这些"离谱要求"，也与医院对患者的治疗要求相悖。于是，唐主任就把这些情况反映给了郭宝叶。

郭宝叶抽出时间来，在林曙业父子俩入院后的第四天晚上，把林曙业邀请到了自己的办公室里，泡上一壶功夫茶之后，两位年龄相仿的同龄人，开始聊天。话题绕到林曙业"干涉"医生对儿子的治疗方案时，林曙业沉吟了一下，忽然抬起头来对郭教授说："郭教授，我们父子俩患的是同一种病，你看看，我因为服用了含有激素的药，虚胖成这个样子，产生了很大的不良反应，但我儿子没有。他一开始病情跟我一样，现在，他的身体状况比我要好得多……"

都是做父亲的人，郭教授又是一名肾病专家，听了林曙业的话，他似乎明白了什么，直截了当地继续问林曙业："您的意思是说，您信不过我们医院的治疗方案，要先在自己身上试验试验，等有效果了，然后再给你儿子治疗?"

跑遍了东南亚各大医院的林曙业，也不隐瞒自己的想法，他率直地对郭宝叶表示，唐主任给他解释说，整体与局部透药疗法，可以使药物成分不断透入肾区，促进血液循环，有效缓解肾小球损伤，从而改善肾脏的功能。类似这样的治疗原理，林曙业听过很多了，心里的确有些半信半疑。因为在那之前，他和儿子跑遍东南亚，一直吃药、打针，都不管用，难道现在用个机器，把药物放在身体的外部肾区就能管用? 对此，林曙业心里一直埋藏着一个大大的问号。他希望自己仍然和以前那样，先在自己身上做"人体试验"，疗效确切了，再给儿子治疗。

"我们都是做父亲的，希望您能理解我的苦衷。"林曙业说完这句话，坦诚地望着郭教授。

郭教授点了点头，他明白了这位伟大的父亲的良苦用心。之后，郭宝叶喊来了唐主任，把林曙业的疑虑告诉了她，要求唐主任尊重林曙业的要求，先给林凤翔停止治疗。

哪知道，和以前一样，林凤翔发现医院已经开始给父亲治病了，而自己天天躺在病床上，既不给用药，也不给"做药"，以前蓄积在心中的愤懑，又一次爆发了。他这回不但指责父亲，还指责医护人员。唐主任无奈，在林凤翔大吵大闹的时候，拦住他的话问："以前你的病比你父亲还重，既然你认为他不给你治病，那为什么你现在的病情远没有他重了? 你没看看，他浑身虚胖成什么样子了，你为什么没有这些不良反应? 你这孩子，怎么把你父亲想得那么自私啊? 哪有当爹的，不心疼儿子的?"

几句话，就把林凤翔给问住了。一看林凤翔愣住了，唐主任干脆把话给林凤翔挑明了："你们以前在其他地方治病，是不是都是你父亲先在自己身上用药，有效果了，才给你用？你怎么就不明白啊？他这是自己先试验治疗方案有没有效，医生开的药有没有不良反应，心里踏实了，才会让你接受治疗！他这是在保护你！"

林凤翔听了这话，顿时愣住了，他仔细一回忆，终于明白了父亲的良苦用心，马上跑到正在接受透药疗法的父亲面前，满脸通红地对林曙业说："爸爸，我以前……错怪你了……这一回，就让我先'做药'吧，让我替您做一次'试验'好不好？"

正躺在病床上接受"透药疗法"治疗的林曙业，一看儿子眼里含着泪水跟他说这样的话，顿时明白了儿子已经"识破"了他心里的"小算盘"，又淡然地笑了笑："儿子啊，我老了，你还年轻，以后路子长着呢。再说了，你不是抱怨我把病遗传给你了吗？所以说，对于我们心里没把握的事儿，我还得先替你扛着……"

这一回，无论林曙业怎么说，林凤翔都不同意，他说既然他们患了同样的病，那就爷儿俩一起"共进退"，于是，不顾林曙业的劝阻，当天，他就接受了"透药疗法"的治疗。父子俩的病床就隔了一个床头柜，林曙业看着儿子终于理解了自己的一腔苦衷，欣慰地笑了……

林曙业和林凤翔在医院双双开始正常治疗后不到十天，令他们意外的事情就发生了。林曙业后来回忆说："治疗了一个星期，我的小便变得浑浊了，排出了絮状物，而且又经过半个月的治疗，我的腰痛就明显减轻了，儿子小便当中的泡沫也明显减少了。治疗了一个疗程后复查时，我和儿子的一些血液检查结果也都有了很明显的好转。医院专家组还专门针对我们的病情给量身配制了调节全身免疫的治疗方案。他们反复跟我强调，肾病治疗不仅仅是就肾治肾，更看重的是全身免疫系统的调节，只有将全身免疫力增强了，肾区局部治疗才会更加有效。就这样，我们父子俩满怀着信心，坚持治疗了一个月，再次复查时，我和儿子都惊喜地发现，我们的体质明显地得到了改善，不再稍微活动就腰酸背痛啦——这是我们走遍了印尼、新加坡、菲律宾等地的大部分医院都没有体验过的。这样的治疗效果，让我们看到了希望。我们父子俩的心情好了，睡眠质量也得到了很大的改善，面色也变得红润、体力也慢慢好起来。儿子高兴地对我说，老爸，我们真的来对了地方、找对了医生，你以后再也不用给我当'试验品'啦……"

当病情得到了明显的改善，全身状态明显好转的时候多了，林曙业这位国际大律师，又想起了他的事业。在此之前，律师事务所已经跟他联系过多次了，很多当事人四处打听他的行踪。因为以前在东南亚那些国家治病时，病情一直没有起色，林曙业根本没有心情理会这些事，现在，他觉得自己可以恢复工作了，于是，在父子俩住院一个多月后，林曙业决定出院回家，继续按照医院专家组给他们制定的方案，在家里自行治疗。

出院半年后，林曙业和林凤翔再次返回潍坊复查病情，他对郭宝叶院长汇报说："回家后，我们父子俩严格按照医院给我们制定的'十大标准'、"八大心态"执行，每天都观察小便排泄的情况，虽然有时我的执着会引起家人的质疑，但我还是一直在坚持着，因为毕竟命是自己的，其他的都是身外之物，只有自己的生命受到威胁的时候，才感到生命的可贵。妻子看到我和儿子的变化之后也对复能的神奇疗效感到惊讶。在家我们总是定期复查尿常规、肾功能、肝功能等，各项指标都恢复得非常好……"

林曙业还说："与前一次不同的是，半年过后，我们再次来到潍坊时，是带着感恩的心情来的。因为自从上次的治疗后，不仅我和儿子的身体状况改变了很多，肝功能、肾功能各项指标都比较正常。而且在出院的这段时间里，我的血尿一直没有再出现过。而且通过你们的努力，孩子理解了我的良苦用心，更加懂事孝顺，我很满足。并且我已经正常开始工作了，儿子也已经返回菲律宾的学校里，开始正常工作了。第二次来到复能肾病医院后，再次做了 ECT 检查，我的滤过率上升了 6mL/min，儿子的滤过率也上升了。这让我非常开心。现在看来，痛苦也只不过是抽一根烟的时间——只要你选择对了医院，选对了科学的治疗方法……"

第三辑

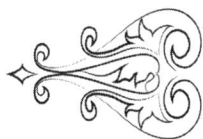 真情阳光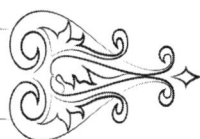

毕业之际向倾心已久的同班同学表白心迹，不料随后却身患绝症。已经心有所属的女同学开始悄悄"欺骗"他，说等他病愈后就双飞双栖。在"爱情"的驱使下，昔日同窗满怀信心地在医生的治疗下与疾病抗争。然而，直到他的疾病在医生的悉心治疗下基本康复了，他才知道自己居然被亲朋们联手"欺骗"了三年，才明白了"影子女友"的良苦用心……

影子女友，三年"恋情"把痴情同窗"骗" 出绝症漩涡

　　2012 年 10 月 16 日，因患狼疮性肾炎在复能肾病医院肾炎十七病区复查病情的李国栋，在医院里再一次见到了从澳大利亚回国后，前来看望他的大学同学江林翰。与以往不同的是，两个人刚一见面，江林翰就一直在回避李国栋的目光。跟他说话时，江林翰也前言不搭后语的，似乎有着重重的心事。李国栋问他是不是有什么事，江林翰又赶紧若无其事地说"没什么，不要多想"之类的话。直到江林翰陪着李国栋东拉西扯了两个多小时之后，他才似乎鼓了好几次勇气跟李国栋说："我给你带来的东西里，有小娟的一封信，你仔细看看……"

　　小娟，是与李国栋"相恋"了将近 3 年的女朋友郑亚娟，她和李国栋、江林翰都是在济南上大学时的同班同学。李国栋听了江林翰的话，看了一眼病床上自己的那台"iPad"平板电脑，愣怔了一下。平时，郑亚娟有什么事，都是通过那台平板电脑和自己联系的，怎么这次竟动笔写起信来了？肯定是发生了什么大事儿。

等江林翰离开之后，李国栋迫不及待地找到了江林翰带来的一堆营养品里躺着的一封厚厚的、郑亚娟亲笔写下的信。刚看了几行，他就呆在了那里……

"女友" 坦诚相告后，昨日的爱恋仍恍如梦中

在李国栋的心目中，郑亚娟一直是深深地爱着他的女友。然而，江林翰在 10 月 16 日带来的郑亚娟写给他的那封信，一开头却写道："国栋，我知道早晚我、你，还有林翰都要面对这一天。很对不起，在这近 3 年中，我和林翰一直在欺骗你……现在，我不得不告诉你：我和林翰就要结婚了。林翰在澳大利亚有亲戚，他要去继承一笔遗产。我也要随他出国，手续都已经办好了。在你住院期间，江林翰也许是最后一次代表我来看你。实际上，在我们还在上学时，我和林翰就已经走到一起了……"

李国栋看到这里，惊愕得几乎不敢相信自己的眼睛，等他把那封长达 4 页的信笺一字一句地看完之后，才确信郑亚娟所说的都是实话。他那时脑袋里一直嗡嗡乱响，什么也想不起来，什么也没法去想，只是呆呆地坐着。那封信不知何时已散落在地，他早已经泪流满面……

3 年前的 2009 年，李国栋还是济南一所重点院校的大三学生。因为李国栋和同班的郑亚娟家都在市区，而学校也不强求家在济南的学生必须住校，所以，自 2006 年两人双双考入这所大学，并分进同一个班之后，李国栋和郑亚娟就每天骑自行车上学和回家。在上学、放学的路上，郑亚娟正好有一段路和他同行。就这样，在朝朝暮暮的上学路上，李国栋对郑亚娟滋生了一种朦朦胧胧的爱情……

2008 年冬的一个周末放学后，天气阴沉沉的，还刮着六七级的东北风，看样子要下雪。李国栋害怕天太晚了赶上下雪，所以没等放学，就像往常那样骑着车往家里赶。刚刚出了校门没多远，北风一吹，他才意识到棉手套落在教室里了，正寻思是否回去取时，听到背后有人喊他。他扭头一看，是郑亚娟追了上来。

"不够意思，怎么不打招呼就溜了？"追上李国栋之后，郑亚娟嗔怪他说。

"不好意思。今天天气不好，我想早点儿走。还没下自习课，你怎么也溜了？"李国栋红着脸一边解释，一边停下了自行车。

"真是个大傻帽儿……"平时大大咧咧的郑亚娟臭了李国栋一句后，骑上车就往前走。李国栋追了一会儿，不见了人影，正在纳闷儿时，忽然看到郑亚娟从路边上的一个小商店里走了出来，手里拎着一对棉手套。

"你是铁打的啊？在这么大的顶头风里骑到家里，你那两只手还要不要了？"郑亚娟二话没说，就把棉手套塞到李国栋手里。

在冷风飕飕的大街上，李国栋的心里却像火一样热。从那以后，李国栋便暗下决心，择机向郑亚娟表白自己对他的爱情。然而，生性木讷的他，一直到 2009 年就要毕业了，也没勇气开口说出自己的心事。

2009 年 5 月份，眼看他们就要毕业，即将天各一方了。李国栋意识到，如果此时不再不向郑亚娟讲明暗恋她的心迹，恐怕以后永远也就没有机会了。想了几天后，他决定先跟爸爸妈妈把这事儿说一下，一是表示对他们的尊重，二也想让他们帮着出出主意，看看该以什么样的方式向郑亚娟求爱。

哪知道，一天晚饭后，李国栋刚把自己的心事说完，却立即却遭到了家人的坚决反对。原来，开着一个装饰公司的父亲，正在为儿子的未来张罗着——济南市某部门的处长是自己的朋友，那位处长有一个小李国栋一岁的女儿，两人正商量着结成儿女亲家后，再通过关系，让李国栋进入国家机关，当一名公务员。哪知道，在这个关口上，儿子却要另作主张，他的父母自然坚决反对了。

在这样的情况下，李国栋只得暂时强压下了自己对郑亚娟的一腔深情。但李国栋生性倔强，父母是否同意他追求郑亚娟，那是小问题，最关键的是，他还不知道郑亚娟究竟是否同意做他的女朋友。终于，一直在寻思怎么跟郑亚娟开口的李国栋，想到了另一位同班同学、也是他铁哥们儿的江林翰。家在与济南市区一河之隔的济阳县的江林翰，既高又帅，是班上很多女生的偶像，关键是这小子长在书香门第，琴棋书画、唱歌跳舞，样样都有两手，所以，很多女同学就成了他的拥趸，但凭着李国栋的观察，泼辣率性的郑亚娟和这位风流倜傥的江林翰之间，还没什么"异常"行为，完全可以把江林翰排除在自己的情敌之外。所以，李国栋提笔写了一句忘了从哪里看来的话："人不能自拔的，除了牙齿，还有爱情。"然后，签上自己的名字，装到信封里，想通过江林翰去替他"保大媒"，把这封信转交给郑亚娟。他相信郑亚娟看到这句话，一定会明白自己的意思。

哪知道，等李国栋兴冲冲地攥着那个封好了的信袋，找到江林翰，把自己的心事坦诚相告，并请求他帮忙时，江林翰却一直大睁双眼，张着嘴巴，一脸惊愕地望着李国栋。根本没注意到江林翰这些表情变化的李国栋，还沉浸在自己沸腾的情感漩涡里，着急地说："哥们儿，你身边不缺女孩子，兄弟我可是三年炼狱，就看上这一位天使啊！究竟帮不帮这个忙啊？"

江林翰苦笑了一声，随口奚落他说："现在都什么年代啦？还要我去当月老？自己看上的妞儿，自己追去！没出息！"

李国栋一听这话，更着急了，马上跟他说："你不是口才好吗？平时能把白的说成黑的，死的说成活的，圆的说成方的。兄弟我这是信任你，才托付你去商洽终身大事的，你就说，你帮不帮兄弟这一把吧，这可是关系到兄弟我后半辈子的幸福问题，天大的事儿啊！"

最终，架不住李国栋软硬兼施、甚至以绝交相威胁，江林翰才接下了这个"保媒拉纤"的差事儿，接过那封信去找郑亚娟了。

哪知道，从那以后，李国栋放出的"爱的小箭"，却没换来郑亚娟的任何回应。而且，郑亚娟似乎也从那之后，对李国栋敬而远之了，每天上学、放学的路上，再也不和李国栋一起骑车同行了，甚至李国

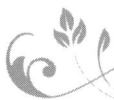

栋有意识的专门等了她几回，也被她以各种借口给回避了。这样的结果，让李国栋十分沮丧，他甚至怀疑江林翰是否把自己的那封求爱信交到了郑亚娟手上，或者即使是交给她了，是否在中间使了什么坏。

正在李国栋胡思乱想、并计划下一步的行动时，一场猝不及防的突发事件，不但打乱了李国栋的求爱计划，也让他不得不暂时把这事儿搁置起来了……

铁哥们儿被羁押，仗义出手后却被病魔击倒在地

江林翰在同学们中间之所以鹤立鸡群般地那么拽，在于他不仅多才多艺，而且还颇有经济头脑。从大二下学期开始，江林翰就和两名济阳老乡合伙在学校附近开了个卖各种适合学生吃穿住行的小商品的小超市。超市开起来后，江林翰负责发动学校的学生去超市里消费，两名合伙人负责进货和经营。一开始，江林翰还动员家境富裕的铁哥们儿李国栋给老爸要些钱，入股超市，一起做生意，但李国栋过惯了无忧无虑的少爷日子，找了个借口给父亲要了两万元钱，算是无偿赞助江林翰了。他当时对江林翰说，赚了就还账，赔了就算是支援灾区扶贫了。至于入股经营超市的事儿，他懒得操心，更没兴趣做生意，所以，当股东的事儿，就算了。

江林翰就因为这个同学加铁哥们儿够仗义，所以，两个人成了特别铁的好朋友，但在平时，江林翰除了上学，就是忙忙碌碌地张罗他们那个小超市的生意，因此，两个人能够聚在一起聊大天儿的机会也不多，只是有了什么大事儿，才会聚在一起切磋切磋。

就在李国栋眼巴巴地巴望着他委托江林翰去找郑亚娟"保大媒"之后，郑亚娟怎么发落他的时候，江林翰的小超市出事儿了——他那两个合伙人进的一批酸奶，上了奸商的当，是过期变质的，供应到附近的一个幼儿园之后，发生了食物中毒的大问题，虽然幼儿园的孩子们经过医院紧急处理，没闹出人命，但60多名孩子上吐下泻地拉肚子，住了几天医院，光医疗费就花去了十多万元；再加上工商局、质

监局、卫生疾控等等各路管理机构的罚款，即使是把江林翰他们那个小超市的货底全卖了，也不够填补这些窟窿。不仅如此，江林翰他们三名合伙人，还要承担刑事责任！

这些坏消息，另两名合伙人知道得比较早，所以还没等事情完全揭开盖子，就逃之夭夭了，于是，所有的责任全落在了江林翰一个人头上。事发之初，根本不知道消息的江林翰，是在课堂上被警察带走的。马上就要毕业了，自己的学生居然出了这样的事儿，学校领导赶紧出面找各方面交涉，最后公安机关给出的答复是，只要江林翰把孩子们的医疗费承担起来，把该交的罚款交了，然后由工商部门吊销那个小超市的营业执照，念在江林翰还是个学生的份儿上，且又不是主要责任人，可以不追究他的刑事责任。

然而，江林翰得知这个消息后，却待在拘留所里死活不愿出来。极爱面子的他一是觉得无颜再见学校里平时很崇拜他的同学们；二是愤于两名合伙人老乡式不仗义，出了事儿居然溜之大吉，让他一个人扛着，这让他万念俱灰；最重要的是，他出了拘留所，上哪儿去弄那么多的钱赔付给幼儿园和交罚款啊?！

李国栋是在江林翰的小超市出事后的第二天得知消息的。在学校领导找公安机关等部门交涉的同时，他也回家找到父亲，央求父亲动用他的社会关系，帮帮江林翰。平时，因为李国栋经常在家里提及江林翰和他的小超市，从一把榔头、一把锯子、一把斧头当木工起家，逐渐开起一个大装饰公司的父亲，本来就对儿子的这位上着学就开始创业的同学有好感，如今一听说江林翰除了这档子事儿，仔细了解了情况后，认为这事儿虽然很大，但江林翰这孩子却没什么责任，于是，就答应了儿子的请求，并告诉儿子，赔付幼儿园的医疗费和各部门罚款的事情，如果江林翰为难，他可以代为垫付，先把人放出来再说。他说这点钱，对于他的公司来说，算不了什么，但不能因为这事儿，把一个马上就毕业的孩子的前程给毁了。同时李国栋的父亲还给儿子说，江林翰这孩子是个人才，如果他毕业后愿意到自己的装饰公司打工，还可以给他提供工作岗位。

李国栋一听老爸的话，差点儿乐晕了，立即赶到派出所，要求见江林翰一面，把父亲的意思转达给他。哪知道，李国栋刚到派出所，却在那里遇到了郑亚娟。郑亚娟一看到李国栋，急得眼泪都出来了："国栋，你想办法劝劝林翰吧。这家伙咋那么一根筋呢？人家派出所要放他，他却赖在号子里不出来。我都搞不明白，他脑子是不是进水啦？"

李国栋急着要把父亲带给他的好消息告诉铁哥们儿江林翰，因此也就没多想郑亚娟怎么会在派出所里，而且还这么着急，他只是急匆匆地告诉郑亚娟："你放心！待会儿我见了他，这小子肯定乖乖地跟我回学校去！"便忙着去办会见手续了。

最终，在李国栋的父亲拿出近30万元钱，替江林翰解脱了各种经济压力之后，这场事故算是彻底平息了。紧接着，就是大学最后那一段忙乱而又忧伤的日子，毕业前的"散伙饭"、"告别宴"、"分手席"等等的聚会，收拾行囊，找工作，还有毕业典礼等等，让李国栋他们整天忙得四脚朝天却又懵懵懂懂。

李国栋本来是要在毕业前继续向郑亚娟表露心迹，进而确立两人的恋爱关系的，但这一通忙活，再加上江林翰那档子事儿，让他暂时把这件事儿放到了脑勺后头。因为他通过仔细观察，并没有发现郑亚娟和哪个男孩子有"那个"意思，而且，两个人又同在济南，以后的日子长着呢，先把毕业前的各路应酬应付完再说吧。早已"侦查"清楚郑亚娟的家在哪里的他，甚至决定不管自己的父母是否同意，等忙过这一阵子，先跟郑亚娟挑明了关系，然后再去登门征求郑亚娟的爸爸妈妈的意见。如果他们二老同意了，那剩下的事儿，就好办多了。

然而，这些都是李国栋一厢情愿的"计划"而已，还没等他把毕业前的事情应付完，一场悄然上身的疾病，就打碎了他所有的憧憬！

2009年5月中旬的一段时间，李国栋总觉得胸闷、乏力，有时候甚至走路都觉得两腿发软，而且晚上睡觉还时不时两腿抽筋儿。一开始，他以为是那段时间忙着参加同学们的各种聚会给累的，就没怎么在意；然而，又过了半个多月，到了 6 月初的时候，有一天早上他一起床，无意中觉得两腿又木又僵的，这才发现，他的两条小腿，肿得跟发面馒头似的，一摁，一个很深的坑陷下去，半天还不能复原。而且，吃早饭时，李国栋的母亲忽然对儿子说："栋栋，你脸上是怎么啦？是不是这几天天天聚会，喝酒太多，起酒糟子啦？"

李国栋一听母亲的话，赶紧去卫生间照镜子，结果发现，他脸上起了一些红斑，看着很吓人。当天，他找了个大口罩戴上，才去了学校。

当天晚上，感到疲乏至极的李国栋回到家后，第一件事就是摘下口罩，问妈妈脸上的红斑消褪了没有。李国栋的母亲把儿子拉到最亮的灯下看了半天，嘀咕说："咦？俺咋看着不但没消，还更大了呢？"

一脸迷茫的李国栋不知道自己究竟怎么了，于是便把最近一段时间总觉得胸闷、乏力，两腿抽筋儿，而且小腿水肿的事儿告诉了妈妈，边说，还边卷起裤子，让妈妈看。李国栋的母亲一听儿子所说的情况，又仔细查看了仍在水肿着的小腿，马上给仍在外面忙碌的丈夫打了个电话，要他明天撂下一切事情，陪儿子到医院看病！

第二天，在济南的一家大医院里，医生经过一系列的检查发现，李国栋的尿蛋白已经达到了 3 个加号，随后又开了个肾穿刺的检查单，最终的确诊结果是，李国栋患了狼疮性肾炎，而且病情已经十分严重了。

更让李国栋和他的父母恐惧的是，以李国栋当时的病情，如果得不到及时有效的治疗的话，很可能将来会失去生育能力，甚至危及生命！

李国栋的父母，只有他这一个独生儿子，他们一听医生的话，顿时慌了手脚，马上哀求医生，无论花多少钱，他们都不在乎，只要把儿子的病治好就千恩万谢了……

随后，父母就为李国栋办理了住院手续，李国栋原本无忧无虑的

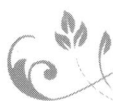

生活，顿时改变了颜色！

殚精竭虑设"骗局"，"影子女友"用心良苦

在济南那家医院里，尽管李国栋的父母为了不影响儿子的情绪，想尽一切办法对他隐瞒着病情，但没过 3 天，李国栋就从护士口中得知了自己患了狼疮性肾炎。一开始，他还没怎么在意，但他用母亲给他买的、一直随身携带的笔记本电脑上网查询这种疾病的相关知识时，在一家专业网站看到了关于狼疮性肾炎的概念解释："狼疮性肾炎是系统性红斑狼疮累及肾脏所引起的一种免疫复合物性肾炎，是系统性红斑狼疮主要的并发症和主要的死亡原因。系统性红斑狼疮是一种临床表现为有多系统损害症状的慢性系统性自身免疫疾病，其血清具有以抗核抗体为主的大量不同的自身抗体。本病病程以病情缓解和急性发作交替为特点，有肾、中枢神经及内脏损害者预后较差。而且，本病在我国的患病率为千分之一，以女性多见，尤其是 20 岁至 40 岁的育龄女性，男性发病率较低。"

继续查询下去，李国栋的心情越来越糟糕。狼疮性肾炎是系统性红斑狼疮主要的并发症主要的死亡原因"，"肾、中枢神经及内脏损害者预后较差"之类的文字，重重击打着他的神经，尤其是千分之一的发病率，以及多见于育龄女性的介绍，更让他感到命运的不公平！就在自己十年寒窗、即将走出校门大展宏图之际，就在自己要向心爱的女孩儿表白心迹之际，为什么这么罕见的、要命的病会骤然降临到自己身上啊！

李国栋顿时陷入了无边无际的绝望深渊中。他拒绝配合医生的治疗、不和任何人说话。父母刚劝了他几句，他就抓起那台笔记本电脑，"啪"地摔倒了地上。这下子，他的父母再也不敢说话了，只是 24 小时轮流陪护着他，生怕儿子一时想不开，做出什么傻事来。

就在李国栋万念俱灰之际，得知李国栋患了绝症的郑亚娟却捧着一束鲜花来到了医院，和李国栋长聊了一上午。她告诉李国栋，前段时间江林翰转交给他的那封"人不能自拔的，除了牙齿，还有爱情"的信她收到了，她说她明白李国栋的心思，只是当时因为忙着毕业前的各种杂事儿，再加上他们共同的好朋友江林翰又出了那档子事儿，所以没来得及回应李国栋。郑亚娟告诉李国栋，其实她早就喜欢上了天天陪着自己上学、放学的李国栋，只是听说李国栋的父母反对这门亲事，所以不敢贸然接受这份感情，但现在，李国栋需要她的陪伴，所以，不管叔叔、阿姨的态度如何，她都决定和李国栋站在一起，共同战胜疾病！

"看我得了绝症，这会儿来可怜我了是吧？你别说了，我不需要你的怜悯！"还没听完郑亚娟的话，李国栋就吼了一声，把郑亚娟带来的那束鲜花扔到了地上。

"李国栋！有病就好好治病，跟自己较什么劲儿啊？！瞧你那点儿出息，你是个男人吗？我看不起你！"郑亚娟一看李国栋真的精神坍塌了，立即站起来，指着李国栋的鼻子骂起他来。

郑亚娟这一吼，李国栋顿时呆住了！他望着梦里不知道出现过多少次的郑亚娟，眼睛里慢慢淌出了泪水，随后，抱着头像个孩子那样，"呜呜"地哭了起来……

等李国栋的情绪稳定下来后，郑亚娟又说了很多宽慰和鼓励他的话，并告诉他，她坚信李国栋的病能够治好，一旦李国栋的病情痊愈了，她就和李国栋订婚。郑亚娟话似乎给李国栋带来了巨大的希望和动力，从那天郑亚娟离开医院后，李国栋像变了个人一样振作起来了，彻底冷静下来了，开始乖乖地配合医生的治疗，父母再说他什么，也不再乱发脾气了。

李国栋在济南那家医院住了半个多月的院，住院期间，医生采取的治疗措施就是从早上9点到下午两点输液，主要输注的药物是激素；半个多月下来，不仅没有明显的治疗效果，李国栋的病情反而更严重了。无休无止的输液，每天一躺就是大半天，李国栋渐渐地有些恐惧治疗了。由于病情一直不见缓解，李国栋的心情又糟糕起来。

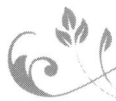

就在李国栋又一次冲父母和护士发脾气的时候，郑亚娟再次到医院探望李国栋了。这次随她一起来的，还有李国栋的铁哥们儿江林翰。李国栋的父母正束手无策，一看郑亚娟来了，他的母亲赶紧拉着她的手说："闺女啊，你赶紧劝劝栋栋吧，只有你的话他才能听得进去。"

这一次，郑亚娟和江林翰除了再次给沮丧不已的李国栋打气、鼓劲之外，还给他带来了一个好消息：在江林翰的老家济阳，有一位叔伯哥哥，是一名心内科医生。江林翰此前把好朋友李国栋的病情告诉了他，并向他咨询狼疮性肾炎的治疗信息。那名堂兄告诉他，"复能肾医"理论框架下的内病外治的治疗方法对这种疾病的治疗效果比较好，而且几乎没有不良反应，病人也几乎没有什么治疗痛苦，因此，江林翰的那名叔伯哥哥建议李国栋以及他的家人咨询一下，并提供了他认识的该院专家陈大夫的联系方式。

认真了解了关于医院以及陈医生的各方面情况后，当天，郑亚娟又以李国栋的女朋友的身份，给陈医生打了个电话，详细咨询了医院治疗狼疮性肾炎的各种问题，最后，李国栋和他的父母决定，马上出院，回家准备一下，到潍坊去进行下一步的治疗。

2009 年 9 月 26 日，按照陈医生的嘱咐，李国栋在家里从改变饮食结构、作息时间等方面调理、休养了一段时间。把因前段时间激素治疗而损害的身体状况恢复到一定程度后，李国栋在父母和郑亚娟的陪伴下，开上车，从济南赶去了潍坊。

在此之前，从来没晕过车的李国栋，车子上路不到半个小时，就开始眩晕、呕吐，而且又发起烧来。郑亚娟坐在他身旁，不停地轻拍着他的后背，悉心地照顾着他，结果，被李国栋吐了一身。李国栋的父母看着这样的情景，叹着气说了一句让李国栋莫名其妙的话："栋栋啊，小娟这孩子真是个好姑娘，可惜啊，你没有这个福气！"

哪知道，父母的这句话，让李国栋误认为自己的病已经没治了，尽管吐得七荤八素，眼睛都没力气睁了，却倔强地要司机调头，不去潍坊治病了，吓得他的父母再也不敢说一句话了。最后，还是在郑亚娟的反复劝说下，李国栋这才同意继续赶往潍坊。

当天到达潍坊后，陈医生立即安排李国栋住进了医院，第二天，就对他的病情做了全面检查。尿常规的检查结果显示：尿蛋白 3 个加号，尿潜血 2 个加号，肾小球滤过率为 62ml/min，最终的诊断结果为："狼疮性肾炎、慢性肾衰竭（代偿期）。"而且在当时，李国栋的双腿已经水肿得连穿裤子都很吃力了……

了解了此前李国栋的治疗情况后，陈医生告诉李国栋的父母和郑亚娟：李国栋前段时间使用的泼尼松等药物，不能从根本上达到治疗狼疮性肾炎的目的，而且使用激素还会有一定的不良反应，病情也容易出现反复。随后，陈大夫给李国栋制定了整体与肾区局部透药疗法，并来到病房告诉李国栋说，目前他的病情需要针对肾脏的根本功能，进行免疫修复阻断的治疗，从而清除体内的免疫复合物，提高免疫力；此后，陈医生又叮嘱李国栋住院期间在日常生活各方面必须加以注意的诸多问题。最后，陈医生对李国栋说，只要认真积极地配合治疗，病情应该能得到逆转。

原本对来潍坊治病没抱什么希望的李国栋，听了陈医生深入浅出的一番介绍和安慰后，对自己的病情有了客观的认识，来潍坊的路上因母亲的那句"你没这个福气"的话而带来的巨大恐惧，也渐渐消除了，随后，就在郑亚娟的鼓励和陪护下，开始安心配合陈医生的治疗。

李国栋的父亲在医院附近的一家宾馆里包了三间客房，郑亚娟就住在宾馆里，随李国栋的父母一起，陪着李国栋治病。郑亚娟的主要"任务"，除了每天陪着李国栋聊天、上网之外，还监督着他配合陈医生开始的"整体与肾区局部透药疗法"治疗。这种疗法，被很多病友形象地简称为"做药"，其实在李国栋和郑亚娟这两名刚毕业的大学生看来，应该简称为"透药"才更准确。除了配合医生"透药"之外，郑亚娟还监督李国栋每天按照医院制定的食谱控制饮食，按时作息，平时喜欢熬夜上网的李国栋，硬是在郑亚娟的监管下，逐渐改变了生活习惯，每天一到晚上 10 点，就准时就寝，中午还会主动地午休半个小时到一小时。就这样，十来天后，通过"透药"疗法以及郑亚娟的"密切监视"和不断鼓励等各方面的有效而又科学的内因外因所起的作用，李国栋身上的水肿现象奇迹般地消退了，而且，跟刚入院时相比，他的身体各方面也发生了显著变化，原本灰黄的脸色透出了红润，原本走几步路就浑身酸软、迈不动步的情况，也改善了很多……

在郑亚娟的陪伴下，李国栋的精神状态也发生了根本性的变化。他整天在病房里唱着他最喜欢的周杰伦的《青花瓷》："……天青色等烟雨，而我在等你。炊烟袅袅升起，隔江千万里。在瓶底书汉隶仿前朝的飘逸，就当我为遇见你伏笔……"

然而，李国栋根本没有注意到，每次在他唱到"炊烟袅袅升起，隔江千万里"时，郑亚娟的脸上，便悄悄地浮上一层阴云……

2009 年国庆节前的一天，郑亚娟陪着李国栋在电脑上看韩国明星权相佑和香港明星张柏芝主演的电影《影子爱人》。这是一部主题为"花的灿烂、雪的冰冷、爱的两难"的爱情故事，当郑亚娟看到剧中人物"美惠子"说的那句"爱过，又失掉，但是总比没有爱过要幸福得多"的台词时，忽然泪流满面……

我的"爱人"，道一声"再见"后独自倾听花开的声音

2009 年的国庆长假前夕，在医院陪伴了李国栋一个多月的郑亚娟，返回济南了。她的父母在烟台的一家海产品贸易公司给她找了一份工作，要她国庆节后就去报到。因此，趁着国庆长假，她需要返回济南去做一下准备工作。

就在郑亚娟决定离开潍坊之前的晚上，她和李国栋在病房里聊了个通宵。那个长夜里，郑亚娟一直在说着鼓励李国栋继续配合医生治病的话。李国栋也对她发誓，一定好好治病，等着痊愈后和郑亚娟结

婚。但他说到这句话时，郑亚娟却把头扭到一旁，不敢看李国栋的眼睛……

临离开潍坊那天，经过治疗，已经步履轻松的李国栋去车站送郑亚娟。在踏进长途客车的车门后，郑亚娟忽然扭过头来，眼里噙着泪轻声地对李国栋重复了一遍电影《影子爱人》中的那句台词："爱过，又失掉，但是总比没有爱过要幸福得多……"然后，就头也不回地钻进车厢，再也不敢回望李国栋一眼……

郑亚娟离开潍坊后，李国栋果然没有食言，他在对未来的幸福憧憬中，安下心来，配合着陈医生及其他医护人员的治疗，很快，又过了20多天后，他蛋白尿就剩半个加号了，而且潜血也完全转阴了！

由于李国栋父亲的装饰公司又承揽了一个造价五六百万的大工程，他必须回到济南打理公司业务，而且，陈医生再度为李国栋检查后认为，经过两个多月的治疗，他的病情已经基本上得到了控制，可以回到家里自行"透药"了，只要继续按照医生的要求控制好饮食、注意休息、坚持自行治疗，病情会逐步得到巩固。就这样，李国栋带上继续治疗的仪器和药品，随父母暂时返回了济南……

在返回济南之前，李国栋就知道郑亚娟已经到烟台的那家海产品贸易公司上班去了。因此，回到济南之后，两个人经常在电脑上通过QQ聊天、视频，每次在网上"见面"，郑亚娟仍像当初在医院里那样，不断地鼓励李国栋坚持治病、坚持正确的饮食和作息时间，而且一到晚上10点，不管李国栋是否乐意，她就会立即"逼迫"李国栋下线、关电脑，上床休息！

就这样在网上"相会"了两个多月后，在郑亚娟的继续"监视"下，李国栋乖乖地按照陈医生的嘱咐和通过电话指导，坚持自行治疗。到了2011年4月中旬，自觉身体恢复得很不错的李国栋，想到潍坊复查一下病情。

这次去潍坊复查，是他的铁哥们儿江林翰陪他一起去的。经过这次复查，陈医生拿着检查单告诉李国栋，他的尿检结果已经全部转阴，

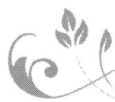

而且红斑狼疮也控制住了，全身状况明显好转。但陈医生又反复叮嘱他说，尽管他的尿蛋白转阴了，但不等于他的病已经治好了，那只是一个化验指标而已，其实他的病源还没除掉，还需要巩固治疗很长一段时间，来恢复肾功能。陈医生还跟李国栋和江林翰介绍说，她现在对李国栋采取的治疗理念，仍然是以恢复肾功能为主，而不是单纯的消灭蛋白潜血的加号。

得知这样的复查结果，李国栋的心情完全放松了，他对将来能够彻底控制住病情充满了信心。然而，看着李国栋高兴的样子，江林翰却显得心事重重。返回潍坊的路上，他告诉李国栋说，早些年移民澳大利亚的江林翰的姨妈，正在和他的父母四处张罗着为他办理移民澳大利亚的手续，他可能陪不了李国栋多久了。李国栋却没有在意地说："好男儿志在四方，好哥们儿不在天天见面。现在毕竟不是上学的时候了，生活总会把所有的同学分开。只要兄弟们的情谊在，距离算得了什么？"

听了李国栋的话，江林翰苦笑了一下，没再说什么。

果然，这次到潍坊复查病情之后不久的 2011 年 8 月 6 日，江林翰来向李国栋告别了。他的姨妈已经为他办好了移民澳大利亚的一切手续，连机票都买好了，三天后，他就要出国。

那晚，两个铁哥们儿聊了个通宵，期间江林翰催促了几次李国栋早些休息，他都执拗地非要和这位视为手足的好兄弟聊天。在他们海阔天空地神聊的过程中，李国栋好几次兴致盎然地提到了郑亚娟，却被江林翰闪烁其词地用其他话题岔开了。李国栋告诉江林翰，郑亚娟在烟台那家公司干得很出色，前几天她在网上说，公司马上把她派往韩国长期驻扎，以后，再在网上联络，恐怕就不那么方便了。江林翰听了这话，无意中说："小娟去韩国？哦哦，对对，就是去韩国。她前些天也给我说过这事儿……"

果然，在第二天，郑亚娟就在视频中告诉李国栋，她也办好了出国手续，买好了机票，马上飞往韩国。李国栋惊讶地喊道："林翰去澳大利亚的机票也是 8 月 9 号的，怎么你和林翰同一天出国啊？!"

郑亚娟听了这话，赶紧岔开话题，又反复嘱咐了李国栋一番，就匆匆下线了。

自此之后，李国栋每过一个季度，就到潍坊做一次复查。此次复查肾小球滤过率较以前有很大的改善，病情也没有再出现反复，自我感觉和正常人没什么两样了……

李国栋把这个消息，通过电子邮件告诉了仍在韩国的郑亚娟。然而，这一次，他再也没等来郑亚娟的回复……

直到 2012 年 10 月 16 日，铁杆哥们儿江林翰从澳大利亚回国后再次来到潍坊，看望正在复查的李国栋，并给他带来了郑亚娟那封亲笔信，李国栋才知道，他居然被爸爸妈妈和江林翰、郑亚娟联手设的"局"，"欺骗"了整整 3 年！

原来，江林翰和郑亚娟早在 3 年前他们大学还没毕业时，就已经心有所属，相互确定了恋爱关系。后来，江林翰参股经营的小超市发生了那场食物中毒风波后，李国栋不遗余力地帮他们，让江林翰和郑亚娟都认为李国栋是一辈子可托生死的好朋友。就在李国栋委托江林翰捎给郑亚娟那封"无法自拔"的求爱信不知道该怎么向他说明这一切的时候，李国栋被查出身患绝症，而且精神极度崩溃了。在这种情况下，江林翰和郑亚娟找到李国栋的父母，决定顺水推舟，先让郑亚娟"客串"一段时间李国栋的恋人，等把他治病的勇气鼓起来，彻底树立战胜疾病的信心后再作打算。哪知道，这一"客串"，就是三年。自然，这期间郑亚娟所说的父母给她在烟台找了份工作，自己被派往韩国驻扎等等，都是假的。郑亚娟实际上一直"隐藏"在济南，直到和江林翰一起办好移民手续，才双双飞去了澳洲。在那之前，因为郑亚娟实在无法面对李国栋那炽烈的感情，更不忍心天天面对面地继续欺骗他，只好找借口通过网络，做他的"影子恋人"，监督他继续坚持治疗。三年以来，李国栋也就一直陶醉在这个善良的"骗局"所罗织的幸福之中了。

现在，在复能肾医科学有效的治疗下，李国栋的病情终于基本痊愈了。他的父母和江林翰、郑亚娟都觉得是时候告诉他实情了，所以，几个人经过商量后，选择李国栋到潍坊复查的时机，由江林翰从澳大利亚回国，带着郑亚娟的亲笔信，向他坦陈一切，以防万一李国栋看完那封信之后有个什么闪失，在医院里有医生在身旁，也好随时处理……

一字一句地看完郑亚娟的那封长信后，李国栋的心里反而平静了。实际上，在他治病的这三年间，他也隐隐约约地觉察到了郑亚娟、江林翰以及爸爸妈妈有些"不对劲儿"，至于哪里"不对劲儿"，他又说不清楚，因一心对付疾病，也没想着去深究，现在好了，一切都过去了。

李国栋从最初的惊愕平静下来后，因不放心儿子，悄悄跟着他来到潍坊的父母也现身了。他们见了儿子，不知道该说什么好。反而是李国栋安慰他们说："爸爸妈妈，没事儿的。小娟、林翰，都是我的好朋友。这辈子能有他们这么处心积虑地帮我，我知足了。我真心祝福他们在澳大利亚过得平安幸福，白头到老。你们放心，我病彻底治好后，一定给你们娶个好儿媳妇回来……"

李国栋的父母听了儿子面色平静的话，终于彻底放下心来，眼睛里有泪光在闪烁……

　　一名进城找工作的农民工路遇"窃贼"，见义勇为，谁料结果令人啼笑皆非，居然"抓"到了一名好大哥。落魄老弟不但挽救了一场行将破裂的婚姻，还冒着生命危险救下"盗圣"大哥的家产，两人由此结成生死弟兄。此后农民工弟弟身患重疾，老板哥哥不惜代价真的做了一次"贼"，"偷"回了好弟弟的健康和生命。在现代这个世俗社会里，这场因街头缘分而结下的兄弟深情荡气回肠……

"盗圣"大哥，因抓"贼"结下的兄弟情谊温暖我一生

　　2010 年 7 月 20 日上午，一位面色水肿、灰黄的中年汉子气喘吁吁地追着另一位步履矫健的中年汉子。那名明显有病的汉子边追边喊："宝庆大哥，你偷了我的身份证也不行。我绝对不会花你的钱治病的。"被追的那位名叫"宝庆"的汉子，边往住院部跑、边回过头来对那位追他的汉子说："振远老弟，你就别拧了。我这回可真的被你逼成了'贼'啦。你不听我的话，我只能'偷'你的身份证去给你办理住院手续啦。哈哈……这可不比五年前那次啦。你现在有病，跑不过我……"

　　医院里的很多人都好奇地看着这前跑后追的兄弟俩，莫名其妙地听着他们的对话，不知道究竟是怎么回事儿。

　　实际上，就在五年多前，这对大哥叫霍宝庆、兄弟叫李振远的兄弟俩，还是素不相识的陌生人。他们就是因为在街头上演了一场令人啼笑皆非的"抓贼"故事而相识，并最终结成生死弟兄的……

偶遇"窃贼",抓"小偷"抓回来一对欢喜冤家

2005年3月下旬的一天,家在山东省德州市夏津县的李振远,春节过后来到了德州市,想在这座城市里找个什么活计干干,挣些钱补贴家用。他的妻子去年夏天因难产大出血去世,给他留下了一个乖巧漂亮的女儿。最初的丧妻之痛过去后,李振远觉得无论如何,也不能再这样消沉下去,自己是个男子汉,得想办法挣钱,把女儿健健康康地养大,这样才能对得起亡妻。于是,春节过完后,他便把女儿托付给爸爸妈妈,离开了家门。

然而,高中毕业后就在家种地的李振远,空无一门手艺,他背着行李卷儿,在满眼陌生的德州一连奔波了十多天,也没能找到一份适合他的工作,即使是那些建筑工地上搬砖、拉沙的力气活儿,人家也不缺人手。正在李振远失望之极沮丧地准备返回夏津家里时,一件意想不到的事情发生了⋯⋯

那天深夜,又跑了一天工作仍没着落的李振远,刚买了两个馒头、一包方便面,拿着自带的一个不锈钢大广口杯子在路边的商店里,讨了大半杯开水,坐在路边的一个石头台阶上,准备泡了方便面、吃了晚饭,再去寻找住处时,忽然被不远处的一幕吸引住了。

在昏黄的路灯下,李振远无意中一抬头,看到一名衣着很时尚的女人,扶着自行车把,正扭过头去,和一个熟人说着话。哪知道,一个穿着睡衣的汉子从她侧后方闪电般地取走了自行车前的车篓里的一个黑色坤包。坤包到手后,那个穿睡衣的男子抱着坤包,扭头就跑!

"小偷!抓小偷啊——"李振远下意识地大喊一声,放下不锈钢大杯子,站起来就去追那个穿睡衣的汉子。那家伙不但穿着睡衣,脚下还趿拉着一双棉拖鞋,所以根本跑不快,没几步就被李振远追上去,摁倒在地夺回了那个黑色坤包。

周围的人一看有小偷抢包,且被李振远摁倒了,纷纷怒骂着上来拳打脚踢,并质问是哪个小偷吃了熊心豹子胆,居然穿着睡衣也敢作

案；还有人吵吵说肯定是个吸毒的，不然咋会睡衣都没脱，就跑出来抢包？那个穿睡衣的家伙被揍得抱着脑袋直嚎："别打啦，别打啦！俺不是小偷，俺不是……"他的话还没喊完，一顿更密集的老拳下来，顷刻间他就被揍了个鼻青脸肿。

李振远抱着那个坤包，正准备去还给那个被抢的女人。哪知道，那个女的愣怔了一阵之后，忽然给了李振远一耳光，接着拿回自己的包，就哭喊着跑过去扑到那个仍在挨揍的偷包贼身上吆喝："别打啦，别打啦！他不是小偷，是俺老公，是俺老公啊——"

那女人的话不但把李振远喊愣了，周围帮忙出气的人也愣了。等他们住了手时，那个紧抱着老公的女人，已经替丈夫挨了不少的拳脚。

那个女人一手抱着自己的坤包，一手搀扶着被揍得大哼小叫的穿睡衣的男人，正准备离开时，附近派出所的警察赶到了——原来早就有人打"110"报了警。

在派出所里，李振远才知道，穿睡衣的"偷包贼"名叫霍宝庆，骑自行车带包上街的女的名叫郑彩云，俩人的确是夫妻，已经结婚9年了，还有一个上小学的儿子。

民警在做询问笔录时，李振远又通过他们的叙述得知，霍宝庆、郑彩云夫妻俩，开了一个规模不小的五交化商店，经营五金、交电、化工之类的民用商品，但俩人自结婚后就几乎没有在一样事情上统一过意见，经常是三天一小吵、五天一大闹，吵完闹完，半天不出，又会手挽着手去下馆子。所以，在亲戚当中，是一对出了名的"欢喜冤家"。这次霍宝庆之所以穿着睡衣出来"偷"走老婆的包，是因为郑彩云得到一个消息，有人要以低于批发价差不多一半儿的价钱，转卖一批室内电线和一批开关、插座、门锁、门把手等商品，提货地点却在市郊一座破旧的平房里。霍宝庆听了妻子郑彩云眉飞色舞的叙述后，觉得这事儿不靠谱，就坚决反对这笔交易。但铁了心要发一大笔财的郑彩云，跟老公恶吵了一架后，佯装睡觉，等老公睡熟了，这才悄悄

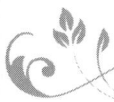

起床，打开保险柜，取出了保险柜里的6万元现金，推上自行车出门了。跟老婆吵架吵累了的霍宝庆，并没有睡死，等他发现老婆拿走了保险柜里所有的现金之后，深信这事儿有诈的他，连衣服都没顾上穿，就穿着睡衣、趿拉着棉拖鞋追了出来。懒得再和妻子吵架、急着回去睡觉的霍宝庆，看到妻子在路边和"熟人"说话，便趁妻子不注意，"顺"走了她的坤包，正准备"逃"回五金商店继续睡觉时，却被李振远当贼给抓了……

民警听完他们的叙述，忽然从另一间屋子里揪过来一个戴手铐的汉子，问郑彩云："要和你做生意的，是这位吧？"

李振远和霍宝庆、郑彩云夫妻俩一看那个汉子，正是刚才在路边和郑彩云说话的"熟人"，顿时吃了一惊。原来，这家伙是一个很大的建筑工地上的仓库保管员，领着工资还监守自盗，把赃物转移到市郊的那个小平房后，再去找买主。前天才和郑彩云联系上，刚才正和郑彩云在路边上交涉交货地点时，已经接到建筑工地报案的民警，便早已注意上他们俩了。

民警接着警告郑彩云说："如果不是这位李振远同志及时抓'贼'，说不定你们俩还会和他做生意，那样的话，你们明知嫌犯销售的东西价格过低，仍不分青红皂白地收购的话，就有可能涉嫌掩饰、隐瞒犯罪所得、犯罪所得收益罪。所以说，不管是真贼假贼，李振远同志这种见义勇为的行为还是值得大力表扬的；从另个一角度讲，他及时出手擒'贼'，也算是阻止了你们在'贪小便宜吃大亏'的危险之路上陷得更深！"

民警的话让郑彩云冒了一身冷汗，却让霍宝庆的邪火上来了，不顾民警在场，跳着脚指着郑彩云的鼻子大喊大叫地骂了起来。刚骂了几句，不甘示弱的郑彩云一脚踹过去，不知道踢到了霍宝庆刚才挨揍的哪个部位，他立即嘴里"咝咝"地吸着凉气，抱着肚子蹲了下去……

还没等民警开口，一直没有说话的李振远忽然"啪"地拍了一下桌子，吼道："吵啥吵？夫妻一条心，黄土变成金。懂不懂?!"

正吵得不可开交的霍宝庆、郑彩云夫妇，没被民警的一番大道理镇住，却被李振远这一声吼，吼得愣在那里了……

"火烧连营"，危急时刻时我只记得抢回你们的血汗

当晚，在派出所做完笔录、办过相应手续之后，霍宝庆夫妻俩把李振远拉到他们那个五交化商店旁边的一个饭馆里，喝酒喝到大半夜。这场令人哭笑不得的"抓贼风波"，无意中让霍宝庆和李振远成了好弟兄。因为霍宝庆虽然因为李振远"抓"到自己，且挨了打，但他一是敬佩李振远是条汉子，在这个人人都不愿管"闲事"的世道，不管真贼假贼，能挺身而出抓贼，就是好汉；二是民警的一番站在法律角度讲的话，更让他们夫妻俩对李振远十分感激，不然的话，说不定他们夫妻俩也会被抓到号子里，因为霍宝庆尽管不同意妻子郑彩云做那笔"生意"，但平时一般情况下，他和郑彩云吵闹到最后，还得听她的，所以，说不定即使自己把老婆的包"偷"走了，郑彩云早晚还会去买那些赃物。

那天夜里喝着酒，霍宝庆夫妻俩和李振远说了很多话。酒喝到半酣，已经微醉了的李振远因为刚才在派出所里已经大致了解到他们夫妻俩经常吵架、打架的事情了，所以，他借着酒劲儿，对霍宝庆和郑彩云说："大哥啊……你比我大几岁，我不叫你霍老板了，我叫你大哥。大哥，你瞧瞧你们，现在多幸福啊，有自己的商店，有一个儿子，该满足了，还天天吵什么架啊？常言说，夫妻和好，白头到老。你看看我命多苦啊，现在想吵架，也没人跟我吵了……"说着说着，李振远流下泪来……

之后，霍宝庆、郑彩云夫妻俩才知道李振远的妻子才刚刚去世半年多、给他留下一个不满周岁的女儿的家事……

那段时间，霍宝庆两口子的五金店恰好需要找一个值夜的员工。觉得李振远是个正派汉子的夫妻俩，就邀请李振远留了下来，白天帮

着他们去进货、在商店里打打杂，晚上，就留在店里看店，这样，两口子也就不用住在商店后面的小房子里、可以放心地回自己家睡觉了。而且，连霍宝庆、郑彩云他们俩也感到奇怪，自从李振远加盟他们的商店之后，夫妻俩很少再能吵得起来了，往往一方火气刚起来，只要李振远在旁，总能三两句话就把他们劝住了，渐渐地，这对"欢喜冤家"的日子，过得就没有那么多的火药味儿了；而且，随着他们夫妻关系的改变，他们的儿子也很快像变了个人一样，学习成绩直线上升，到了第二年放暑假时，居然破天荒地第一次给他们捧回来了一张年级成绩第二名的奖状。

霍宝庆夫妻俩渐渐地把李振远视为他们家的"福星"，因此，也就对他更好了。到了2006年春节后，搞笑喜剧《武林外传》热播，里面有一个轻功和"葵花点穴手"的点穴功十分了得、却胆小如鼠的人物"盗圣"白展堂，由于霍宝庆身上曾经有过偷老婆坤包那段"不光彩"的"案底儿"，就获得了一个"盗圣"的"光荣称号"，不光老婆郑彩云经常"盗圣、盗圣"地奚落他，不苟言笑的李振远有时候和他一起喝酒喝得高兴时，也拿这个绰号跟他逗乐子。对《武林外传》看得最发烧的儿子就更不用说了，天天"盗圣老爸、盗圣老爸"地喊霍宝庆，弄得他很没脾气。

日子一天天地过着，有一段时间，郑彩云到处张罗着找人给一直单身的李振远找个对象，但李振远却觉得老婆还没过三周年，女儿还小，现在就再婚，"心里过不去那道坎儿"，这让霍宝庆夫妻俩对他们这个"大兄弟"更加敬重……

就这样，李振远除了秋忙麦忙、过年过节回夏津家里待上几天之外，一年到头的大部分时间，都在德州辅佐霍宝庆夫妇做生意。眼看着他们的生意越做越大，正要想着找个新的店面开分店时，一场突如其来的大火，烧掉了他们的计划……

2007年4月份的一天，一名顾客来店里买调和油漆的稀料，正好在店里的郑彩云顺手拎出来一桶20升装的稀料，哪知道，那名顾客没接稳，稀料桶"咚"地一声掉在了地上，随后一股刺鼻的味道就蔓延开来。郑彩云知道这是稀料桶摔破了，帮吆喝着那名顾客赶紧把嘴上叼着的烟头掐灭，但那名顾客一慌张，嘴巴一松，烟头却掉在了洒出来的稀料上，顿时，一股巨大的火焰窜了上来，那名顾客大叫一声，赶紧逃走了。从来没遇到过这种情况的郑彩云和另一名售货员，也呆住了，眼看大火越烧越大，一瞬间引燃了店里的油漆、塑料管等等的诸多易燃品，几分钟不到，商店就成了一片火海……

逃到门外的郑彩云一边打火警电话，一边捶胸顿足。恰在这时，和霍宝庆一起出去进货的李振远回来了。霍宝庆还没停稳驾驶着的皮卡车，李振远就迅疾跳下车来，扯下车上的一块儿盖货物的厚帆布，扭头就要往商店里冲……

"大兄弟啊——你不要命啦?!"霍宝庆和郑彩云夫妻俩几乎同时大喊，他们不知道李振远为什么要如此不顾性命地往火海里闯。李振远裹着那块帆布，边往商店里冲、边吼了一声："保险柜!"霍宝庆一听这话，顿时"啊"了一声，也跟着霍宝庆往里冲。哪知道，刚跑到冒着浓烟的五金店门口，却被李振远一脚踹回去老远，接着吼道："你别来!我自己去!"随后，李振远就钻进了滚滚浓烟之中……

霍宝庆和郑彩云手足无措。因为李振远刚钻进吐着浓烟的商店门里，火焰已经封住了屋门。正在他们着急时，李振远竟搬着那个200多斤重的保险柜，顶着那块厚帆布又跑了出来，身上的帆布和衣服，已经燃起了火苗。他冲到路边，刚把保险柜放下来，霍宝庆就赶紧把那块燃着的帆布扯了下来，旁边闻讯赶来救火的一个邻家商户，兜头又给李振远浇下了一桶水，才算把他烧着的衣服给浇灭了……

最终，这场大火在连带左右两家商店也被引燃的万分危急之际，被接警赶来的消防队员扑灭了。然而，除了霍宝庆商店里价值60多万元的货物全部被烧光，左右两家邻居共计损失40多万元需要赔偿外，还好，被李振远抢救出来的那个保险柜和柜里的财物，完好无损。

李振远之所以要拼命去抢那个放在平时他居住兼办公室用的小房

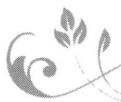

子里的保险柜，是因为他非常清楚，里面除了近几天没来得及存起来的十几万营业款，还有前天霍宝庆刚刚放进去的 40 多万元准备新租店面的一年的租金，以及两张商店专用的储蓄卡。这还不算，更重要的是，里面还放着几家长期合作的老客户签订的供货合同以及一些老客户打下的累计 200 多万元的欠款条——也就是说，如果这个保险柜和里面的财物及单据也被烧毁的话，霍宝庆谷夫妇俩这些年吵吵闹闹中打拼来的所有血汗钱，几乎都要付之一炬。

然而，李振远尽管蒙着厚帆布，但他的头发、眉毛不但全部烧焦了，双手、双臂和胸前，也被那个滚烫的保险柜烫得惨不忍睹，两个肩膀上也被深度烧伤，在医院里住了一个多月，被烧伤的部位还没好利索。

经过这一劫，霍宝庆视李振远为"生死弟兄"，因为如果不是李振远一脚把他踹回去，说不定没有任何防护的他就会殒命火海。因此，他对既保住了自家的财产、又"踹"回来自己一条命的李振远，感激不尽。利用李振远抢救出来的那些财产、再加上收回来的债务，赔偿了左右邻居的损失、并把五交化商店重新开起来之后，霍宝庆坚持认为这家商店现在是他们弟兄俩的了，以后再赚了钱，就有李振远一半儿的股份。哪知道，他把这个打算说出来之后，李振远却坚辞不受，而且无论霍宝庆、郑彩云夫妻俩怎么劝说乃至恳求，最后甚至到了如果不答应就"割袍断义、划地绝交"地逼迫他，李振远仍不松口。两口子逼得急了，李振远写下一张纸条，把商店的钥匙往柜台上一放，居然不辞而别、返回夏津老家去了……

商店里新聘用的营业员把那张纸条和钥匙转到霍宝庆手里后，霍宝庆和郑彩云夫妻俩看着纸条上写的"大哥，你们这么看重、信任我一个庄稼人，我已经很满足了，但常言说'只有永远的利益，没有永远的朋友'，我怕钱以后会伤了我们兄弟间的情分"等等的话，渐渐地眼睛湿了，他们终于明白了这位好兄弟的一片苦心……

重病上身，让"盗圣"大哥再把兄弟情谊"偷"回来

终于想明白了的霍宝庆和郑彩云夫妻俩，直接坐车去了夏津，保证不再提分股给他的事情之后，这才把李振远这位好兄弟又请回了德州。之后，李振远还像往常那样，重新回到了以往的"角色"里，继续辅佐霍宝庆夫妇俩做生意。然而，不久之后，他却发现自己的身体出问题了……

2008 年四五月份的那段时间里，原本身体很健壮的李振远，渐渐觉得头昏、乏力，整天混混沌沌的总想睡觉，以前睡觉从不起夜的他，一晚上要上两三次厕所，上完厕所就想喝水；以前视力很好的他，看东西也模模糊糊的。才刚刚 33 岁的李振远，不相信自己的身体就这么垮了，因为在霍宝庆的商店里干的活计，比起他在夏津老家做的庄稼活儿，轻松多了。因此，一直强撑着没吭声，但一段时间后，他又莫名其妙地瘦了十几斤，这下子，连霍宝庆和郑彩云夫妇俩也看着他不对劲儿了，硬拉着他去了当地医院检查，结果，他被确诊为 2 型糖尿病！随后，霍宝庆夫妇就不允许他再干重活了，要他安心养病。

陆陆续续地在当地使用了各种中西药给予降糖治疗后，李振远的血糖总算是被控制住了。但让霍宝庆夫妇很恼火的是，治病的钱，李振远居然不让他们摊一分一毛。李振远说他们每月给自己开 6000 元的工资，还管吃管住，已经够仗义的了，自己的病自己花钱治，决不能花他们夫妻俩一分钱。他的理由是，兄弟归兄弟，财帛归财帛；他的糖尿病又不是在商店里干活儿累出来的，花他们的钱看病，没道理！

哪知道，霍宝庆和李振远就这样僵持了大半年，李振远的糖尿病很快就出现了并发症。两年之后的 2010 年 3 月份，在家里过完春节返回德州的李振远，由于春节期间的应酬太多，没能很好地注意饮食调控，不但血糖、尿糖升上去了，而且还出现了腿肿，排出的尿里有大

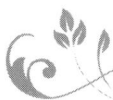

量的泡沫，经常的感觉尿痛、尿频，小便不舒服，干活也没力气。到医院检查：尿蛋白 4 ＋，尿潜血 ＋，尿中有脓球，血脂很高，血肌酐 160μmol/L，在当地医院输液消炎，尿尿不舒服的症状消失了，但血肌酐仍居高不下。

李振远又添了新病的事情，一直隐瞒着霍宝庆和郑彩云。他知道治疗这种病需要花很多钱，为了节省，他私下里找了一个江湖郎中要了个中药偏方，吃他配制的药丸，结果，终于在 4 个多月后的 2010 年 6 月底被霍宝庆发现了。

霍宝庆两口子得知他们的好兄弟又添了新病之后，马上到医院找医生咨询，结果这一问他们顿时着急了。因为当地医生告诉他们，糖尿病肾病很不好治，根据李振远的病情，他必须先把血糖控制好了，而肾病这块儿，只能服药维持，能维持多久算多久，早晚是要迁延成尿毒症的；也就是说，眼下李振远的病，只有慢慢等死了……

这么好的兄弟怎么会得这样的病？"我不信难道天底下找不到医生治好振远兄弟的病！"离开李振远看病的那家医院后，霍宝庆又接着找了另外两家医院的肾病科医生咨询，得到的结果大同小异。仍不死心的霍宝庆夫妻俩回到家里，接连几天又在网上查询有关"糖尿病肾病"的治疗信息，最终查询到了郭教授"复能肾医"理论的相关信息，并登陆了这家医院的网站，点开在线专家的对话窗口，就李振远的病情做了详细询问。通过咨询，他们解除了很多疑虑，但仍不放心，接着又联系了潍坊一位业务上有往来的朋友，委托那位朋友到那家医院实地考察。两天后，那位朋友回电话说，他在医院悄悄和十几位患了各种肾病的患者和患者家属接触了，其中即有四名"糖尿病肾病"患者，都对那家医院的治疗效果和各方面的医疗服务非常满意。

得到这些信息后，霍宝庆仍不放心，悄悄去了一趟潍坊，在潍坊那位朋友的帮助下，直接找到了郭教授。郭教授搞明白他的来意，又听霍宝庆讲了他和李振远之间因抓"贼"而结下的深厚的兄弟情谊后，大为感动，深入浅出、通俗易懂地简要给他介绍了"复能肾医"

疗法的治病原理之后，立即指派该院治疗糖尿病肾病临床经验十分丰富的宗医生，专门负责接待霍宝庆。宗大夫不但更详细地了解了李振远的发病情况，还带着霍宝庆和他的朋友在医院里参观了一下各个病区及医院的各种诊疗设备，这下子，霍宝庆心里更踏实了。他决定，回到德州后，就让李振远到潍坊住院。

但是，李振远那么"倔"，以前看病连他们的一分钱都不肯花，这次，又该怎么说服他呢？从潍坊返回德州的路上，霍宝庆一直在想着这个问题，长途客车快到德州时，他已经有了一个完整的计划……

2010 年 7 月 18 日上午，霍宝庆对李振远说，潍坊有一笔欠了很久的账该结算了，请李振远随他到潍坊出一趟差，帮他把账结一下。李振远没有多想，第二天，就随着霍宝庆坐上了开往潍坊的长途客车。临行前，霍宝庆特意"提醒"李振远说："兄弟，咱去了要住宾馆的，别忘了把你的身份证带上。"

19 日下午，两人在复能肾病医院附近的一家宾馆里登记住宿时，霍宝庆特意留心了李振远的身份证是装在他的钱夹里的，当晚，就趁李振远不注意，把他的身份证给"偷"了。第二天上午，霍宝庆说带李振远去"结账"，结果却把李振远"骗"到了医院，直到进了医院大门，觉察到李振远神色有异的霍宝庆，才从自己口袋里掏出李振远的身份证，给他摊了牌："兄弟，我真的是带你来'结账'的，结一下你的'身体账'！你都病成这样啦，再不让我们两口子给你出点力，我哪还有脸当这个大哥？你们以前不是总'盗圣、盗圣'地跟我开玩笑嘛，这一回，"他晃着手里的身份证说，"这一回可是你太倔了，把我逼成'小偷'的，知道明着跟你说你不会同意，你哥我只好暗地下手啦！我这下不但被你逼成了真正的'贼'，还当上了'骗子'，把你从德州'骗'到了潍坊。哈哈……"

接着，就发生了本文开头的那一幕……

最终，在宗医生帮忙劝说下，霍宝庆才算得偿心愿——他拿着

"偷"来的李振远的身份证，不由分说给他办理了住院手续后，李振远无奈之下这才住进了医院，开始安心地接受宗医生的系统治疗。据李振远的病历记载，他刚一入院时，血肌酐为 $226\mu mol/L$，24 小时尿蛋白定量 2.5g，病情已经很严重了。

随后，宗医生就在"复能肾医"的理论框架下，针对李振远的病情辨证施治，经过三个多月的悉心治疗，李振远的病情和心情一天天地好起来了。别人问及他是怎么到这家医院的，他一开口总是眼神很亮地告诉病友："是我的'盗圣'好大哥'偷'了我的身份证，把我'骗'来的……"随后，就会给病友们讲一遍他和霍宝庆夫妇俩之间的那段有趣的往事。关于他和霍宝庆因抓"贼"而结下的兄弟情谊，也就渐渐地在医院里传开了……

2010 年 10 月底，霍宝庆夫妻俩开着车，来接病情明显好转的好兄弟李振远出院。

3 个多月后的春节前，在德州一直按照宗医生的嘱咐自行治疗的李振远，再次到潍坊复查病情，他的各项化验指标已经基本正常，不相信这个结果的李振远，返回德州后，又去最早看病的那家医院重新复查了一遍，结果和在潍坊复查的基本一样。这样的治疗效果，连给李振远初诊、并说只有"尿毒症这一条路"的那位肾病科医生也感到很诧异。

这下子，李振远彻底放下心来，在按照宗医生的嘱咐，继续保养身体的同时，在夏津老家陪着父母和女儿过了春节之后，立即返回德州，一心无挂地继续辅佐霍宝庆夫妻俩扩大五交化商店的经营规模，协助他们发展更大的事业……

　　一名素有"中国通"之誉的俄罗斯电视台汉语节目主持人，因工作关系，邂逅了鸢都潍坊；嗜酒，饮食、作息无规律，又是个工作狂的他，早已被确诊为"慢性肾衰"。在潍坊玩儿命工作时，他因劳累过度病情恶化，住进了复能肾病医院。在这里，这名桀骜不驯的俄罗斯人，遭遇了诸多"条条框框"的无情管制。酒不能沾、盐不能多吃、必须按时按点作息……

　　两个多月过去了，原本被俄罗斯医生宣布"无可救药"的他，病情却大大好转；而两个多月的"被管制"生活，却让他对潍坊这座充满温情的城市产生了深深的感情。出院回国前，他请医院院长帮自己取了个中国名字。他说他要永远记住赋予他第二次生命的这座"生命圣城"……

"管制"在潍坊，俄罗斯"中国通"对鸢都留下深情依恋

　　2012年圣诞节的前一天，复能肾病医院院长郭教授，收到了一条发自俄罗斯远东城市符拉迪沃斯托克（海参崴）的一条汉语短信："我尊敬的郭先生，请允许我祝福您圣诞快乐。我向您汇报一下我的近况，我一直遵照您的嘱咐用药，身体状况一切正常。我想念潍坊这个美丽的城市，再一次感谢您和您的同事对我的关照。愿上帝与你同在！您的朋友，伊潍奇"。

　　读着手机显示屏上的那些汉字，郭教授感慨万千——自2007年到当时，已经6年的时间过去了，每到较为重大的节日，郭宝叶教授都能准时收到这名来自异国的俄罗斯汉子发来的祝福短信。在短信中，这位俄罗斯名字叫"葛利高里·伊万诺维奇·伊万诺夫"、中国名字

叫"伊潍奇"的俄国汉子，总能像候鸟一样，准时发来祝福短信，并在短信里汇报一番自己身体的健康状况和治疗情况。

"伊潍奇"的中国名字，还是郭教授给他取的。如果不是在人生历程中，经受过涅槃再生般的身心洗礼的话，也许，没有谁能够让一个异国他乡的陌生人为自己再取个名字，也没有谁能够像朝圣般地固守着对一片陌生的土地、对一群素昧平生的人的这种坚韧的牵系和眷恋……

办公室的窗外，投进了新年到来前的暖阳。郭教授又看了一眼那条短信，把手机放在办公桌上，思绪再度回到了 6 年前的那个深夜……

凌晨两点，一个电话送来一个特殊病人

6 年前的 2007 年 8 月 27 日凌晨两点左右，正在睡梦中的郭教授忽然被一阵急促的电话铃声惊醒了。他拿起电话还没开口，话筒里就传来了值班医生焦急的声音："郭院长吧，刚才急救站的救护车拉来一名俄罗斯患者，50 多岁，男的，来自海参崴，具体病情还不清楚，和他一起来的同事说，他以前在俄罗斯曾被确诊为肾衰，其他情况就不知道了。现在和他一起来的俄国人，都不会讲汉语，具体病情还不清楚。患者虽然会讲汉语，但现在的状态无法沟通，您看怎么处理？"

郭教授一听这个情况，立即起床穿衣，迅速赶去了医院。

赶到医院后，郭教授在急救室看到了那名俄罗斯患者。临床经验十分丰富的他，大致对患者检查后，立即打电话请来了医院里一名年岁较大、早年在学校里学过俄语的医生协助工作。通过那名老医生和同患者一起来的两名同事的对话，郭教授了解到，这位名叫葛利高里·伊万诺维奇·伊万诺夫的患者，是和他们一起来潍坊拍摄制作一组关于中国的风筝文化和年画文化的专题纪录片的，伊万诺夫是电视台的中文主持人，平时被同事们誉为"中国通"，也是这个专题片的策划人。他们已经来到潍坊半个多月了，由于经费有限，伊万诺夫带着

他们俩采访、剪辑、配解说词，没日没夜地工作。在此之前，伊万诺夫就已经患高血压、肾病好多年了，在海参崴的医院，曾被确诊为肾功能衰竭，这次出差来中国，他还带着药。因为他有病，而且也年逾半百，本来台里不允许伊万诺夫出这么远的差，但一是伊万诺夫本来就是个"工作狂"，二是他太希望了解古老而又神秘的杨家埠年画和潍坊的风筝文化了，三是这个专题片本来就是他策划的，所以，拗不过伊万诺夫的要求，台里最终同意了。

然而，就在当天，他们日以继夜地赶拍那个专题片时，两个人发现白天伊万诺夫就有点儿精神恍惚，到了夜里，他仍边喝着烈酒、边在电脑上查看着这些天来拍摄的毛带，喝着、看着，忽然恶心、呕吐，双手麻木，头晕，两名同事赶紧拨打了急救电话，还没等急救站的救护车赶来，伊万诺夫就发生抽搐，随后，就被救护车就近送到了这家医院。

郭教授大致了解了患者的病史，再加上当时伊万诺夫的症状，经过详细检查，判断是由于肾功能出现障碍，导致患者的代谢产物不能排出体外，以及不规律的饮食、工作方式导致的电解质及酸碱平衡紊乱，从而产生了严重的并发症。

病情初步判定后，郭宝叶又迅速召集专家会诊，制订了一个完善的急救方案，同时给予对症治疗，开始有条不紊地进行一系列的急救工作。

急救工作一直进行到早上 7 点，伊万诺夫终于苏醒过来，呼吸也平稳了。他睁开眼睛，用俄语问了一句："我这是在哪里？"两名同事急忙把郭教授拖过来，语速极快地你一句、我一句把事发前后的情况给伊万诺夫介绍了一遍。得知是中国医生彻夜未眠，抢救了自己的生命之后，神情憔悴的伊万诺夫伸出手来，捋了捋自己的两撇"牛角胡"，冲郭宝叶伸出了大拇指，连说"哈拉朔，斯吧西吧！哈拉朔，斯吧西吧……"

郭教授听不懂俄语，伊万诺夫一看郭宝叶一脸茫然，立即换上一口流利中国话说："太好了，谢谢您！太好了，谢谢您！"

一开始，郭宝叶还对伊万诺夫的两名同事所说的"工作狂"三个字没当回事儿，之后没几天，郭宝叶和他的同事们就领教了什么是"工作狂"，伊万诺夫又"狂"到了什么程度。

被抢救过来后，又在医院里继续治疗了两天，伊万诺夫就大声嚷着要出院，去继续进行他的专题片的采访和拍摄工作。一开始，郭宝叶还耐心地劝说伊万诺夫，让他再安心巩固治疗一段时间，再说工作的事儿。哪知道，性格暴烈的伊万诺夫根本听不进去，大声嚷嚷着郭宝叶限制了他的人身自由。出于一名医生的职责，郭宝叶在那位会说俄语的老医生的配合下，对伊万诺夫的两名同事，详细讲解了伊万诺夫目前的病情，并告诫他们，伊万诺夫的肾脏功能已经严重衰竭，如果伊万诺夫不继续治疗，再像以前那样玩儿命工作的话，病情会继续恶化，最后将会走上血液透析或换肾的道路……

两名同事把郭教授的劝告转述给伊万诺夫之后，这名不服输的俄罗斯汉子却说，郭教授所说的这些，"只是可能，并不是一定会发生的"，而且，他在俄罗斯的私人医生，几个月前就已经用相同内容的话警告过他了。也就是说，俄罗斯医生和中国医生的诊断结果和预后判断是相同的，但伊万诺夫压根儿没当回事儿，还咄咄逼人地请他的同事转告郭教授，如果中国医生再限制他的人身自由，他将向中国的外事部门投诉！

郭教授得知伊万诺夫的意愿，苦笑着摇了摇头，知道他的良苦用心已经无法说服伊万诺夫了，只好抓紧时间，对他进行了两天的巩固治疗，然后尊重他的意愿，为伊万诺夫办理了出院手续……

强烈抗议，俄国病人拒不接受医院"管制"

果然不出郭宝叶所料，伊万诺夫出院之后，只勉强坚持工作了不到一周，就又被送进了医院——对自己的不良生活习惯毫无节制的伊万诺夫，为了提神，仍然喝烈酒、抽烟，而且，还顿顿不离他嗜好的肥腻肉类——饭店的荤菜，为了提味儿，大多加的盐分比较浓，这些不良的生活习惯，迅速加重了伊万诺夫的肾脏负担，使他原本就十分脆弱的肾脏功能，不堪重负，再次出现了严重的并发症……

伊万诺夫对跟着他一样玩儿命工作的两名同事说："我感觉我又要完蛋了，快……送我去那家医院，找郭……找郭……"

伊万诺夫的两名同事，这次没有拨打急救电话，而是直接打了事先记录下来的郭教授的手机。电话拨通后，俩人用刚刚学会的几句中国话，生硬地对郭教授说："伊万诺夫……完蛋了，他完蛋了……他……要找郭，找您……"

郭教授一听，就明白这是伊万诺夫又发生了严重并发症，立即抽调了医院的一辆救护车，赶往伊万诺夫他们所在的宾馆……

这次把伊万诺夫抢救过来后，他固执的性格有所收敛，拉着郭宝叶的手，用流利的汉语说："郭院长，您的判断是正确的，看来，我必须按照您的安排，在贵院安静几天了……"

郭教授笑了笑，耐心地对他说："伊万诺夫先生，你不是安静几天的问题。我听说您的俄国医生也警告过您，您如果希望自己以后还能坚持工作的话，就必须安静一大段时间，接受系统的治疗。"

伊万诺夫反问郭教授："我住在医院，就无法工作。那我的纪录片怎么办？我要向我的同胞们介绍古老、神奇而又美丽的潍坊风筝、杨家埠年画，还有这个地方热情而又善良、敦厚的人们……"

郭教授真诚而又严肃地对伊万诺夫说："我非常感谢您向俄罗斯人民推介我们潍坊的地方文化，这也是我的心愿。但是，以您目前的身体状况，您无法再坚持工作了。如果您能听从医生的安排，安心治疗一段时间的话，我相信您的身体状况稳定下来后，您会把这个工作做得更好！"

郭教授推心置腹的一番话，终于使伊万诺夫沉静下来了，于是，便暂时在医院开始了治疗。

之所以说是"暂时"，是因为伊万诺夫在病情忽然恶化的情况下，不得已才来到潍坊住院的。在此之前，他因高血压导致的头痛、头晕症状已经长达 14 年了，近 3 年多来，他又出现了双下肢瘙痒伴水肿的症状，在俄罗斯的莫斯科、符拉迪沃斯托克（海参崴）、哈巴罗夫斯克（伯力）等城市的各大医院，检查了一圈儿，均被确诊为由高血压导致的肾病，已经出现肾功能衰竭的症状，并且除了西医常规的治疗手段之外，均没有其他更好的办法。在海参崴时，他的私人保健医生早就警告过他，他病情如果继续发展下去，只有血液透析和肾脏移植这两条路可走。

在此情况下的 2007 年 3 月 26 日，在俄罗斯举办的盛大的"中国年"开幕式在克里姆林宫大礼堂隆重举行。中国国家元首和俄罗斯国家元首共同出席了这场全世界注目的活动并分别致辞。此后，俄罗斯各大媒体相继掀起了一股"中国报道热潮"。主持电视台中文节目十几年，且对中国国情十分了解的伊万诺夫，原本就对中国五千年博大精深的民族文化充满敬意，趁着"俄罗斯中国年"这一契机，他向电视台打了个报告，策划了一组以体现中国民间传统文化为主题的《中国脸谱》的系列报道，主要报道方式，是以纪录片的方式，分专题对具有代表性的中国民间传统文化，从俄罗斯民族的视角，进行深度挖掘，然后再介绍给俄罗斯的观众。而潍坊的风筝和潍坊杨家埠的年画，就是他们这组系列报道中的一个专题。

本来，电视台通过这个策划方案之后，是准备委派其他人到中国采访、制作的，但已经对自己的病情了如指掌的伊万诺夫，深知此行极有可能是他一生中最后一次深入中国内地采访报道、制作专题纪录片了，因此，不顾身体情况，坚决要求亲自带队前往中国。他的理由是，自己对中国文化比台里任何人都了解，而且节目又是他一手策划的，没有谁比他更合适的了。经不住伊万诺夫再三要求，台里只好同意了，但要求他身体一有不适，就立即停止工作。然而，由于这个节目的制作经费并不宽裕，再加上伊万诺夫生性倔强的"工作狂"性格，致使他一到潍坊，就玩儿命地工作，终于把身体搞垮了，导致病情急剧恶化，这才不得不两进医院接受治疗。

鉴于上述情况，虽然伊万诺夫接受治疗了，但对他刚一住进医院时的想法而言，也只是权宜之计，一旦等他的身体恢复得差不多了，他就会返回俄罗斯，去找一家自己信得过的医院，继续下一步的治疗。在当时，他还不完全相信这家中国地级城市的医院，能够为他的重症带来什么实质性的转机，最多也就是稳定一下病情而已。

伊万诺夫住进医院快一个星期了，郭宝叶才了解到上述情况。他综合各种因素考虑，首先把伊万诺夫的病情汇报给了潍坊外事部门，同时又通报给了潍坊宣传主管部门，继而根据各方面的指示，专门成立了一个专家治疗小组，对伊万诺夫的病情做了详细检查诊断。伊万诺夫的病历上记录着第一次入院检查的结果：血肌酐为 $347.5\mu mol/L$，尿素氮为 $23.25mmol/L$，肾小球滤过率为 $20.5ml/min$。当初的诊断结果是：原发性高血压、高血压肾损害、慢性肾衰竭（肾衰竭期），同时伴有肾性贫血。

专家组结合伊万诺夫的既往病史，综合分析后共同认为：患者病情处于急性进展加重阶段，现阶段体内毒素高，并有高血压、贫血、高钾、高钠、酸中毒，故下一步可能出现血肌酐、尿素氮继续上升，电解质紊乱，心衰，甚至可发展至少尿、无尿等严重并发症……

这一切都与伊万诺夫嗜酒、喜食含盐量较高的肥腻肉食等不良生活嗜好有着密切关系，因此，郭教授带领专家组经过详细分析后，最终得出的治疗措施是：立即给予肾区局部透药疗法，以改善其肾脏血流灌注，提高肾脏自身的排毒能力，保护残留的小部分肾功能，同时配合降血压、纠正贫血、增加肠道排毒等的对症治疗，等他的病情好转后，才可以考虑出院带药回国，继续其他的常规治疗。

郭教授心里还十分清楚，要使这个性格急躁、饮食生活习惯与国内患者大不一样的特殊病人获得更好的疗效，在采取上述临床治疗措施的同时，更为重要的是，必须想办法让他接受并遵守自己独创的治疗肾病的"八大心态"和"十大标准"。郭教授心里也十分清楚，对于伊万诺夫这名年逾半百、见多识广的俄罗斯汉子而言，疏导他建立"八大心态"，应该不是什么大问题；但是，对于饮食、作息、体重、血压等等有着严格要求和限制的"十大标准"，极有可能会和伊万诺夫原有的生活习惯发生诸多抵触，导致他因无法约束自己而与医护人员发生矛盾，进而不予配合，最终影响到治疗效果。

意识到这些问题后，郭教授首先选择了伊万诺夫心情很好的一个晚上，和他做了一席长聊，耐心而又细致地给他讲解了医院需要患者配合的一些要求，并很婉转地告诉他，"复能肾医"理论体系中包括的"八大心态"、"十大标准"、治疗肾病的"三个阶段、五个条件是不可抗拒的客观规律"，患者必须克服复能肾医理论中认识到的"双贪理论"和"七大误区"，为达到复能肾医理论中的"五纵一体目标共识治疗系统"、在复能肾医理论中的"斜坡车理论动态观察病情"调控下，去动态地观察病情，才能取得最好的疗效……

伊万诺夫平静地听完郭教授的讲解，感到十分诧异和新奇，因为郭宝叶解析的有关"复能肾医"的相关理论，是他在俄罗斯各个医院，从未听说过的，但又觉得郭教授讲得十分有道理，因此，大大咧咧地表示，自己一定约束好自己，配合医院的要求，争取能够在这家中国医院，取得满意的治疗效果。

伊万诺夫的那两名同事，因为签证马上到期，即将回国；而伊万诺夫持有的是一年多次签证，暂时不受在中国逗留期限的限制。因此，郭教授一见伊万诺夫接受了自己的治疗理念，第二天就召集院内医护人员开会，挑选了几名有耐心、有亲和力、性格开朗、口才较好的护理人员，专门为这名特殊患者组成了一个特护小组，承担对伊万诺夫的护理和"监督"工作。特护小组建立后，因为伊万诺夫是个基督徒，为了防止医护人员对外宾有不礼貌，或者有损害民族、宗教习惯等的行为，郭教授还专门从一家旅行社请来了一名专门往俄罗斯带团的导游，给医护人员讲解了俄国人和俄罗斯民族以及基督教信仰者的各种风俗习惯和忌讳等等，以便医护人员搞好医疗服务工作。

通过导游的讲解，郭宝叶也了解了很多这方面的知识，比如说在伊万诺夫的全名"葛利高里·伊万诺维奇·伊万诺夫"中，按照俄罗斯族的姓名构成规律，"葛利高里"是伊万诺夫的名字，"伊万诺维奇"是伊万诺夫的父亲的名字，"伊万诺夫"只是他的姓氏。而且，按照俄罗斯人的礼仪，名字加父称，是俄罗斯相互称呼的正式形式。在工作集体中，关系友好、熟悉的人之间的日常称呼可以直接使用名字，但是如果具有工作性质时，则要用正式的称呼，即名字＋父称；而名字加姓氏，则是较为正式的称呼，是尊称，在各种场合都可使用，较为广泛。一个人有了一定的社会声望后，一般使用名字加姓氏的称呼……

根据导游的讲解，郭宝叶对医护人员提出了一个要求，在日常医护中，需要跟伊万诺夫说话时，一定要按照"尊称"的标准，把名字加姓氏一起说出来，称呼他为"葛利高里·伊万诺夫先生"，不能因为俄罗斯人的名字较长、发音较复杂而省事儿，做出不礼貌的行为。

然而，尽管郭教授对伊万诺夫这个特殊的患者做了如此详细周到的安排，但正式治疗开始后不到一周，这位性格急躁、随便惯了的"葛利高里·伊万诺夫先生"，就和护理人员发生了严重的冲突，坚决不接受护士按照"十大标准"对他实施的"管制"措施，甚至闹到他要向外事部门提出"强烈抗议"的地步。

"坚冰"融化，日渐康复的"中国通"有了一个新名字

伊万诺夫和医护人员发生矛盾的原因，主要来自于四个方面——

一是虽然伊万诺夫的两名同事返回了俄罗斯，虽然他自己也被困在了医院里，但伊万诺夫仍一直醉心于他的那个关于潍坊风筝、杨家埠年画的专题片，俨然把病房当成了工作室，整天对着电脑，反反复复地处理着他们拍摄到的那些素材，一开始的几天里，几乎每天干到夜里两三点，任凭护士怎么催促、解释，就是无法按照"十大标准"中的"睡眠标准"中晚9时至次晨6时的要求执行，更别说"休息标

准"中的其他要求了。

二是俄罗斯人普遍喜欢饮烈酒，伊万诺夫也不例外，他嗜酒几乎达到了一日三餐不离酒的地步，而且还必须喝烈酒，同时，只要醒着，就香烟不离手，一根接一根地抽，这些都是住院治疗期间、甚至是在出院后的巩固治疗阶段，也需要禁止的个人嗜好，然而，无论医护人员怎么劝告，伊万诺夫依然故我，照例该饮酒饮酒、该抽烟抽烟。

三是伊万诺夫喜食肥肉、喜食辛辣，饭菜必须偏咸的"重口味"，更是肾病患者的大忌讳。按照复能肾医理论中总结的各类肾病患者在接受复能治疗的过程中的饮食要求，所有肾病患者均应忌用腥辣、煎炸，水产品如鱼、蟹，还有辣椒、蒜、生葱、香菜、狗肉等的食品；只可适当添加少量调味品如香油、味精、葱姜等，饭菜中只能根据患病情况，少量放盐，甚至不放盐，以免加重肾脏负担；辣椒也只能适当食用，不能过多、过频。患者应多食用清淡而富含维生素的食物，如新鲜蔬菜、水果等。这样的要求与伊万诺夫的饮食习惯发生了极大的冲突，他甚至将护士端来的饭菜弃置一旁，按照自己的喜好，溜出医院，去找街上的饭店解馋、饱口福。

四是根据治疗方案，医护人员给予他肾区局部透药治疗时，要求患者必须仰卧在病床上，每次进行40分钟左右的治疗。但一开始接受治疗时，性格急躁的伊万诺夫可能是出于对这种治疗方式的不信任，每次躺在病床上不到15分钟，就嚷着要结束治疗，要起来去看他的电脑里的拍摄素材。

一开始正式治疗的两三天里，伊万诺夫对于医护人员的要求，出于礼貌，还微笑着点头表示接受，但在具体执行时，却依然我行我素。负责管理他的护士没办法了，只好彬彬有礼、软中带"硬"地采取了一些"强制措施"，比如说伊万诺夫正在聚精会神地处理着他电脑中的摄像素材时，护士忽然过来劝告他该休息了，反复劝告几次，伊万诺夫不听，护士就会强制替他关掉文件、关掉电脑；再比如他正在拎着瓶子喝酒时，护士也会彬彬有礼地过来劝告他少饮酒，或者不饮酒，然后把他的酒瓶子藏起来；又比如伊万诺夫对于医院特地为他制定的"个性化食谱"中的饭菜不予理睬，非要到街上自行吃饭时，护士又会不厌其烦地给他解释为什么必须"低盐、清淡"的道理，然后"敦促"伊万诺夫按照治疗要求，食用医院提供的饭菜。

这"四大矛盾"越积越严重，导致伊万诺夫终于忍受不了、忽然爆发了。事情缘于伊万诺夫开始治疗后的第六天晚上，他又把护士端来的饭菜偷偷倒进了垃圾桶里，自己要出去找饭店吃肉、喝酒时，被护士拦住了。伊万诺夫见自己无论说什么，眼前的护士挡在门口都不肯让路，忽然勃然大怒："我抗议，我强烈抗议！这不是在治病，这是在坐监狱，是在坐监狱！我要找你们的院长抗议，我要向你们的外事部门、宣传部门提出抗议！"

护士一看伊万诺夫发火了，而且暴跳如雷地嚷着要找院长，就赶紧打电话把情况报告给了郭教授。

当时，劳累了一天的郭教授刚刚回到家里准备吃晚饭，接到电话后二话没说，想了想，拎了一瓶当地生产的名酒，赶去了医院。见到伊万诺夫后，他示意护士先离开，然后拍了拍手里的酒说："葛利高里·伊万诺夫先生，听说你喜饮美酒，今天我陪你喝几杯怎么样？"

本来一肚子火的伊万诺夫一看郭宝叶不但立即赶来了，还带着一瓶酒，要陪自己喝几杯，火气下去了一大半儿，一脸迷茫地望着郭宝叶，猜测着他的意思。

郭宝叶笑了笑说："你的心情我完全能够理解，我也知道要改变一个人几十年来养成的各种习惯——包括饮食习惯，非常困难。但是，葛利高里·伊万诺夫先生，现在你是一名患者，患了重病的患者，是个年过五十的重病患者，已经不是以前那个身体健康、生活工作无所顾忌的壮年汉子了……"

郭宝叶婉转的批评，让原本火气正盛的伊万诺夫有点儿不好意思了。他神情讷讷地对郭宝叶说："郭院长，我刚才有些失态了，我居然对一位美丽的姑娘发那么大的火，这很不绅士。我很抱歉……"

郭宝叶笑了笑，接着说："我刚才说了，我能理解你的痛苦。但是，医院制定的各种标准，都是为了患者能够尽快地恢复健康着想的，希望你能理解和配合。这样吧，我今天作为东道主，请你喝我们山东出产的最好的美酒，你可以开怀畅饮，但喝过这次酒之后，我建议你最好在住院期间，能够遵守护士的要求。因为她们对你要求的越严格，说明她们越对你负责任。"

当晚，在医院食堂的小餐厅里，伊万诺夫在郭宝叶的陪同下，喝了个痛快，酒至半酣时，伊万诺夫推心置腹地对郭宝叶说："郭院长，你知道我的名字'葛利高里'是什么意思吗？在俄语中，'葛利高里'是'精神十足'的意思，我很喜爱我的职业，也很崇拜中国古老灿烂的传统文化，在以前，我一直没有辜负'葛利高里'这个名字，一直在精神十足地干着我的工作。但是，我的身体很糟糕地患病了。我其实很恐惧啊，我担心我再也不能像以前那样，精神十足地去做我喜欢的事情了。这次在工作中连续昏迷两次之后，这种恐惧，一直捆绑着我，让我无法安下心来……"

那天，在半宿的交流中，郭宝叶彻底明白了伊万诺夫的"心病"在哪里，他在和伊万诺夫推杯换盏的三个多小时中，一直在用自己特有的方式，和风细雨地做着伊万诺夫的思想工作，最后彻底说服了他，并让他建立了配合治疗、争取病情早日好转的信心……

治疗小组和特护小组的人都很奇怪，这个性格暴躁、处处抵制治疗要求的"葛利高里·伊万诺夫先生"，怎么一夜之间像变了个人似的，不但对护士的各种要求言听计从，而且连顿顿不离的酒和天天不离手的烟，也在一夜之间，全戒掉了；让他几点休息，就几点休息；再给他做"透药"治疗时，让躺多久就躺多久……

由于伊万诺夫像变了个人那样，戒掉了一切不良嗜好，全力配合治疗，接下来的治疗效果，连伊万诺夫自己，也觉得不可思议。住院四周后复查显示，他的血压基本被控制住了，而且化验血肌酐为 $245.5\mu mol/L$，尿素氮为 $19.95mmol/L$，已经显著降低。这样的治疗效果，伊万诺夫通过电子邮件发给了他的私人医生，那位医生回信说，这么短的时间取得这样的治疗效果，在俄罗斯，是不可思议的，并建议伊万诺夫在潍坊坚持治疗……

2007年10月2日，国庆假期第二天。从第一次被接入医院抢救那天算起，伊万诺夫已经在潍坊接受治疗整整一个月了。

这天晚上，医院的医护人员们举办了一场"医患携手庆国庆晚会"，伊万诺夫作为嘉宾，被邀请参加。受晚会上温馨、欢快而又热闹的气氛影响，伊万诺夫自告奋勇，登台演唱了俄罗斯经典民歌《三套车》。他用俄语和汉语各唱了一遍，"冰雪覆盖着伏尔加河，冰河上跑着三套车。有人在唱着忧郁的歌，唱歌的是那赶车的人……"所有人都被他那忧伤而又深情的歌声吸引住了，台下爆发出长时间的热烈的掌声。

几乎像变了一个人的伊万诺夫连连对台下鞠躬，但台下"来一个，再来一个"的呼声一阵接一阵，搞得他没办法了，只好又唱了一个《莫斯科郊外的晚上》。

"深夜花园里四处静悄悄，树叶也不再沙沙响。夜色多么好，令人心神往，多么幽静的晚上。小河静静流，微微泛波浪，明月照水面，银晃晃……长夜快过去，天色蒙蒙亮，衷心祝福你好姑娘。但愿从今后，你我永不忘，莫斯科郊外的晚上……"

原本性格粗犷、豁达的伊万诺夫，唱着唱着，眼睛里落下了泪水。一曲终了，一位护士捧着鲜花上台为他献花时，激动不已的伊万诺夫忘情地拥抱了那位护士，并再三向台下连连鞠躬。他拿着话筒说："是中国医生博大仁爱的医者之心，让我在这里竖立了治疗疾病的信心，在精神上获得了新生。我决定取一个中国名字，以纪念在潍坊这段难忘的经历。我的中国名字，希望郭院长能赐给我……"

伊万诺夫说完，又冲着郭宝叶坐的地方深鞠一躬。

毫无思想准备的郭宝叶，忽然听到了伊万诺夫这个要求，站起来走上舞台，拿过话筒说："患者、医生共同的敌人，是疾病！只有患者和医生携手合作、全力配合，才能战胜疾病，才能创造生命的奇迹。葛利高里·伊万诺夫先生的疾病尚在治疗过程中，但他以其顽强的毅力，克服了生活中诸多不符合治疗要求的生活习惯，已经创造了一个奇迹。我很荣幸能够被葛利高里·伊万诺夫先生邀请，为他选择一个中国名字，我建议，以'伊万诺夫'的第一个汉字为姓，您的奇迹是在潍坊这座美丽的城市创造了，您的中国名字就叫'伊潍奇'吧。"

视汉语为自己的"第二母语"的伊万诺夫，听了郭教授的话之后，完全理解了他的意思，他再次冲台下和郭教授各鞠了一躬，大声说："伊潍奇?! 哈拉朔，斯吧西吧! 太好啦，谢谢您! 非常感谢! 我非常喜欢这个名字。我要求我的病历上，明天把我的名字改为'伊潍奇'!"

第二天，伊万诺夫到处打电话，告诉俄罗斯国内他的同事和朋友们，自己已经有了"伊潍奇"这个中国名字，而且，还真的要求把所有病历资料上的名字，全部改成了"伊潍奇"。而且，从那以后，他还不止一次地"抗议"医护人员们再叫他"葛利高里·伊万诺夫先生"，要求一定要和中国人一样享受"同等待遇"，让医护人员们喊他"老伊"，或者"潍奇大哥"!

"伊潍奇"又住了将近一个月的院，到 2007 年 10 月 28 日，由于一桩非他回去处理不可的急事，他才出院返回了俄罗斯。临出院时，伊万诺夫原本灰黄的脸色，已经红光满面了，做出院检查时，他吃惊地发现，自己血肌酐为 180.0μmol/L，尿素氮为 8.7mmol/L，尿常规检查也基本恢复了正常。

拿着手里的检查单，"伊潍奇"有点儿不相信自己的眼睛，他激动地握着郭宝叶的手说："郭院长，潍坊，是我恢复健康的'生命圣城'；复能肾医要求的'八大心态'、'十大标准'等等，是我恢复健康的'生命圣经'，这不仅是肾病患者的健康生活要求，对于健康的人，也有很高的参考价值。回国之后，我会按照这些要求，继续安排我的生活和工作。我会定期向您汇报我的身体状况……"

　　伊万诺夫带着继续巩固治疗的药物返回海参崴之后，一直遵照住院时规定的要求，君子慎独地执行着"八大心态"、"十大标准"等等"清规戒律"，每到重大节日，都会打电话或者发短信，在送上祝福的同时，再告诉郭教授自己的身体状况。尽管"伊潍奇"的那个关于潍坊风筝、杨家埠年画的专题片，最终因为他病重住院而流产了，但他因病与潍坊这座中国东部城市结下的深情，一直绵延到今天……

有一句哲理名言说："生活就像剥洋葱，你必须得一层一层地剥下去，但总会有一片'洋葱'让你泪流满面。"一群退休老人受这句话启发，为了"抱团取暖"克服退休综合征，自发成立了"老年剥友团"，以友为镜，互相"剥"各自身上的弱点，而且就在"相互攻讦"的过程中，他们意外地结下了深厚的友谊；一位气势凌人、总放不下干部架子的女退休老干部，不但在"剥友团"顺利地克服了退休综合征，还被这种桑榆晚情温暖了罹患肾病的身心，最终在"剥友"的"温柔批判"和再三鼓励中，重归健康……

"剥友"无情却有情，"剥"去我身心载不动的"双重顽症"

2012 年中秋节前夕，因患肾衰竭接受治疗的吴凤兰，经过一个半月的治疗，病情好转。她特地去找院长郭教授和自己的主治医生宗医生道了别，致了谢之后，就准备出院返回陕西西安家里了。

在北京工作的儿子正在忙着给吴凤兰收拾行囊时，吴凤兰的手机响了，是她在退休后参加的一个"另类组织"——"老年剥友团"的"团长"张澍敏大姐打来的。张大姐一接通电话，劈头就是一句"剥皮话"："老吴啊，老伙计们听说要出院了，都盼着你早些归队呢。但我还得'剥'你一句啊：就你那大大咧咧、被人伺候惯了的'官僚习气'，在出院时千万别把啥宝贝给落下了啊。"

"儿是娘的胆儿。哈哈……我娃在呢，不怕！"身体已经硬朗多了的吴凤兰，在电话里颇有几分自豪地给"张团长"说。

哪知道，张澍敏一听她这么说，立即不依不饶地要挟："哟哟哟，又找人伺候上啦？不行！你虽然不在'团'里，但必须得接受监督。既然病好了，收拾东西啥的活儿，你还得亲自干！要是老毛病再犯喽，你就回来等着挨'剥'吧！"

一听"团长"大姐这么说，吴凤兰还真有点儿发怵了。她赶紧挂了电话，抢过儿子手里的活计，自己忙活起来了。

"妈，我真搞不懂了。你咋那么怕你那帮'剥友'？"儿子看着母亲神色讷讷的样子，有点儿心疼老娘。

"你这娃，懂个啥？早晚有一天，我也得把你拉到'剥友团'里，让你尝尝被'剥皮'的厉害！"吴凤兰一边手忙脚乱地收拾自己住院时用的东西，一边微笑着训斥儿子。

这个让吴凤兰有几分惧怕的"老年剥友团"究竟是什么组织，吴凤兰与她这些"剥友"们究竟是什么关系？她的那些"剥友"们都是干啥的？这话还得从头说起……

女领导退休，放不掉的官架子让她频遭尴尬

2008年年底，在区民政局副局长的位置上干了近十年的吴凤兰，因年龄到站，办理了退休手续，回到家里开始了"夕阳无限好"的退休生活。

其实，还在职时，育有一子一女的吴凤兰就无数次地规划过自己退休赋闲后的"美好生活"，比如说去在北京工作的儿子那里好好游览游览故宫长城十三陵啊，等刚刚结婚的女儿有了孩子去帮她带带孩子啊，或者发挥发挥"余热"，利用自己分管了多年的婚姻登记经验和政策水平，去帮一些此前与民政局有联系的婚介所出谋划策当顾问啊，顶不济了，还可以捡起以前十分爱好、后来却因工作繁忙一直顾不上好好学习的书法、国画，猫在家里练练字、学学画，不管怎么说，总不至于无事可干，像很多老哥哥、老姐姐们经常在自己面前所说的，会患上"退休综合征"吧？！

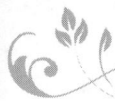

吴凤兰的老伴儿厉国策，在一家中学教了大半辈子的书，当时还担任着语文教研组组长。性格温厚、沉稳的厉国策，不止一次听吴凤兰讲过她的"余热计划"。可他每次听完，总是嘿嘿一笑，不置可否。吴凤兰以为老伴儿不相信自己，每次也都拽着他问："我说了半天，你咋不吱声啊？"厉国策便摆摆手，笑道："到时候再说，到时候再说……"

元旦过后，单位开了个欢送会。吴凤兰收拾完自己的办公室，带着一大堆单位发的"光荣退休"纪念品，回到了家里。从元旦一直到春节后，吴凤兰都有一种"无官一身轻"的惬意感觉。不再有下属的请示汇报，不再有各种各样的会议，不再有下乡检查、出差外地的劳顿……吴凤兰在最初的一两个月里，的确是乐得自在，整天笑呵呵的。

然而，这样的轻松感觉，在过完春节后，很快就不翼而飞了。

从元旦到春节，一开始是忙着过年的事儿，等春节到了，儿子、儿媳、孙子都从北京回西安团聚，吃饺子、看春节晚会、串亲戚，其乐融融地过了大年。年假一过完，儿子儿媳一家三口回了北京，老伴儿厉国策又返回学校上班去了，家里忽然只剩下吴凤兰一个人，她顿时觉得无所适从起来。退休前设想的种种"余热计划"，一个也没了兴趣。更糟糕的是，她以前在单位当副局长时，早就习以为常的那些"官话"，常常无意识地从嘴里冒出来，遭到老伴儿厉国策和邻居们的嘲笑。比如说，以前在布置工作、传达上级领导指示时，吴凤兰习惯了一开口就说"目前什么什么的"，于是，"目前"，也就成了她多年的口头禅，退休后一时半会儿也改不了，比如，在家里跟老伴儿说话时，一开口就是"目前，我认为家里该买菜了……""目前，我觉得这么早就吃晚饭不妥……"去邻居家串门，一开口也是"目前，这孩子还不能出去，太阳太毒……""目前，你血压这么高，可是得注意点儿身体了……"

一来二去，吴凤兰得了个绰号——"吴目前"。只要她一开口说话，不小心溜出"目前"这俩字儿时，老伴儿或者邻居，马上就会嘲讽她："别'目前、目前'的啦，怎么还放不下官架子啊？还想着你是副局长、在开会布置工作啊？"到最后，别说邻居绕着她走，就连老伴儿厉国策，也觉得自己"很受伤"，说她就像很多年前热播的电视剧《我爱我家》里的那个退休老局长傅明一样，言行举止，总露出一股子习惯性的官腔，把他这个当丈夫的搞得比秘书还秘书。

这样的嘲讽次数多了，吴凤兰就觉得自己也"很受伤"，就觉得越来越尴尬、越来越不合群。慢慢地，她以前豁达开朗的性情，发生了很大的改变，要么呆在家里闷闷不乐、郁郁寡欢、不言不语；要么一遇见哪怕是晚上究竟该吃什么饭这样的小事儿，也变得急躁易怒、坐立不安、唠唠叨叨；平时做起事来，注意力不能集中，经常出错……总之，吴凤兰的行为举止明显不同于以往，给老伴儿厉国策的印象是，她退休前后，判若两人。厉国策甚至还跟她开玩笑说："都奔六十的人啦，咋又跟更年期犯了似的？"

哪知道，老伴儿厉国策这句开玩笑的话，一下子激起了吴凤兰的激烈反应，眼泪"唰"地就淌下来了，接着勃然大怒，指着老伴儿厉国策的鼻子大吼大叫："目前，你也把我看成是个废人了是吧？我老了、没用了是吧？目前，我在你眼里，一无是处了是吧？那……你去再找个年轻的啊。目前，我有退休金，能自己养活自己，我不赖着你!"

大吼大叫了一番后，吴凤兰捂着脸，躺倒床上号啕大哭，哭了一阵子之后，居然收拾收拾自己的东西，要离家出走。吴凤兰这一闹腾，吓得老伴儿厉国策连班儿也不去上了，守着她陪了半天的不是，才算作罢。

事后，厉国策也冷静下来了。他觉得自己必须得抽出时间，关心一下妻子了。厉国策翻阅了很多资料，才发现妻子性情的反常变化，是"离退休综合征"的典型表现，而且据他了解，现实中，有四分之一的离退休人员会出现不同程度的离退休综合征。老年人的离退休综合征是一种复杂的心理异常反应，主要表现在情绪和行为方面。而且，这些反常问题的出现，主要是一些人从几十年有规律和有节奏感、责任感的在职生活，变成无约束的自由支配时间的退休生活，而产生的孤独、寂寞、空虚、焦虑或忧愁等心理的或生理的症候群。其根本原因在于没有从根本上认识退休以及退休后应该干点儿什么好。可见，离退休真是人生一道"事故多发"的"坎儿"。

更让厉国策吃惊的是，他从资料中看到，有心理学者曾对某市20位同一年从处级岗位上退下来的干部进行追踪调查，结果发现，这些退休时身体并无大碍的老年人，两年内竟有五位离退休者去世，还有六位离退休者重病缠身。

搞明白这些原因后，厉国策想想妻子近些天来的反常举动，有点儿害怕了。于是，他就尽可能地带着妻子，走出家门，到离家较近的一些公园、广场上去散心，好让妻子别再整天窝在家里自己跟自己过不去，出来走走，总会好些。

哪知道，吴凤兰这一走出家门不要紧，很快就和一个名叫"剥友团"的老年人自发性组织"打成一片"了，每天一吃完早饭，就忙不迭地跑出去，找她的"团友"们切磋"剥术"，渐渐地，人也变得神清气爽、面色红润、生机勃勃了……

加入"剥友团"，"剥"去老问题新病又上身

吴凤兰加入"剥友团"，事实上还是缘于老伴儿厉国策的好奇心。

那个双休日的下午，吃过午饭的厉国策刚打扫了饭后的餐桌，就怂恿老伴儿吴凤兰出去"转转"。本来不想动弹的吴凤兰，架不住厉国策的"软硬兼施"，最后还是被厉国策从沙发上拖了起来，硬拽着下了楼。

两个人下了楼之后，吴凤兰边走边嘟囔："有什么好转的啊，家门口的那个小公园，我们都去了一百回了。目前……"刚说到这里，厉国策急忙摆摆手说："好啦好啦，这回我们走远一点儿，我们到城外的兴庆公园去溜圈儿。听说政府投了好多钱改造，兴庆湖最近治理得湖

水清澈，保准让你心旷神怡……"

于是，老两口便拦了一辆出租车，向东南城外的兴庆公园驶去。

下了车，刚进了兴庆公园没走多远，两个人忽然被兴庆湖边的一拨跟他们年龄差不多的老年人吸引住了。二三十个老头老太太围成一圈儿，对着中间的一个六十多岁的老汉大声指责着，似乎在开"批斗大会"。奇怪的是，那个被"批斗"的老汉像犯了什么大错误似的，垂着手、低着头，站在那里一脸微笑地看着众人。尽管一圈儿的老头、老太太说话一句比一句刻薄，但他始终摆着一副虚心接受"各方意见"的姿态，还时不时地拱手作揖，表示感谢。

吴凤兰和厉国策循声过去看了一阵，终于看出了眉目：原来，那个被"围攻"的老汉是个大烟鬼，好像以前向"批斗"他的那帮老哥们儿、老姐们儿写了"戒烟决心书"，并每个人复印了一份，让大家监督他戒烟，结果，自己后来竟偷偷吸烟，而且被这帮老伙计发现了。于是，他们便把那位叫做"老曹"的老汉围起来，"无情打击，坚决批判"之。

"老曹，你都肺气肿了，还戒不掉烟，这是死不悔改！"

"你决心书上怎么写的？'发现吸烟一次，甘愿围着兴庆湖跑一圈儿'，跑吧，现在你被发现一次、自己坦白吸了三次，一共四圈儿，跑吧？"

"老曹，你不但偷偷吸烟，为了掩盖这种不自觉的行为，还居然贿赂张团长，给她买饮料。"

那位被称作"张团长"的老太太，看样子是这伙老人的头头，听了这话，摆了摆手说："好啦好啦，我们'剥'了老曹一个多小时了，按规定，他除了完成围湖跑四圈儿的自我承诺之外，还必须接受团里的处罚，写出检讨书，团里的人人手一份。大家有超过一半儿的人认为可以了，才算过关。"

先是厉国策有点儿好奇了，问那位被这帮人唤作"张团长"的老大姐："你们说'团里的人'，这个'团'，是什么团体啊？"

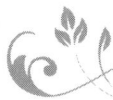

后来才知道她叫张澍敏的"张团长"回身看了厉国策和吴凤兰一眼，笑了笑说："我们不是什么团体。我们这帮退休了的老家伙，为了克服离退休后的各种问题，自己扎堆儿'抱团取暖'，互相监督，克服不良情绪，改正不良生活习惯呢。因为我们谁都不给谁留情面，天天互相'剥皮抽筋儿'，所以，大家伙儿戏称我们是'老年剥友团'，我资格老点儿，就被他们封为'团长'啦。哈哈……"

张澍敏的一番解释，当即引起了厉国策的兴趣：这世上居然还有这样的组织，专门解决退休综合征？厉国策顿时觉得这回跑这么远来逛兴庆公园，算是来着了，当即怂恿老伴儿和"剥友团"的老人们"认识认识"。

实际上，就在厉国策和张澍敏聊天时，一旁的吴凤兰，已经发现正被"剥友团"的那帮人"围攻"的老曹她认识。老曹退休前曾是陕西省政府与民政工作有关的一位处级领导。他下区里视察工作时，吴凤兰曾经接待过他。

一看老伴儿希望自己也和这帮老姐们儿、老哥们儿"认识认识"，吴凤兰就走到她认识的老曹面前说："曹处，目前你这是……"

哪知道，吴凤兰刚一开口，老曹立即摆摆手说："哦？是小吴啊？你千万别给我叫'曹处'。亏得你还没正式'入团'，不然，咱俩都得'挨剥'。"

原来，他们"剥友团"的团规中要求，任何人不得互相称呼对方曾经担任过的职务。

就这样，在老伴儿厉国策、老曹以及团长张澍敏的撺掇下，吴凤兰当天下午就和"剥友团"的老伙伴儿们"剥"成了一片。一"入伙"，吴凤兰立即领教了"剥友"们的厉害。他们首先很敏锐地发现了吴凤兰身上一举一动间的"官僚"习气——比如说她时不时就会蹦出来的那个"目前"。

"老吴啊……"——"剥友团"的第一条"团规"，就是不管你是谁，一旦"入了伙"，统统互称"老×"，以前听惯了别人"吴局、吴局"地称呼她的吴凤兰，一开始还真有些不适应——"老吴啊，你怎么一开口说话就是'目前'什么什么的？这是典型的官场语言。不行，你先得把这个口头禅改掉。"

刚上来，一圈儿人就给了个下马威，吴凤兰有点儿受不了了。张澍敏作为团长，敏锐地看到了这一点，老曹作为以前的熟人，也帮着给她"圆场子"。

张澍敏说："老吴是头一天参加活动，可能不太适应，大家得给她点儿时间。"

老曹也帮着吴凤兰说话："老吴以前在单位的口碑好得很，根本就没有官架子。'目前'只是她的口头语，算不得大问题。"

老伴儿厉国策，则站在一旁，看着老伴儿吴凤兰被一帮老小孩似的老哥们儿、老姐们儿极认真地"监督改造"，偷偷地乐呵。

虽然头一天吴凤兰就被那帮老"剥友"们搞了个下马威，但第二天一吃过早饭，她就对准备去上班的老伴儿厉国策说："你走你的吧，我去兴庆公园啦。"

厉国策挖苦她说："你昨晚回来时，不是说那帮老家伙太不给面子，打死也不去了吗？"

吴凤兰瞪了老伴儿一眼："目前……哦，我不能再说'目前'了。那帮老姐们儿、老哥们儿虽然嘴巴损，但都是为了我好。跟他们一起唠，我心里舒坦。"

从那以后，吴凤兰只要没有特别重要的事儿，就往兴庆公园跑。为了她行动方便，厉国策还专门给她买了一辆老年三轮电动摩托车。这下子，吴凤兰有了"专车"，来来往往地就更方便了。每天回到家里，吴凤兰就把当天谁谁谁被"剥皮"了，谁谁谁被"抽筋"了，谁谁谁因为没有遵守"团规"，挨了罚了等等的"剥友团轶事"，绘声绘色地讲给老伴儿厉国策听。俩人说说笑笑，一天的时间就这样过去了。

"剥友团团长"张澍敏大姐，以前是从文工团团长位置上退下来的——她那个"团长"的官帽子，其实也是从这里来的。实际上，张澍敏带着他们那个"老年剥友团"，并不是天天都开"批斗会"的。他们每天聚在一起，更多的时间是自娱自乐，而且，"剥友团"的那些老人们，吹拉弹唱，啥人才都有。他们在张澍敏的带领下，天天唱秦腔、唱歌曲，跳扇子舞、打太极拳，成了兴庆公园一道令游人侧目的风景……

渐渐地，退休后放不下官架子、很难适应空巢生活的吴凤兰，陶醉在这种退休生活里了。她慢慢地像变了个人似的，天天神采奕奕、容光焕发，比以前在单位里上班当副局长时，精神头还更好。

然而，到了2009年夏天，终于在"剥友团"的团友们监督下，脱去官架子，适应了退休生活的吴凤兰，却被一场疾病击倒了。2009年4月初的一段时间里，吴凤兰在跟着"剥友团"的老伙伴们跳舞唱歌时，又感到两腿关节疼——她在当副局长时，有一年下大雨，她带着下属下去查灾，在齐腰深的积水里冒雨趟过水，从那以后，不但落了个俗称为"老寒腿"的风湿性关节炎，常年服用大量抗风湿药物；而且，吴凤兰从那以后，还落了个尿频的病根儿。七八年时间过去了，在职时整天因为工作忙，也没太当回事儿；但是，到了2009年4月初之后，吴凤兰除了双腿关节疼之外，还天天感觉乏力、困顿，而且左侧肾区腰酸、腰痛得受不了，于是，她就好几天没有去兴庆公园的"剥友团"参加活动……

一连几天没见到他们的"老吴"，一帮老姐们儿、老哥们儿以为她"退团"了，催促团长张澍敏大姐打电话问问怎么回事儿。张澍敏一打电话，才知道吴凤兰生病了。

几个老姐们儿、老哥们儿赶紧商量了一下，选出几个"剥友探视代表"，在张澍敏的带领下，赶去吴凤兰家去探望她。同去的6名"剥友"中，有一位退休了好多年的护士大姐，平时是他们这帮"剥友"的健康顾问。这位大姐在吴凤兰家听她讲了生病后的症状，怀疑是吴凤兰的肾脏出问题了，马上建议吴凤兰赶紧去医院做一下肾脏检查。于是，第二天，吴凤兰就在老伴儿厉国策的陪伴下，赶去了离家最近的医院。

在那家医院肾内科，医生听了吴凤兰讲述的病情，给她做了一系列检查，B超结果显示：吴凤兰的左肾萎缩，左肾弥漫性病变，左肾囊肿；ECT检查结果显示：双肾肾小球滤过率为 39.5ml/min；肾功能检查显示：血肌酐 185.6μmol/L⋯⋯

更让吴凤兰感到恐惧的是，那位大夫还告诉她："你的左肾差不多没功能了，必须立即住院治疗，不然，病情发展下去估计就是尿毒症，要么做血液透析，要么就得换肾！"

忽然得知自己患了这么要命的病，回到家里，吴凤兰抱着老伴儿大哭了一场！

"无情" 却有情，"剥洋葱" 也是一剂治病良药

本来已经彻底从退休综合征的困扰中挣脱出来了，忽然又患了这么要命的病，吴凤兰再次被击垮了。住进医院的她又变得喜怒无常，一点小事不满意，就急躁、发脾气，而且比刚退休时还多疑，一听到老伴儿厉国策和别人说话，就以为是在议论她自己，于是更加烦躁不安、胡乱猜疑，而且又增添了失眠、多梦、心悸、动不动就全身燥热的毛病。

这种比退休综合征还严重的疾病恐惧症，把天天既要工作，又要照顾老伴儿的厉国策折腾得精疲力竭。没办法了，他只好跑到兴庆公园，去找那帮"剥友"们求救。

实际上，自从得知吴凤兰得了肾病之后，"剥友团"的那帮老伙计们也一直在四处寻找治疗肾病的好医院、好医生。但他们根本没有想到，原来张口闭口"目前目前"的老吴，摆起官架子来盛气凌人的，一场病，又把她打回了"原型"，这实际上还是老年人的"暮年心理"在作祟。他们一旦生了病，总认为自己是个废人了，或者干脆认为自己来日无多了，就会在性情上再度发生很大的变化。于是，那些"剥友"们把"剥友团"的"活动阵地"，转移到了医院里，这次，

他们不是对吴凤兰"当面批判、无情打击"了，而是趁着她治疗完毕，出去散步时，陪着她聊天，陪着她说些开心的事儿。

这期间，张澍敏大姐的一句话，让吴凤兰对自己的生命有了很深的感悟："生活就像剥洋葱，你必须得一层一层地剥下去，但总会有一片'洋葱'让你泪流满面。"

张澍敏大姐告诉她说，几年前，深陷退休综合征折磨的她，就是在一本书上看到了这句话，悟出了很多的人生道理，才和几个老伙计们组织了那个"老年剥友团"，互相"剥"彼此的生活、心态，甚至性格方面的不良"洋葱"，互相以"剥友"为镜，反观自己身上存在的各种问题，然后再在"剥友"们的监督下完善自己、改变自己，借以克服老年人的各种负面精神因素。

张澍敏等那些老伙伴儿们还推心置腹地给吴凤兰说，现在，疾病对于吴凤兰而言，也是一层又一层的"洋葱"。医生通过治疗，在一层接一层地慢慢给她"剥"躯体上的"洋葱"；而吴凤兰的不良心态，也被一层又一层的"洋葱"包裹着，更得一层接一层地慢慢"剥"去，这样才能有利于她早日康复。

在那帮老伙伴儿们的开导下，吴凤兰的心情很快好转起来了。然而，当地医院在"剥"吴凤兰的疾病的"洋葱"时，却没见什么效果。也就是说，她在医院里住了一个多月的院，医生的治疗没见什么起色。

忽然有一天，"剥友团"的老曹给团长张澍敏"汇报"说，他无意中在电视上看到了郭教授的专家访谈，赶紧用家里的电视机上自带的录存功能，把节目复制下来了，又让孩子帮着刻了一个光盘，带到了兴庆公园，准备把郭宝叶教授独特的治疗理念，推荐给吴凤兰，建议她去潍坊那家肾病医院去看看。结果，等张澍敏打通吴凤兰的手机时，得知她在北京工作的儿子已经把她接走了。当时吴凤兰正住在北京的一家大医院治疗。于是，劝吴凤兰转院到潍坊的事儿，就暂时搁下了。

　　然而，从 2009 年 6 月一直到 2012 年 7 月那 3 年多的时间里，吴凤兰在儿子的带领下，几乎住遍了北京各大医院，病情却一直没有太大的起色。这期间，特别孝顺的儿子、儿媳不惜一切代价，带着吴凤兰找的都是国内最著名的专家教授，额外花钱请他们会诊、治疗，但吴凤兰的病情却没有明显改善，而且那些大专家们的说法基本是一致的，甚至有的专家还断言说，吴凤兰的肾病，除非神仙才能给她治好。

　　连国内顶尖的专家都这样说，吴凤兰再次绝望了；而且，在北京的各大医院辗转三年多，吴凤兰也被搞得身心俱疲，那种绝望心情再次蔓延开来，甚至比以前还严重。

　　在学校请了长假，一直在北京陪着吴凤兰看病的老伴儿厉国策，无奈之下又打电话给"剥友团"团长张澍敏，把吴凤兰糟糕的情绪状态和在北京的治疗情况，一五一十地告诉给了那些"剥友"们。厉国策心里很明白，吴凤兰已经对他们那个"剥友团"产生了强烈的依赖心理，在北京治病的三年多时间内，吴凤兰心里不痛快时，只要在电话里跟她那帮"剥友"们聊聊天，情绪就会很快好转。

　　一帮"剥友"们其实早就知道了吴凤兰在北京的治疗情况，他们商量了一下，觉得应该让吴凤兰去潍坊试试。于是，几天以后，远在北京的吴凤兰，就收到了一个特快专递的盒子，里面装着一张光盘，还有一封"老年剥友团"的慰问信，在那封慰问信上，二十多名"剥友"，还郑重其事地都亲笔签了名字。

　　吴凤兰读完那封饱含着老友们浓浓深情的慰问信，赶紧让儿子把老曹三年前刻的那张光盘，放到了电脑里。看完录像后，不管是老伴儿厉国策，还是儿子儿媳，都主张吴凤兰尽快到潍坊去"试试看"。

　　带着忐忑的心情，吴凤兰在儿子的陪伴下，来到了复能肾病医院。一进医院，吴凤兰就指名要找郭院长。

　　在和吴凤兰一家人的交谈中，郭院长无意中得知了他们那个"剥友团"的情况，十分感兴趣，就那些"剥友"们互相"抱团取暖"，互相以人为镜、纠正自己不良心态的问题，和吴凤兰聊了一上午。末

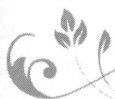

了，郭院长把吴凤兰的治疗问题，亲自交代给了临床经验丰富的宗医生，并告诉宗医生说："把我们医院为患者制定的'八大心态'、'十大标准'的资料给这位大姐看一下，再跟吴大姐讲解一下，然后认真制定一个治疗方案……"

结果，通过和宗医生的交流，吴凤兰发现医院的"八大心态"和"十大标准"的要求，和他们"剥友团"平时互相监督、克服不良心理的目的，居然异曲同工。吴凤兰打电话把这个消息告诉给了团长张澍敏，张澍敏一听，立即发动"剥友团"的老伙计们，通过电话，帮着宗医生远程"监督"吴凤兰是否遵守了医院制定的"八大心态"和"十大标准"……

宗医生在对吴凤兰的病情做了详细检查后，通过周密细致的分析，会同院内专家，给吴凤兰制定了一整套科学有效的治疗方案。而且，针对吴凤兰当时因为诸多大医院、大专家治疗都无效后的沮丧、绝望心理，不但给吴凤兰医治身体上的疾病，还从思想上开导她，甚至通过电话，和张澍敏等"剥友"商量如何"监督"、"监控"、"疏导"吴凤兰的不良心理问题，借以帮助吴凤兰放下思想包袱，正确对待疾患，坚定治疗信心。

正式治疗开始后，在宗医生和"剥友"们的"监管"和关心下，大到喜怒哀乐的情绪起伏，小到饮食起居的各种变化，几乎都给予了吴凤兰"全天候"的直接干预。没退休时在单位和家里说一不二的吴凤兰，在那帮"剥友"的"远程控制"下，居然老老实实、规规矩矩地天天"早请示、晚汇报"地服从着远在千里之外的老伙计们的"监管"。

从小见惯了母亲一脸威严的吴凤兰的儿子，一直很奇怪妈妈为什么那么畏惧于那帮老伙伴儿们，每次问起她来，吴凤兰就会一脸严肃地告诉儿子："什么时候我带着你，让你娃去被他们'剥'一回，你就知道厉害了！"

仅仅经过一个半月的治疗，吴凤兰以前治了三年多都没见大起色的病情，自我感觉就有了明显的改善。恰好中秋节就要到来了，宗医生给吴凤兰做了一次复查后发现，她的血、尿等化验指标已经完全正常，可以出院回去了。

2012年中秋节前夕，吴凤兰出院了。

吴凤兰迫不及待地先回了西安，跟她的那些三年多没见面的"剥友"们团聚了几天之后，又随儿子回到了北京；半年之后，放心不下母亲病情的儿子，又带着吴凤兰在北京的一家医院里重新检查了一遍，血肌酐82 μmol/L，肾小球滤过率也明显提升。

吴凤兰还没走出医院，就在电话里把这个消息告诉了她的那帮"剥友"们，并对张澍敏说，她马上就要回到西安，回到"剥友团"里，去和大伙儿一起，继续"剥人"或者"挨剥"……

感悟生命本元（代后记）

在初步完成前期采访及资料整理工作之后，从 2013 年 6 月 10 日在电脑上敲下第一行字开始，不知不觉间，两个多月的时光就在季节的更替中，悄然过去了。这部书稿，终于在北京初秋这个清风徐来的中午，校改完了最后一个字符。

在这两个多月中，我花去了日常工作之余别人品茶、读书、打麻将，抑或在餐厅、会所娱乐消闲的所有业余时间，以内心昼夜悸动的热情，写完了这部 20 余万字的书稿，之后，才顾得上静静地回味——是什么因素，促使我如此全身心地采写这部书稿？

我印象很深，我是在 2007 年 6 月那个五彩风筝满天飞的季节，在"2007 健康中国•肾病尿毒症科普康复活动"的开幕式上，第一次认识了郭宝叶、第一次走进了潍坊复能肾病医院的。那个时候，这家医院还不叫这个名字；现在耸立在潍坊市潍城经济开发区卧龙西街的 16 层高的医院大楼，那时也才刚刚完成混凝土框架结构，还没有进行内外装修。但那次潍坊之行，我印象最深的，除了郭宝叶依然充满自信的神态，还有当时在现在的东院区停车棚上张贴着的一行巨大的红色黑体字——"疗效高于一切"，而且直到现在，郭宝叶和他的同事们依然经常把"疗效高于一切"这句话，奉为圭臬。

从 2007 年之后的 6 年时间内，因为各种缘由，我陆陆续续又和郭宝叶院长见了几次面，做过几次深聊。在这几年中，我慢慢了解到，从 1995 年 12 月，郭宝叶在鸢都潍坊成立"潍坊肾脏病尿毒症研究所"、1996 年 6 月他的研究所门诊部正式开诊开始，至今已经整整 18 年了。这 18 年的发展过程，用郭宝叶院长的话说，他和他的医院经历了"三次危机、四次大搬迁、六次技术与管理创新"，但他和他的同仁们本着"悬壶济世"的中国医者的传统理念，一步一步地走到了今天。

也许是巧合，当笔者采写这部书稿时，潍坊复能肾病医院正好18岁了。18岁，是一个人长大成人的年龄；而18岁，对于郭宝叶麾下的这家医院而言，也成长到了"体健貌端、风华正盛"的阶段。如今，潍坊复能肾病医院占地面积150亩，已经发展成了一家分为东、西两院，以现代三级医院标准规划设计的大型医院。这家医院的大型建筑群共计6万平方米，拥有16层智能化及标准化的门诊、住院大楼及大型制剂室，医院共拥有医护人员及其他院务人员900多名，可同时容纳1000人住院，其中经验丰富的肾脏病专家50余名。设有肾衰肾病科、肾炎肾病科、肾病综合征肾病科、肾儿科、糖尿病肾病科、多囊肾病区共11个病区，还设有内、外、妇、儿、急诊、五官、手术室等常规科室；建院18年来，已治疗国内外肾病患者数十万人。每年都有许多肾病患者走进复能肾医，享受这里的专业和标准化的治疗。

与此同时，这家医院还得到了政府的全面肯定和支持，在潍坊当地属于医保、新农合、新城合定点医疗单位。本着"大专科、小综合"的战略发展规划，2011年新扩充的复能肾病医院（山东潍城经济开发区人民医院），除了专业治疗各种肾病之外，还具备了大型综合性医院正常应诊职能，承担着潍城经济开发区全区的卫生防疫、医疗保险、疾病普查、应对突发事件等等的卫生机构的所有职能。

在医院飞速发展的同时，郭宝叶等医院的管理者不仅专注于国内肾病治疗市场，还逐渐将视野拓展到国外。从2002年起，郭宝叶院长以及"复能肾医"的医疗精英团队遍访德国、法国、意大利、荷兰、美国、日本等国，先后与法国科技推广署等欧洲多国的肾病科技机构和同行专家学者进行广泛交流探讨，与日本健康学会建立"中日国际肾病尿毒症科技交流基地"，还在美国洛杉矶成立了"复能肾医美国洛杉矶医疗中心"。

这些简略的文字表明，18年过去，郭宝叶和他的医院不仅没有在严峻的医疗市场竞争和曾经经历的三次危机中败下阵来，反而一天一天地发展壮大起来了。这些事实，也许与郭宝叶时常在各种场合提及

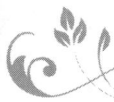

的"疗效高于一切"的那句话，有着某种割舍不断的联系。

笔者还知道，"大医精诚，厚德载物"是潍坊复能肾病医院的院训，也是医院上上下下铭记于心的"复能精神"。

"大医精诚"，是药王孙思邈为后世医者竖起的医道之最高境界；"厚德载物"，是中国道德文化内涵的高度凝练；而"疗效高于一切"这句话，则是解决所有医疗机构频遭舆论危机窘境的"对症良药"。郭宝叶院长以医学专业人士和企业管理者的双重思维，准确地把这些可以称作"复能肾医文化"所涵盖的意义，作为最基本的理念注入医院管理的各个层面，无疑是睿智而又清醒的。因为，在我国经济高速发展的进程中，整个社会诚信体系正令人遗憾地在逐步断裂、坍塌，甚至于崩溃。医患双方作为社会两个群体，已经由过去"医患共同对抗疾病"的"二元关系"渐渐恶化成了"医生、患者、疾病"相对峙的"三角关系"，医患关系已经紧张到了前所未有的程度。在这样的社会大环境中，潍坊复能肾病医院即使医疗技术再尖端、硬件设施再先进，如果忽略了一个医疗机构对于患者精神层面的人文关怀，同样无法摆脱"医患为敌"的魔咒。因而，当郭宝叶院长把"大医精诚，厚德载物"，"疗效高于一切"这些说起来容易做起来难的理念，真正融入到医院管理过程中，并一以贯之18年之久，那么，类似于本书中所写到的诸多患者对这家医院能够产生水乳交融的、宝贵的情感牵系，也就不足为怪了。

医疗机构，健康所系，性命相托。所以，很多医疗机构都明白，医疗服务质量和医疗效果是患者最为关心和敏感的问题，也是医院的"生命线"；同时，当"大医精诚，厚德载物"，"疗效高于一切"成为一家医疗机构的核心理念之后，当前社会"看病难"、"看病贵"的问题，就在潍坊复能肾病医院先进管理机制的调控下得以有效化解。

在采写本部书稿时，我不止一次地听到郭宝叶和他的同仁们重复着"以病人为中心"这句话。事实上，这句话不但是任何一名患者的良好愿望，同时也是任何一位有责任感的医生的执业境界。且不说我国古代医者"大医精诚"的济世理念和"夫医者，非仁爱之士不可托也，非聪明理达不可任也，非廉洁淳良不可信也"的、传承千年的从医信条，无论是我们国家教委高教司于 1991 年发布的《医学生誓言》，还是被现代医者奉为经典的《希波克拉底誓言》，还是 1948 年世界医学会发布的《日内瓦宣言》，甚至包括被誉为"提灯女神"的近代护理事业的创始人弗洛伦斯·南丁格尔倡导的《南丁格尔誓言》，这些古今中外所有的"行业圣经"的核心精髓，无不可以简单地浓缩为"以病人为中心"这句最质朴、但也最准确的话语。而在潍坊复能肾病医院，"以病人为中心"这句话，已经真正地落到了实处，并细化成了可以执行而且必须执行的院内制度。在医院里，你处处都可以看到医护人员与患者亲如家人地聊着家长里短。无论新患者，还是老病友，在潍坊复能肾病医院，都能够真切地感受到"家"的温馨与亲情。在这里，患者所享受到的生活护理，甚至比在家还周到、还温暖……

我在采写这部书稿时见证了这些温馨的风景之后，真切地感悟到：当一家医院的所有医务工作者真正以诚心、热心、耐心、细心，去赢得患者和家属的放心、安心、舒心和信心时，在这种"以病人为中心，疗效高于一切"的人性化的医疗服务氛围的温暖下，一切"医患关系紧张"的"魔咒"，都会化解于无形！

还是在三年多前，笔者在北京参加一次学术活动时，再一次遇到了郭宝叶院长，他无意中给我讲了一位留美博士到潍坊复能肾病医院就医的故事，从那时开始，我便萌生了从"爱情、亲情、友情"等一切人间真情的视角出发，采写发生在潍坊复能肾病医院患者之间的故事的愿望。于是，三年之后，便有了本书收录的这一篇篇感人至深的纪实文章。

从这些文字中，我们不仅能够领略一场场因患者而生发的真情大爱，更能在患者身历的就诊过程和治疗效果中，窥探出潍坊复能肾病医院在 18 年漫长路途中所焕发的神奇魅力。

潍坊复能肾病医院，是一家以治疗肾脏疾病为主的"大专科、小综合"医院。依照传统医学理论，"肾"在五脏六腑中，被称为脏腑阴阳之本，藏有先天之精，也是人体生长、发育、生殖之源，是生命活动之根本。因此，中医相对于脾胃为后天之本而称肾为"先天之本"，藏有元阴元阳。如肾气衰竭，则生命的元阴元阳即会衰竭，人的生命即会走向凋零。因此，郭宝叶院长所创立的"复能肾医"理论，其核心医理即在于"肾元复能"，在于身体本能与生命能量的回归与修复；医院为患者治疗肾病，亦即拯救了患者生命的元阴元阳，拯救了患者生命活动之根本。事实上，从另一个角度而言，无论是亲情、爱情还是友情，本书所采写的发生在每一位患者身上的真挚感情，不也都是患者恢复生命健康的另一种"珍贵能量"吗？这些美好的感情，是支撑患者与疾病作斗争、并在由患病后的羸弱走向健康的最为珍贵的"源动力"和"不可替代的身体本能"；当爱情、亲情和友情成为另一种无法替代的"生命本元"时，一切惯于长篇大论论述关于"幸福"、关于"和谐"、关于"国泰民安"等等的哲学家以及社会学家们的宏论，都会在这些蕴含着"幸福"最为本真的内涵的红尘故事面前，黯然失色。

——这是我在采写这部书稿时，对于生命、对于人世间的情感，最为深切的感悟和认知。因而，在采写本书时，本人试图立足于发掘人情之美、人性之美的良好愿望，根据每位患者的经历和情感状态，除却新闻语言外，还运用了散文、小说等的叙述风格，试图能够更好地表现纪实文学的艺术感染力，能够力求完美和深刻地探析采访对象最真实的精神世界，能够让读者更细腻地体会到采访对象的命运悲欢。但因时间所限、学识粗陋、笔力不逮，其偏颇之词，难以避免；尤其是文中涉及的诸多有关医学的专业知识，其谬误之处，难以避免，期待各位方家教正。

在本书即将付梓之际，我衷心感谢郭宝叶院长、闻慧芳主任以及潍坊复能肾病医院的各位专家学者、医护人员在采访过程中所给予的鼎力支持和配合；衷心感谢本书中各篇文章所涉及的采访对象所给予的积极配合和理解；衷心感谢我的领导詹洪春先生、张皓臣先生以及单位的同事们在我采写这部作品时所提供的诸多支持和帮助；衷心感谢我的老同事何晓女士在书稿的策划和成稿过程中、以及后期校对方面所付出的艰辛劳动；更感激我的家人在我为赶写书稿而牺牲了诸多节假日时所给予的宽慰、理解和支持……

　　需要说明的是，为了尊重医护人员保护患者隐私的职业道德，更为了尊重采访对象的意愿，不为他们痊愈后的生活带来不必要的干扰，本书各篇纪实文章中所涉及的人名均为化名，大部分患者的家庭住址、工作单位等相关的个人资料也做了相应的处理，期待读者能够理解。

凌　寒
2013 年 9 月 8 日